U0204222

陈可冀院士
学术讲演实录

主　编　陈可冀　陈维养

副主编　于子凯

人民卫生出版社

·北　京·

图书在版编目（CIP）数据

陈可冀院士学术讲演实录 / 陈可冀，陈维养主编.
北京 ：人民卫生出版社，2024. 7. -- ISBN 978-7-117
-36639-7

I. R44

中国国家版本馆 CIP 数据核字第 2024WN5082 号

人卫智网	www.ipmph.com	医学教育、学术、考试、健康，购书智慧智能综合服务平台
人卫官网	www.pmph.com	人卫官方资讯发布平台

陈可冀院士学术讲演实录
Chen Keji Yuanshi Xueshu Jiangyan Shilu

主　　编：陈可冀　陈维养
出版发行：人民卫生出版社（中继线 010-59780011）
地　　址：北京市朝阳区潘家园南里 19 号
邮　　编：100021
E - mail：pmph @ pmph.com
购书热线：010-59787592　010-59787584　010-65264830
印　　刷：北京汇林印务有限公司
经　　销：新华书店
开　　本：710 × 1000　1/16　　印张：15
字　　数：261 千字
版　　次：2024 年 7 月第 1 版
印　　次：2024 年 9 月第 1 次印刷
标准书号：ISBN 978-7-117-36639-7
定　　价：89.00 元
打击盗版举报电话：010-59787491　E-mail：WQ @ pmph.com
质量问题联系电话：010-59787234　E-mail：zhiliang @ pmph.com
数字融合服务电话：4001118166　E-mail：zengzhi @ pmph.com

前 言

《陈可冀院士学术讲演实录》一书，精选了陈可冀院士近20年来（2000—2022年）在国内外一些学术会议上的现场讲演和发言，共计70余篇，根据不同主题，分列为中医药传承与创新、活血化瘀理论与实践、老年医学临床与研究、清宫医案研究、中医药文史教育、康复医学临床实践、中医药与循证医学及茶与养生，共8章。文中不少篇章反映了陈可冀院士对一些学术问题的观点与见解；着重介绍了相关专题的中医药文化、历史与前人宝贵的临床诊疗经验；也提供了一些相关课题的国内外研究现状、发展趋势；还对当时中医药研究发展中存在的一些问题提出了个人建议、解决方案，基本上涵盖了陈院士数十年来读书、继承、临床实践、基础研究的思考与实践。其中，部分临床研究与基础研究课题得到国家相关政府部门的大力支持，并由其团队共同努力完成。

全书体现了重视继承，并在此基础上，尽量应用现代科学方法包括现代医学知识与方法，中西医结合，在继承、发展、转化方面有一定的创新与进步，这些对读者应该会有参考意义。

人民卫生出版社有关编辑人员在出版过程中对书稿进行了认真仔细的编辑、审核，对他们的认真付出谨表衷心的感谢。

陈可冀　陈维养

2024年4月　北京

目 录

第一章　中医药传承与创新

一、从中西医结合临床实践看中药现代化

2003年10月18日在“科学与中国”院士专家系列巡讲活动上的发言

我国当前中医药政策我理解可概括为三句话：中西医并重，实现中医药现代化与促进中西医结合。这三句话是互为联系的，互相补充的，不可以断章取义。

中药现代化是一项系统工程，其成果用于临床医疗，有效和安全是最为重要的。自从1986年实施中药新药评审办法以来，我国已有数以千计的中成药新药被批准投产上市，其中不乏有效、安全的品种，但也有一些品种效果甚微乃至根本无效。如有些降糖药不降糖，有些降脂药不降脂，有些降压药不降压，重复性差，不少这类新药已被弃之不用。

究其原因：①在评价疗效上，没有用国际通用的诊断标准和疗效评价标准；②临床观察方法学上存在严重缺陷，病例选取不当，主次要指标欠妥当，对照药物选择不当，用药欠规范，临床观察设计没有用RCT（randomized controlled trial，随机对照试验）方法，统计方法不当，造成形形色色的错误结论；③个别企业追求利润，夸大疗效，一些参与研究者缺乏基本的科研道德。

在中药不良反应方面，存在报喜不报忧的现象，国外比较有信誉的制药企业和药品，一般都在药品说明书上详细标明可能的毒副作用及注意事项。

中医临床注重辨证论治，是个体化治疗的思维，是很好的。但不少人长期满足于停留在经验水平上，认为这是“黑箱”，不可知。中药品种的药物代谢动力学研究很少，很少有人关心其生物利用度等数据，临床一般比较满足于过得去的盲目状态，如何将传统经验精华经过多中心研究升华为有过硬证据的科学经验，没有被有关方面着力提倡，这些都阻碍了中医药的现代化发展。至于中药的质量控制、制剂等也存在一些问题。

中西医学的科学观和哲学观有明显不同，应当真正倡导中西医从感情到实际行动再到学术上的团结合作，而不是无视甚或助长行业间的分歧。希望

不是把中药现代化当作一句时髦的话来看待。

二、复方中成药的临床应用和研究

2005 年 9 月在第七次全国中西医结合心血管病学术会议的发言

中药复方的临床应用，是中医药及中西医结合临床医疗实践中使用的重要治疗手段之一。复方的科学文化特征和临床实用价值，是中医药宝库中的一个重要组成部分，是一扇充满金色亮光的窗户。复方中药汤剂由于有可以随证进退加减之方便，更适合于个体化和动态化的临床治疗应用，我们在日常医疗中几乎无日不用。复方中成药则由于简便实用，形同今日习称之 OTC（over the counter，非处方药）药，走俏千百年，不少有经验的医生在临床上常常满足于其配伍组成的奥妙，以及其分量组合之合理性，而不愿对古方做哪怕是至为细微的改动，法古遵古之心时常溢于言表。但也有人认为不能“以不变应万变”，不可“刻舟求剑”，否则有悖辨证论治原则。

复方中药品种甚多，《备急千金要方》和《千金翼方》中就有 6 500 余种；《本草纲目》属本草学著述，但书中所附复方也多达 11 000 余种，可谓极丰富多彩了。但是，由于作为复方中成药之既已制备，则其各药配比，固定难变，不如复方汤药之便于增损遣方，故在个体化治疗时，动态加减难免不便，其疗效也受到影响，故可能会使一些临床医生体会到“千方易得，一效难求”的问题，这也许便是一切事物都具有哲学上所称之两重性之至理所在，当然更不可苛求于古人。

西方国家复方西药的临床应用的历史也很久，但不像中医药学有中医药理论思维作思考，未能代代相传，发展不大。2003 年 6 月，英国伦敦大学玛丽皇后学院的 Wald 和 Law 教授等根据国际上对 40 余万人 750 多项研究资料作出荟萃分析（meta analysis），提出了一项临床应用复方西药的新思路，设计一个命名“Polypill”的复方西药丸（片），该复方药物由 6 种有效成分组成（阿司匹林 75mg/d；1 种降胆固醇的他汀类药如阿托伐他汀 10mg/d，或辛伐他汀 40mg/d；3 种减半剂量的降压药，包括 1 种噻嗪类化合物，1 种 β 受体阻滞剂及 1 种血管紧张素转换酶抑制剂；叶酸 0.8mg/d），针对 4 种心血管危险因素（高血压、高血小板黏附性、高血低密度脂蛋白胆固醇和高同型半胱氨酸血症），认为用于心血管病患者及 55 岁以上人群，可使心脏事件和卒中发生率降低 80% 以上；用药者出现停药概率为 2%，出现致死性副作用概率<0.01%；该项设想以“一项降低心脏血管病 80% 以上的战略”（*A strategy to reduce cardiovascular disease by more than 80%*）为题撰文发表于《英国医学杂志》(*British Medical Journal*, 2003, 326: 1407—1427)。该文发表后，在英国医学界乃至全球医药界产生了不小的震动，认为这是一项富有挑战性的建议，因为全球每年约有1 700 万人死于心血管事件，所以很值得研究和实践，还认为其思路也有益于医药市场，两年内可望见于市场。但也有不少专家提出反对意见，认为这是企图“用一个尺码适合于全部”的“过分简单化”的“错误愿望”，是一种企图用“一天一片，远离死亡”(a Polypill a day may keep death away）的设想是不够现实的。最重要的一点是认为这种以复方方式简化医疗的想法存在剂量个体化问题，忽略了因人而异作出药物组成和剂量调整的重要原则。

我国西药复方应用方面也有一定经验。20 世纪 60 年代，上海邝安堃教授设计的复方降压片（含噻嗪类利尿剂及氯化钾等）及 70 年代北京的降压 0 号（以噻嗪类利尿剂为主)，各曾风靡一时，的确方便了患者。当然，也存在不同病例，不同病情增减复方中有关分量困难的问题，是其局限性。现在网络上对“Polypill”缺乏直接临床证据的指责声调也很高，也是很重要的意见。尽管中西药复方成药大不相同，但也有某些共同的优缺点，“Polypill”引发出来的各种见解对于改进和推动复方中成药的完善等，很值得借鉴。我国常用的心血管中成药为数甚多，市场看好。但我想有几点是值得进一步思考的：①首先应对公认最有效的、最常用的复方中成药组方进行多中心临床验证，从经验性应用发展到有直接科学证据的应用；②避免将明确的毒性较大的药物加入复方中成药作为通用药，以策安全。龙胆泻肝丸中关木通案例足可借鉴；③应对复方中成药按照传统“理法方药”“君臣佐使”配伍原则的特点和实际意义给出科学阐明；④有的专家把复方作用的多靶点分为“治标靶点”(可能多个)，和“治本靶点”(可能间接)，并认为是一种天然组合化学库，应是作用机制研究的要点；⑤多数复方中成药的组成药味较多，其中所含化学成分也多，大家了解有限，其所产生新成分更不太了解，与西药复方有明显不同，严格质控及研究均难，应将其有效化学成分及其代谢过程和相关因素，作深入研究，在此基础上，中西医结合，病证结合，明确有效性和安全性，并开发新复方（中成药)，提高临床应用和研究的水平。

三、传统医药临床实践和发展的多元模式

2006 年 10 月 28 日于美国洛杉矶

如果我们思考一下当今中医药临床实践和研究的模式。大致有以下几大

项，我们认为这种多元模式，对发扬中医药学术十分必要和非常有利。

（一）中西医结合模式

取中西医理论和实践之长，辨病辨证论治结合，双重诊断，提高诊疗效果和水平。如中国学者对肿瘤和心脑血管病的诊疗模式等降低了病死率，提高了生存质量，便是一例。

（二）传统独立模式

以古为鉴，遵循传统理论，理法方药，求其切中病机，因为古典和现代一样动人，一样有活力，一样有成效。需要发展，永葆中华医药文化常青。

（三）现代创新模式

结合中西医理论思维和当代科技成就，创新药物和新的复方，取其有效部位或化学结构明确者进行针对性的诊治，如青蒿素、川芎嗪、雷公藤总苷的发展等等，并进行配伍研究，创新新型复方，走向世界。

（四）独到高招模式

传统中医药确有一些独擅一艺而又有疗效的；有些只需稍加改进，即可广渡病家的，因而万万不可忽视。

（五）并用互动模式

与中西医结合不同的是，它可以根据病情，采用中医综合措施，以及中西医综合措施进行探索，这在农村 / 社区等基层已很普及，但也需要研讨其不同配伍的利和害。

以上只是列举了五种当今现实医疗实践的情况，中医药理论及临床研究应当从实际出发，不封闭，不排他，和而不同，继承发展，和谐发展，选题开拓，共同为繁荣中华民族医药文化作贡献，不必拘泥一格。

四、中国传统医学的可持续发展

2008年9月5日于北京

世界各文明古国各有自己的传统医学，中国传统医学则是其中的主要分支之一，具有十分浓郁的中华民族文化特色，是一门相当重视临床实践的科学。

（一）昔日辉煌夺目的成就

《黄帝内经》是中医学术的基石，其著录见于《汉书·艺文志》，分《素问》《灵枢》两大部分，共18卷，162篇，14万余字。该书是古代众多医学家的医疗实践的理论结晶，以“黄帝”命名或托名，说明了其光辉和伟大，现已有英、日、韩、德、法等国文字的译本，影响久远。该书系统论述了人体脉象、经络、病因、病机、诊断、治疗的见解，尤其是结合运气学说，物候和天文知识以及针灸和方药的运用，提出了天、地、人、物多元一体的整体观念；对阴阳五行说阐述尤为系统，从“万物负阴而抱阳”到治疗重视追求“阴平阳秘”的阴阳相对平衡状态，今天仍为广大临床家奉为圭臬，并激发了国外学者的兴趣，以人体各种神经内分泌物质和功能的拮抗与协调相比拟。《素问·四气调神大论》中关于“不治已病治未病”的强调见微知著、防患于未然的预防思想，尤为可贵。此书现已成为世界传统医学界主要的理论读物。

本草学在西汉时期已初具雏形，以“神农尝百草”为依据，名“神农”而成书的《神农本草经》，估计成书于公元1—2世纪。何以称“本草”？因为中药固然有药用植物、药用动物及药用矿物之分，但植物类中药居多，所以也有称为中草药的，草字当头，因而不少中药名都有个“草头”的构写法。《汉书·郊祀志》载有“本草待诏”掌管医药的官名者，可知在汉成帝建始二年（公元前31年）时已有一定的药物管理人员了。1982年12月，国务院第45次常务会议后，我们用了10年时间，对我国中药资源进行了29个省、自治区、直辖市，近2 000个地、县（市）普查，结果认定我国具有中药资源12 807种，其中，药用植物11 146种，药用动物1 581种，药用矿物80种，较明代李时珍《本草纲目》收载的药物1 892种多出许多倍，这是我国发展传统医药学的新的超越。

（二）当代实践的发扬

在国家中医药政策和中西医结合方针的指引下，广大中医、西医及中西医结合临床医生，通过广泛而科学的临床实践，取得了优异的医疗成绩，提高了多种疾病的疗效，使得即使在今日西方医学取得飞速进展的时代，求治于中医药的患者仍然是异乎寻常的多，这说明中西医各有所长，应当优势互补，造福于人民。充分运用包括现代医学在内的现代科学、技术是保持传统医学可持续发展的重要途径与方法。

冠心病、心肌梗死和缺血性中风，是我国常见病，发病率和死亡率都很高。由于丹参、川芎、赤芍、红花、郁金、益母草、当归等一组活血化瘀中药具有改善血液黏稠度、抑制血小板聚集的功能，并且可以抑制血管内皮平滑肌细胞的增殖，影响相关基因的表达，对于改善心绞痛、促进心肌愈合、改善脑部血供有良好的作用，救治了很多患者。对于进行过经皮冠状动脉腔内成形术（percutaneous transluminal coronary angioplasty，PTCA）的冠心病患者，经常服用活血化瘀方药，还有预防冠状动脉再狭窄的可能性。疟疾是危害很大的急性传染病，全世界每年约有近千万人罹患该病。我国学者从黄花蒿中提取到有效成分青蒿素，并获得改构后的蒿甲醚（artemether），经多国联合研究证明对儿童脑型疟有肯定的效果；为世界卫生组织推广项目之一。

一部分急腹症如不完全性肠梗阻、急性胰腺炎、急性阑尾炎和胆结石病等，可以用非手术的中西医结合治疗控制。传统针灸疗法以其简便验廉的特色已在全球100多个国家推广普及，已经发展了耳针、头皮针、电针等多种技术。世界卫生组织公布了其适应证及穴位命名统一标准，针刺镇痛原理研究也取得很大进展，针刺麻醉在一些外科手术中如喉再造术、甲状腺切除术及后颅窝手术中得到进一步应用。

当今机遇与挑战同在，条件与困难并存，我们要奋发进取，再写中华民族中医药科学文化的辉煌。毫无疑问，中医药界必须在立足继承的同时，做到锐意创新，这就是中医现代化的出路。

五、中西医结合的临床实践与展望

2009年11月9日于广州

我们应当采用多元模式传承和创新发展我国优秀科学文化包括中医药学。中西医结合是其中重要的途径之一。

中西医结合是我国一贯坚持的卫生工作方针之一，它是根据我国现实存在中西医两种医学的国情而提出的。该方针强调中西医要加强团结合作，相互取长补短，共同提高，为继承发展中医药学，创新医疗模式，丰富现代医学和生命科学，为保障人民健康作出贡献；这也是自然科学史上学科交叉、学术进步的客观性和必然性的又一种体现。

医学的目的是要为公众的健康服务，并要为社会需求和繁荣作贡献。我们决不能回避生命伦理学这一普遍性准则来讨论医学科学的发展。医学的重大使命乃是有效地防治疾病和提高人们的生命质量，中西医结合也不可能例外。

充分利用现代科学技术包括现代医学知识和方法，继承和发展中医药精粹，提高诊治效果，是中西医结合重要的发展方向。医学的进步模式基本上应当是：临床—基础—临床，经验—理论—经验，医学从起点到终点都应是为患者，我们与健康同行。

我们亲身见证了半个世纪中西医结合发展的历程，在提高疗效方面，列举以下一些事例可以归结出一些基本经验：①现代医学诊断明确，中医辨证论治为主，辅以西医一般治疗，病证结合，提高疗效。20世纪50年代著名中医专家蒲辅周治疗流行性乙型脑炎的成功，突显了辨证论治个体化治疗和中医理论的优越性（图 1-5-1）。②现代医学崭新的经皮冠脉介入术（percutaneous coronary intervention，PCI）治疗冠心病、心肌梗死，疗效立竿见影，但还有不少术后出现冠脉再狭窄的，我们按血瘀证论治，在西医常规处理基础上加活血化瘀方药，多中心随机对照试验研究证明效果较单纯应用西药治疗可起到增效作用。③针对现代医学诊断明确的难题，在继承中创新药物，因靶标明确，效果优异，如三氧化二砷治疗急性早幼粒细胞白血病；青蒿素治疗耐药恶性疟疾，是运用现代科技继承发展中医药的成功范例。④应用现代循证医学方法，创新药物，发展活血消食中药红曲为血脂康，成为冠心病二级预防有效药物，实为现代中药有大宗病例随诊 5~7 年的范例。⑤肿瘤的扶正固本与放 / 化疗结合，完成疗程并提高了生活质量，被誉为中国模式。⑥部分外科患者减少手术之痛或提高围手术期效果。⑦针刺镇痛 / 戒毒的新发展，应属原创性成就。⑧广大城乡采用中西医结合或综合疗法为群众治疗的实例。

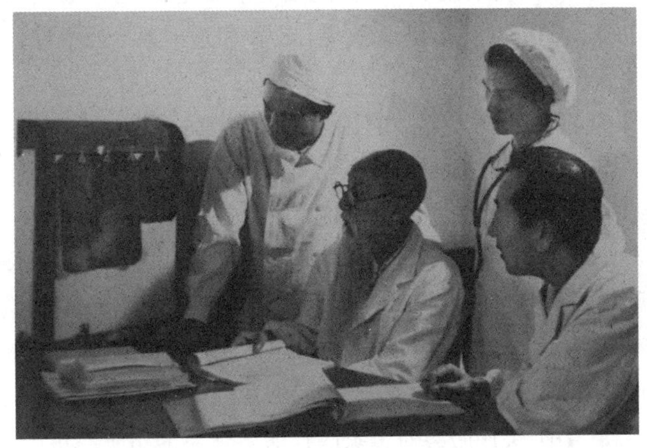

图 1-5-1　病案讨论：著名中医专家蒲辅周（左 2），吴英恺（右）

以上进步，各有千秋，具有不同特点，但更多地体现了中医精髓而又结合今日科技知识，大都注重中西医的病证结合或证病结合的思维，很是实用而又可贵！

《中华人民共和国中医药条例》要求推进中医学和西医学两种医学的有机结合，如果我们能够遵循闪烁着医生智慧光辉的传统中医药理论，从历久弥坚的临床经验方面进行探索研究，并同时注意结合当代科技新见，两相牵手，和谐发展，相信会有在国内外都能立得住的成果面世。当代生命科学发展日新月异，各类“组学”对医学进步启迪良多；基因组学、蛋白质组学、代谢组学、系统生物学、生物物理学、信息科学、分子生物学，各类化学以及病理生理学等都可能对中医学的宏观思维、证候原理、方药配伍、疗效机制等等作出新的解读、发挥和完善，并发扬光大之！

六、有疗效优势就有魅力——中西医结合医院的光辉使命

2009年6月12日于北京

医学的目的是治病救人，一切医疗活动都应以患者为中心，追求其满意度和贡献度；中西医结合医院的临床服务也毫不例外，都应恪守这一准则。所以，我们应当有自觉的价值取向，文明服务，讲究仁心仁术。

革命战争时期，就提倡“用中西两法治病”。周恩来同志和邓颖超同志在主持一次医疗会诊和自己亲历体验中，讲出了“中医好，西医好，中西医结合更好”和“中西医结合，为人民服务”的名言，感人至深。针对时弊，有的放矢，增强了我们中西医结合优化医疗服务的信念和以患者为中心的理念，以提高医疗保健中的安全性，进一步提升效果、效率和适时性、公平性，并为增加患者的可接受性做努力。

2007年1月，《中医药发展战略规划纲要（2016—2030年）》指出中医药发展面临三项挑战，其中一条便是医疗服务能力不强，发展比较缓慢；进而指出继承、创新、现代化和国际化任务的重要性，并提出了要“促进东西方医学优势互补、相互融合，为建立具有中国特色的新医药学奠定基础；应用全球科技资源推进中医药国际化进程，弘扬中华民族优秀文化，为人类卫生保健事业做贡献”。以及要“完善中医疾病防治、养生保健和诊疗技术体系……重大疾病防治、突发公共卫生事件应对能力和技术水平显著提高，农村和社区医疗服务水平及普及程度进一步提高，中医医疗服务对国家医疗服务体系的贡献率进一步加大”。所以，中医药及中西医结合医疗机构及从业人员任重而道远，责任重大。

《国务院关于扶持和促进中医药事业发展的若干意见》中又指出：“长期以来，中医药和西医药互相补充、协调发展，共同担负着维护和增进人民健康的任务，这是我国医药卫生事业的重要特征和显著优势。”对中西医团结合作、共存共赢，为我国医疗卫生事业服务进一步指出了明确的方向。在发展中医药事业的基本原则中，提到了五个坚持，其中第三项坚持就是“坚持中医与西医相互取长补短，发挥各自优势，促进中西医结合”，并强调要“培养一批中西医结合人才”，相信对中西医结合医院建设，应该起到一个促进作用。

中西医结合是我国特有的，是我国医学发展的必然，是提高临床诊疗服

务水平的重要举措，是现代医学发展的一个突破点，是大有作为的，但也是艰难和复杂的。中西医结合医院建设面临的挑战主要是要办出医院特色，建设优势学科，提高临床诊疗水平，重视人文关怀。卫生管理方面，要中西医团结合作发展；医疗保健方面，要中西医结合优势互补；学术融合方面，要理论与实际有机结合。

做好中西医结合临床服务方面，中西医团结合作是最为重要的，要做到真诚地互相学习、互相补充、共同提高。在医疗模式方面，几十年的医疗经验告诉我们，采取中西医结合病证结合的模式是最佳模式。如果能够做到病证结合，方证对应，体现中西医两种学术的优势，会更理想。中医药医疗传承、创新和提高疗效，应采取多元模式，可包括传统、结合、互动等不同方式，以丰富自我，服务社会，在医疗研究中向有机结合方向推进。

人才队伍建设是中西医结合医院发展的关键，我赞成提倡“双学”“西学中”“中学西”，要多培养一些能中能西的人才，当然，不同专业的人才完全也可以各有专长，协力合作，谋求提高医疗水平，也是至关重要的。现在大多数地区停办西医学习中医班，剩下一些为数不多的岁数较大的老人或“剩人”，中西医结合医师就业政策安排不好，似应引起行业管理部门注意并加以改进。韩启德院士 2008 年 10 月有一个总结了我国历史经验的十分实事求是的题词：“西学中是推进中西医结合的有效手段，当前仍应大力提倡”，是非常符合建设好中西医结合医院的现实需要的。

中西医结合医院在建设中，除了功能定位明确，体制结构合理，有确有优势的学科外，还应该有创新的意识，特别是在不同病种的医疗措施方面，要为提高临床疗效作出业绩；为我国医疗改革，提高综合服务能力作出新贡献。有了好的疗效，也就会有魅力，就会深得民心！

七、提倡多元模式　推进中西医结合　发展中医药事业

2009 年 3 月 25 日于宁波

世界上尚没有一种十全十美的医学，中西医学同样各自有其优势，但也各有不足甚至某些缺陷，我们应当承认并正视这些差异，倡导有一个较为理性的认识，给两者以合理的定位，我们应当有自信、自强的心态，但却要避免出现说大话或自卑等不自尊自重的情况，应不断追求进步与完善。

在我国医药学发展史上，各种学术流派很多，这些流派繁荣了学术，推动了中医药学的发展，今天仍然深深地影响着现代中医临床医生临床诊疗的思

路。这些学派中影响深远的至少有医经学派、经方学派、伤寒学派（外感及内伤杂病辨证论治）、火热学派（河间学派）、寒凉学派（攻邪学派）、阴不足阳有余学派（相火论）、脏腑病机辨证学派（易水学派）、阴不足阳非有余学派（补气健脾学派）、温补学派（命火理论）、温病（温热）学派等等。西医学传入中国以后，出现了汇通学派，20 世纪 50 年代以后，我国政府号召西医学习中医，进而出现了中西医结合医学，并有了至为长足的进步。理念决定方法，方法决定结果，为了繁荣中医学术，系统继承和创新中医药学，我们应当尊重历史，提倡采取多元模式的措施，提倡和谐与包容，百花齐放，分别以继承、掌握、推广、创新的成果，达到深化中医药理论，发展中医药学术，并切实做到以提高疗效为主旨的目的。

对中西医并重方针政策的理解，要与中医药的继承、发展、创新、现代化、国际化的要求相结合来看，要和实现中医药现代化及促进中西医结合联系起来看，有机地加以贯彻实施。中西医结合模式是发展中医药事业的重要途径之一，新中国成立以来的一系列成果很能说明其在发展中医和促进中医药走向世界中所起的作用。20 世纪 50 年代，著名的内科学家邝安堃教授，用他首创的肾上腺皮质挖空方法，构建了中医“命门火衰”证候的实验动物模型，探讨了其理论机制，掀开了中医理论实验医学的新一页，对我国后世的中医理论研究思路的影响之大，启迪之大，我们是不会也不可以忘记他的（图 1-7-1）。我们有充分理由认为，中西医并重方针政策，只有和中医药现代化，以及促进中西医结合相联系起来理解与落实，提高医疗服务的综合实力，才有可能体现和发掘出其实实在在的生命力。

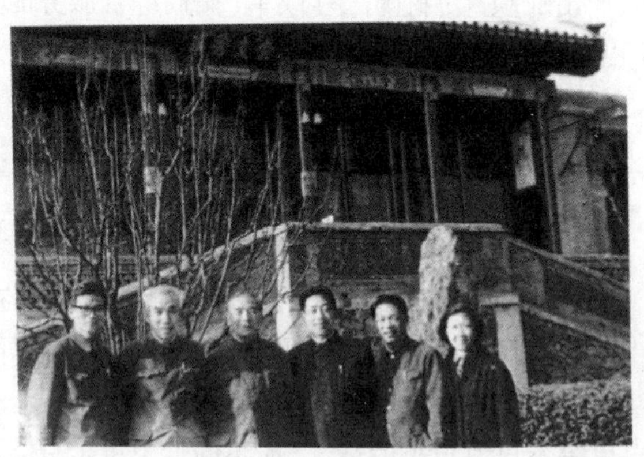

图 1-7-1　1984 年 8 月于颐和园留影，左起陈士奎、季钟朴、邝安堃、沈自尹、陈可冀、陈文绮

1980年，卫生部曾召开全国中医和中西医结合工作会议，提出并做出我国“中医、西医、中西医结合医三支力量都要发展、长期并存”的决定，十分切合我国实际，“海陆空联合作战”“三驾马车”，肯定比“独角戏”为好。不崇洋，不排外，不泥古。现就当时会后报党中央国务院批示下发的卫生部党组报告（见中华人民共和国卫生部中医司《中医工作文件汇编（1949—1983）》1985年，第370页）摘录如下：“当前发展中医和中西医结合的方针是：中医、西医和中西医结合这三支队伍都要大力发展，长期并存。团结依靠这三支力量，推进医学科学现代化，发展具有我国特点的新医药学，为保护人民健康，建设现代化的社会主义强国而奋斗。”“新中国成立以来大量的临床实践和科研成果证明，中西医结合是适合我国情况、符合医学科学发展规律的正确方针。这种结合是在中医、西医各自发展中的结合，是互相渗透、互相吸收、取长补短、不断创新的过程。这样的结合坚持下去，必将促进我国医学的发展，对世界医学也是一个贡献。”该报告并进一步具体要求各部门：“加快中西医结合步伐的重要措施是充分发挥中西医结合高级医师和科研骨干的作用；同时继续组织西医学习中医，不断培养壮大中西医结合队伍。各省市自治区都要重点办好两三年为期的西医离职学习中医班……为了发展壮大中西医结合这支队伍，还应从医学教育入手，培养掌握两套本领的人才……凡经实践反复验证的中西医结合科研成果，要吸收到高等医药院校教材中去。”今天看来，此文件还是十分客观的。

基于此，我想我们应当提倡多元模式，推进中西医结合，发展中医药学，为提高为人民卫生健康事业服务的素质，作出进一步的努力。以下是几点侧重在中西医结合方面的具体建议：

1. **传承**　包括师承教育，大学学历教育，研究生教育，博士后人员教育及西医学习中医教育等等。近20余年来，由于中西医结合事业被淡化，被忽视，中西医结合后继人才的培养及有关科研经费、事业经费等政策的落实未受到应有的重视，中西医结合专业人才就业和执业问题比较突出，十分不利于中医药学术进步和事业发展。希望改变现状，政策到位，措施有力。据我了解，确有不少西医愿意投身于中医药学术研究中来的。

2. **医疗**　中医药临床医疗也要与时俱进。数十年的实践证明，中西医病证结合或证病结合是最切合临床需求的，因为它既具备中西医的双重诊断，又能体现和突出中医辨证论治特色和优势，不仅可以提高医疗服务质量，丰富和发展辨证论治的内涵及增加治疗现代疾病的相关领域，而且这种中西医学优势互补，完全有可能进一步探索和发现中医药或中西医结合疗法对现代某些疾病具有崭新有效的治疗方法，因而是发展中医药极为重要的模式之一。当然，不同专业背景的医生，完全可以自由采用自己习用的包括最传统的诊疗模式，但一切疗法均应以安全有效为核心。

3. **标准/指南** 一方面要体现中医临床思维的特色，一方面也要与国际或国家有关技术标准或指南一致或协调。当代循证医学临床研究方法和经验应该借鉴，对其局限性也应有所认识，以便创新适合于总结中医辨证论治经验的实事求是的临床研究方法；进而制订出中医辨证论治的相关专家共识或专家建议甚至临床诊疗指南。临床循证医学研究/临床观察性研究/各类队列研究/单个病例研究（single case study）等方法，都分别值得结合具体情况采纳应用。努力做到中西医指标、主客观指标、定性定量指标等的综合评价，以期临床评价更符合临床实际，更具有时代性，便于推广和走出国门。

4. **中药新药研发** 新药研究和开发可先从中医古典医方及久经考验的复方入手，但根据各专业人员的不同优势技术背景，研发中草药的有效部位或单体，或以此组成新的复方，明确作用靶点/作用机制，也可能变事倍功半为事半功倍，所以也应允许西医学习中医等各类科学技术人员采用多元模式研发，其方法不必硬性强求一致，凡能提高疗效，“逮着耗子就是好猫”。当然，安全、有效、可控，依然是新药研发的统一要求；能密切结合中医药理论当然是上乘的。在西方走向东方，东方走向西方的现代化时代洪流中，全球化考验着中药的突围，不能有丝毫侥幸心理。

5. **药物相互作用(drug interaction)研究** 传统关于中药配伍宜忌的应用，积累了至为丰富的经验，不仅有七情（单行、相须、相使、相畏、相杀、相恶、相反）之论，七情配伍中还有四种宜忌之论（相须相使药并用、相畏相杀药并用、相恶药并用、相反药并用）等；所以药物相互作用研究不仅是指复方中药的药物间及不同剂量间的配伍应用之合理性的研究、作用原理及其相关物质基础的研究，还包括两种以上中成药联用，和中西药并用等益/害作用的比较研究。类似这方面问题的进一步研究，已经受到国际医药学界的关注，国外也已建立了若干相应的药物相互作用研究部门，我们的任务似也很急切。毫无疑问，一切医疗行为都应以患者为中心。

八、古义融新知 创新为发展

2010年3月18日于上海

我认为中医药临床服务须面对三个问题：①如何提高医疗服务质量的责

献度？②传统如何与当代社会需求对接？③如何保证传统的视角不被缺失？中医药临床研究的内容与方法应侧重于以下几条：①重点病种的中成药研发；②病证的诊断与辨证标准，病证疗效评价标准；③复方优化与简化，单味药研究；④病证的科学内涵与作用机制；⑤传统与现代结合。

我的老师岳美中提倡“学宗三家，治重临床”，三家指张仲景、李东垣、叶天士，并称在临床中要“细观察，勤分析，慎用药，常总结”；在医疗操守方面，其座右铭为：“治心何日能忘我，操术随时可误人”，主张“不薄今人厚古人”。1978年，我跟师学习执笔整理出版了《岳美中老中医治疗老年病的经验》（图1-8-1），成为新中国成立后第一部中医治疗老年病的专著。在季钟朴院长的协调与推进下，与中国第一历史档案馆合作，我主持整理清代宫廷原始医药档案3万余件，并应用现代文献学及科学方法进行整理研究，填补了清代宫廷中医药传统临床经验继承的空白（图1-8-2）。

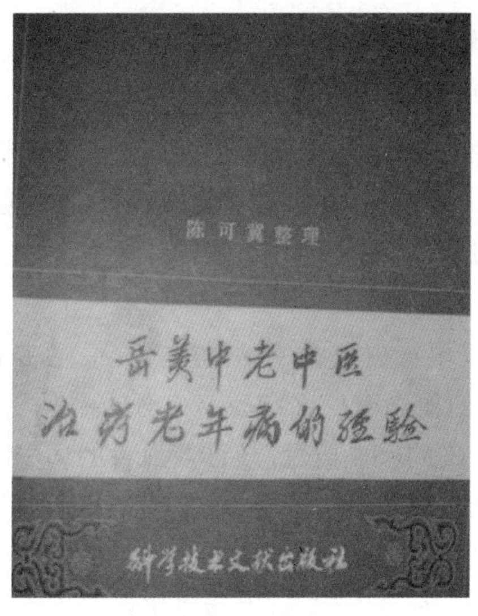

图1-8-1 《岳美中老中医治疗老年病的经验》

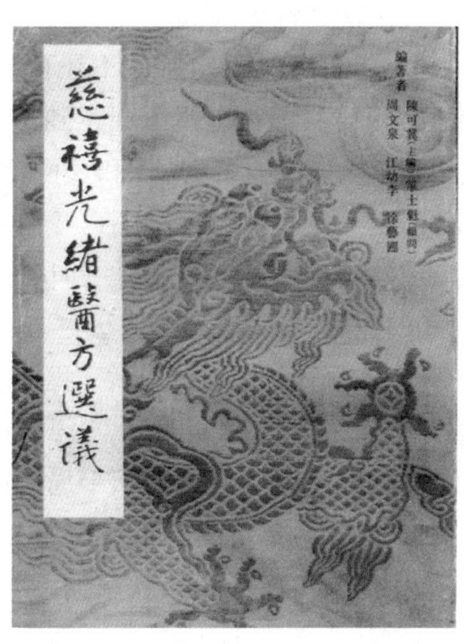

图1-8-2 《慈禧光緒醫方選議》

对于传统的活血药，以前仅是散见在历代中医文献中，没有系统的论述。我和同事们经过查阅16种本草学著作，对150余种活血化瘀药物，按书中出现的频率，结合临床用药实际，筛选出35种常用活血药，并依据药物活血作用的程度分为和血、活血、破血三大类，对临床用药和澄清认识有一定的指导意义，丰富和发展了活血化瘀理论，为进一步深入研究活血化瘀药物的作用机制和活血效应奠定了基础。

在长期的临床实践中，我观察到活血化瘀冠心Ⅱ号复方（由丹参、赤芍、川芎、红花、降香组成）对冠心病确有很好的疗效。当年我和老中医郭士魁一起，带领全科同事与中国医学科学院阜外医院合作，对冠心Ⅱ号方（精制冠心片）进行了大量的临床与实验研究，并发表中医药领域第一篇 RCT 多中心的临床试验报告。发现，冠心Ⅱ号方及组成药物，具有抗心肌缺血、抗血小板功能亢进和抑制血栓素（thromboxane，TXA_2）生成等多方面的药理作用。在此基础上，又以冠心Ⅱ号方提取物研制成“精制冠心冲剂”投入临床，疗效更著，引起国内外医学界的关注。同时，我和同事们还对作用相似的赤芍精等多种活血化瘀药物的有效成分进行了深入的研究，发现了一些具有规律性的药理作用，促进了活血化瘀方药研究的进展。我通过对我国医药学宝库中的大量中草药和治则的梳理及临床探索，由面到点，筛选出各类最有效的部分再集中加以研究，揭示出有效成分与作用机制，然后再由点到面，进行二次开发，研究新的药物和治则。

上述思路在一定条件下还可扩展到相关治疗领域。如在对冠心病的临床研究中，我们在电镜下观察到活血药川芎的一种生物碱——川芎嗪可降低冠心病患者血小板聚集性和表面活性，提高纤维蛋白溶解活性。进一步研究发现，这一活性成分——川芎嗪有预防体外血栓形成，改善血液循环的效应。鉴于对心脑血管疾病相关性的认识，于是我首创了用川芎嗪治疗缺血性脑血管病的先例。

在中医药的研究工作中，我提倡不仅要重视继承，更要勇于创新，师古而不泥古。多年的研究，使我认识到瘀血的概念有广义和狭义之分，狭义的瘀血是指血液运行不畅，瘀积于局部；而广义的瘀血概念，还涉及血管的病变及各种病因病理的综合性病变。正是基于这种概念的扩展，我大胆地将活血化瘀治则用于 PTCA 后再狭窄的预防。“八五”期间，我抓住这个世界性冠心病防治领域内关注的难题，与北京大学第三医院合作，运用活血化瘀名方血府逐瘀汤进行了预防 PTCA 术后再狭窄的临床和实验研究，在临床上显示有良好的前景，符合上述观点，并阐明了活血化瘀方药防治再狭窄形成的作用机制。这一成果不仅为防治 PTCA 再狭窄开拓了一条新途径，而且更新了传统的治疗观念，扩大了活血化瘀治则的运用范围，是中西医结合、古方新用研究的一个新领地。近年来，我和我的团队围绕冠心病血瘀证辨证标准、冠心病“瘀毒”病因病机研究、芳香温通药物防治冠脉微血管病变等方面，开展了一系列创新性研究，取得了一系列可推广应用的临床研究成果，充分显示中西医结合的优势。

九、我国中西医结合五十年

2010 年 3 月 27 日于澳门科技大学

感谢澳门科技大学的邀请，与大家交流学术经验。澳门科技大学校训有一句话，提倡“多元文化下的兼容并蓄”，我认为很好。任何一门科学，包括中医药学的发展，在现今多元文化的环境下，都需要有一种宽容的姿态，相互补充，兼容并蓄，最终的目的是提高学术水平，对中医药学来说，还有就是提高疗效。

（一）中西医学比较和我国相关的方针政策

中医与西医有很多不同。中医强调哲学的理念，综合的分析，整体的观念，强调辨证治疗，个体化的治疗，重视经验，重视养生与预防疾病，比较强调功能的病理学，侧重主观的感受，采用天然的药物、复方治疗疾病；而西医多采用化学的药物，重视客观化的观察和治疗，侧重细胞的病理学，关注局部的病理变化。中医富含文化的属性，具有宏观的视野，重视疾病的动态演变过程；而西医的文化属性较弱，重视微观与结构改变，强调基于证据的因果关系，可以说是一门与数学、统计学交叉的定量科学。

中医有数千年的历史，可谓历史悠久，它的优势可以说在于它的系统科学理念，强调整体论，个体化，重视自我调理机制，采用天然药物治疗。国外有学者将中医的核心理念总结为平衡（balance）、流通（flow）、正气（spirit），很好，但中医学也存在一些不足，如缺乏现代医学强调的所谓“硬证据”，没有可靠的所谓“金标准”，对照试验开展不够。现代医学重视循证医学，临床重视随机双盲对照试验。中医很多的发病机制则缺少很清楚的现代科学解析，过分个体化，很多经验难以“复制”，以便重复显现；这是它的优点，但又成了它的缺点；由于历史条件限制，人们很难去学习与理解。另外，一些中药的副作用研究也不是很清楚。

通过中西医学的比较，我们的观点是要“正视差异，优势互补”。中西医都有优点，也都有不足，各有其局限性。应该说目前还缺乏十全十美的、完美无缺的医学。我们理当传承精华，优势互补，与时俱进，推陈出新，提高诊疗水平。

医疗的目的是以患者为中心，文明服务，追求最大的满意度和贡献度。在医疗的目的上，中西医学或中西医生的目的应当是一致的。

《中华人民共和国中医药条例》第 3 条提到要“推动中医、西医两种医学体系的有机结合”。

执业医师、中医执业医师、中西医结合执业医师必须紧密合作，提高临床疗效，有疗效优势就有魅力，需要在一些重大、常见的疾病和医学问题上有所突破。这也是中西医结合医生的光辉使命。

（二）中西医结合的概念、目的、方法、案例

中西医结合有两层含义：在卫生工作层面，指的是中西医团结合作，互相学习，共同提高；在医学科学层面，指的是中西医优势互补，交叉融汇，有机结合。

中西医结合也可以从三个水平来说：在卫生工作上，中西医合作；在医疗保健上，中西医互补；在学术融合上，理论与实际有机结合。中西医结合的目的在于中西医学相互取长补短，优势互补，和谐并融入主流医学。而促进中西医结合是发展中医、西医的一个重要途径，它可以弘扬中医药理论和治疗优势。

例如通过中西医结合研究，进一步阐发了人参、黄芪等补气药具有免疫促进作用。丹参、川芎、红花等活血化瘀药有调节血小板功能的作用。针刺镇痛的机制与脑啡肽和内啡肽的释放有关。被国内外关注的中国学者对肿瘤的诊疗模式，提高肿瘤患者的生存质量，是结合医学的典范之一，它通过中药如贞芪颗粒剂等补气、扶正固本以增强体质，从而提高患者的生命质量。

临床中西医结合的方法主要是实行病证结合，双重诊断的临床诊疗模式，即辨病与辨证相结合，辨证与辨病相结合，中医辨证诊断与西医疾病诊断相结合。中西医病证结合，可以明确诊断，更好地服务于患者，这也是促进中西医结合的好处之一。如中医诊断的血尿，是由泌尿系肿瘤引起，还是由泌尿系结石引起，不通过检查不明确；胸痛是肋间神经痛，还是急性心肌梗死，或是由颈椎病引起的胸痛；胃脘痛是胃炎、溃疡病还是胃癌引起的，都需要病证结合诊断治疗。病证结合的诊疗模式，在中医医疗机构，我们提倡先中后西，能中不西，中西结合，体现出关爱、传承、创新相结合。当然，在西医院可以先西后中。

中西医结合病证结合可以说是最佳临床诊疗模式。病证结合的案例有很多。1956 年著名中医专家蒲辅周按暑温、暑湿治疗流行性乙型脑炎，以白虎汤及苍术白虎汤为主加减治疗，取得很好的疗效。我的老师岳美中教授与吴阶平教授一起，1962 年参加中国医疗组为印度尼西亚总统苏加诺诊治疾病

（图 1-9-1），取得满意疗效。苏加诺总统患的是左肾结石并左肾功能消失，岳老辨证其年事已高，命门之火偏于亢盛，下焦蕴有湿热，处以清热化湿、扫除积滞的治法。处方有金钱草 150g，海金沙 30g，滑石 12g，甘草梢 3g，牛膝 9g，杜仲 18g，石韦 9g，汉防己 9g，木香 4.5g，归尾 15g，制军（大黄）3g，王不留行 12g，生蒲黄 6g，玄明粉 3g，小青皮 3g，大生地 15g，这里的金钱草用量极大，共用了 91 剂，结果结石排出，肾功能得到恢复。

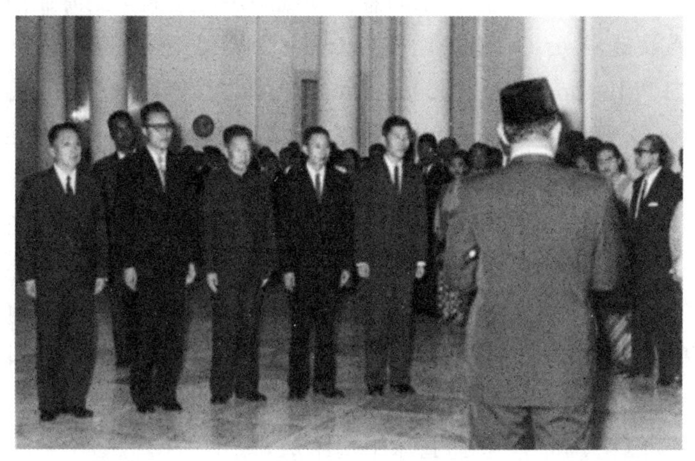

图 1-9-1　印度尼西亚总统苏加诺为第四次访问印尼的中国医疗组授勋，受勋者左起依次为吴阶平、方圻、岳美中、杨甲三、施奠邦

中西医结合半个世纪来，体现了中医思维精髓而又结合现代科技知识，在注重病证结合诊疗模式情况下，取得了许多实用、可贵的经验。现代中药血脂康，由神曲经微生物发酵技术研发而成，富含羟甲基戊二酰辅酶 A（hydroxymethylglutaryl CoA，HMG-CoA）还原酶抑制剂洛伐他汀及多种不饱和脂肪酸和人体必需氨基酸，通过循证医学多中心 RCT 冠心病二级预防试验研究（China coronary heart disease secondary prevention study，CCSPS），该试验平均观察 4 年，最长 7 年，证实了血脂康具有肯定的调脂功效，降低 LDL-C 可达 20%，同时可使冠心病事件总危险率降低 45%，总体的病死率降低 33%，且较长期服用并没有明显的不良反应。血脂康的作用机制表明还可抗冠心病血小板聚集，降低血浆 CRP 水平及 ET-1 等炎症因子，保护内皮细胞等功效，体现了传统与现代，疗效与安全统一的优势。

晋代葛洪《肘后备急方》中有记载“青蒿一握，以水二升渍，绞取汁，尽服之”，用以治疗疟疾。中国学者从黄花蒿中提取出青蒿素，广泛应用于治疗耐药恶性疟疾。WHO 推荐用青蒿素的复方来治疗疟疾，其中青蒿素药物联合喹啉类药物作为首选。青蒿素的发现是运用现代科技继承发展中医药的成功体现。

三氧化二砷（As_2O_3）俗称砒霜，在《日华子本草》《本草纲目》中有记载，中国学者首创用 As_2O_3 治疗急性早幼粒细胞白血病（acute promyelocytic leukemia，APL），临床实践证明全反式维甲酸和三氧化二砷联合应用，可以使约 90% 的 APL 患者达到 5 年无病生存，且未见明显长期毒性作用，从而使 APL 成为第一种基本可以被治愈的急性髓细胞性白血病。上海血液学研究所在国际上首次提出 As_2O_3 有效治疗 APL 的机制在于诱导细胞凋亡和分化，揭示了癌蛋白 PML（promyelocytic leukemia）-RAR 是砷剂治疗 APL 的直接药物靶点，即 As_2O_3 直接与癌蛋白 PML 端的“锌指”结构中的半胱氨酸结合，诱导蛋白质发生构象变化和多聚化，最终导致白血病细胞走向分化和凋亡。因而针对现代医学诊断明确的难题，在继承中创新药物，因靶标明确，能取得优异效果。

五十（多）年来，我们自己在冠心病中西医结合临床研究方面也作了不少工作，取得了一些成果。我们研发的精制冠心片和精制冠心颗粒已收录在《中华人民共和国药典》。精制冠心片是在冠心 2 号的基础上研发的，冠心 2 号由川芎、丹参、红花、赤芍、降香五味中药组成，它的作用机制在于改善心肌缺血，抗血小板聚焦，提高纤溶活性，抗动脉粥样硬化，临床总有效率达 80%。美国心脏病学家怀特（Paul De White）认为：“我相信传统中医药里会有治疗冠心病的有效药物。”我们还临床验证了川芎嗪对缺血性脑血管病的良好疗效。川芎嗪是中药川芎中的主要活性生物碱，化学结构为四甲基吡嗪，可人工合成。口服磷酸川芎嗪在人体内 30 分钟左右就达到血药浓度的最高峰，可以通过血脑屏障，脑干和大脑含量的比值是 4∶1。川芎嗪有抗血栓素生成的作用，能抑制 TXA_2 合成酶而降低 TXA_2 水平并对抗 TXA_2 样物质的活性。川芎嗪具有明确的抗血小板的效用，被推广应用于相关疾病获得显著疗效，现仍在城乡广泛临床应用。

现代医学 PCI 术治疗冠心病、心肌梗死，疗效立竿见影，但还有不少术后出现冠脉再狭窄的。针对 PCI 术后再狭窄这一冠心病防治领域的国际难点，我们倡导运用活血化瘀的有效古方血府逐瘀汤进行治疗研究，进而简化方（川芎、赤芍的有效部位）剂制成芎芍胶囊，与北京大学第三医院、首都医科大学附属北京安贞医院、首都医科大学附属北京同仁医院、中日友好医院及广东省中医院合作进行随机、双盲、多中心干预研究，临床和实验皆证实有效，使冠脉再狭窄及心绞痛复发率下降 50%，并从抗 VSMC（vascular smooth muscle cell，VSMC）增殖及凋亡等分子基因水平阐明其作用机制，为药物预防再狭窄提供了新的有效途径。我们从临床及实验室观察到赤芍精（d-catechin）有抗血小板聚集及抗 TXA_2 样物质作用，表明赤芍 801 对冠心病及脑血栓患者有抗环加氧酶活性，从而抑制血栓烷生成的作用，揭示赤芍可降低冠心病患者的血浆 TXA_2 水平及 β- 血小板球蛋白（β-thromboglobulin，β-TG）水平。相关论文发表在 *Chinese Medical Journal* 和美国替代医学的杂志上。

五十年来，中西医结合还取得了其他很多的成就，如中西医结合治疗（急腹症）、骨折、中西医结合抢救多脏器衰竭、肾本质的研究、中西医结合治疗烧伤等方面，都取得了较好的效果。

（三）中西医结合展望与复方研究

中西医结合走过了辉煌的五十年，也有一些遗憾与不足。在中成药品种研发方面，品种不少但精品少，缺乏像青蒿素一样影响力遍及世界的产品。理想的现代中药要求安全、有效，民众能够支付，易可获得；同时我们还要缩短从实验室到床旁的时间，并从医院或研究机构走向社区，这就是西方正在提倡和推进的转化医学（translational medicine）。理想的现代中药还要求具有最佳证据，具有最佳的医疗保健价值，使人们获得最佳健康。

中药复方的成分比较复杂，主要有效成分较难确定，还有生药是否道地药材或药材优劣的问题。很多中药在体内的代谢过程不甚清楚，因而需要对中药的有效成分进行再认识。

一些业内外人士在中医药发展方面在认识上存在一些误区，认为中西医结合是在西化中医，中医不应该被现代化，中医药进入美国最大的障碍在于美国食品药品监督管理局（Food and Drug Administration，FDA）的限制。实践证明中西医优势互补，可以提高临床服务质量。实际上，2006 年底 FDA 已批准了第一个植物药外用制剂，是一种绿茶的外用提取物茶多酚，被称为 Veregen（polyphenon E），用于局部（外部）治疗由人头瘤病毒引起的生殖器疣。因此，在中药复方研发方面还有许多工作要做，有疗效，质量稳定，就有前途。

中医主要应用复方治病，重视内、外环境动态调节和平衡。《素问·至真要大论》指出："谨察阴阳所在而调之，以平为期"，重视调节气血，因为"血气不和，百病乃变化而生"。复方中成药的研发，主要根据病证结合治疗需要出发，这是主流；或者证病结合，以证为主。

我国中西医结合医学界在 1981 年成立了自己的学术团体——中国中西医结合学会，学会现在有 30 个省级分会，47 个专业委员会，20 种科学学术期刊，69 000 多名会员，包括一些海外会员。我们调查了患者对中西医结合、西医、中医的态度看法，多数人喜欢中西医结合，愿意选择中西医结合医疗，偏向选择中西医结合的治疗方法。我们1981年创办了《中国中西医结合杂志》，已经成为中西医结合医学界学术交流的大平台，被PubMed等所收录，英文版*Chinese Journal of Integrative Medicine*，2008年起被SCI-E列为源期刊。香港有中西医结合学会，澳门也可以成立中西医结合学会。

在第三届世界中西医结合大会上，FDA政策研究室主任Dr.Temple说："面对疾病，东西方在同一条船上。"（图1-9-2）我们也主张用多元模式来发展中医药，包括传统独立模式、结合医学模式、现代创新模式、并用互动模式等。我相信不会失去"自我"，而是在丰富"自我"。我们提倡培养双学人才，西学中，中学西，采取不同模式培养，包括师带徒、办班等。中西医结合是我国特有的，是我国医学发展的必然，是提高临床服务水平的重要措施，是现代医学发展的一个突破点，在建设优势学科方面大有作为。

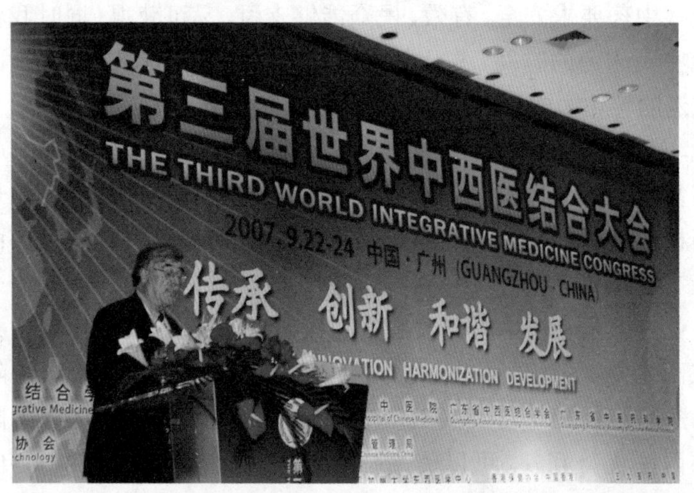

图1-9-2　FDA政策研究室主任Dr.Temple在第三届世界中西医结合大会讲演

当前，中医药发展面临三项挑战，一是医疗保健服务能力不强，发展比较缓慢；二是现代产业基础不强，缺少优质高效产品，研发能力较弱，三是现代科学基础薄弱。现在国际上注重转化医学，我国应进一步注重从基础到临床到社区的应用。中西医结合在未来的发展过程中也面临提高临床服务能力的问题。

最后，我愿意与澳门的医药界同行们共勉，并送给年轻的朋友们一句古诗"黑发不知勤学早，白首方悔读书迟"，愿与大家共勉。

谢谢大家！

十、转化医学与中西医结合的研究和发展

2011年2月17日

（一）转化医学的概念与背景

转化医学或称为转化研究（translational research），是近年来国际医学科学领域出现的新概念。通常是指打破基础医学与药物研发、临床医学之间的屏障，把基础医学研究成果快速有效地转化为疾病预防、诊断治疗及预后评估的技术、方法和药物，即“从实验台到病床，再从病床到实验台”（bench to bedside and bedside to bench，简称B2B）的一种连续过程。这一过程的实现是双向的。很多人用“连接缺口”（bridging the gap）来形容转化医学。

1992年，美国*Science*杂志首次提出“Bench to Bedside”（B-to-B）的概念。“转化研究”这一术语1993年首次出现在PubMed，当时人们建议将实验室发现的乳腺癌易感基因和其他癌基因用于癌症早期检测和治疗。于是，将实验室获得的研究成果作为临床治疗参考和手段的“转化研究”应运而生。1996年，英国*Lancet*杂志上正式提出“转化医学”这一名词，文章指出可将分子生物学发现的与特定肿瘤相关的基因突变应用于临床使患者受益。2000年美国国家科学院医学研究院（Institute of Medicine）召开临床研究圆桌会议，将转化研究提上日程。之后相关论文迅速增多。2003年10月，美国国立卫生研究院（National Institutes of Health，NIH）主任Elias Zerhouni在*Science*上发表NIH路线图计划（the NIH Roadmap），率先提出要整合各种资源建立区域性的转化研究中心，并设立国家基金之后，转化医学日益受到医学界的广泛关注。

当前，医学科学进入一个医疗保健费用迅速上升、人类基因组序列产生大量生物学数据、先进的高通量技术研究健康和疾病的分子网络逐步深入的革命性时期。这一独特时期为基于精确的分子知识鉴别个体疾病风险和干预提供了前所未有的机会。一方面基础医学与临床医学、药物研发相对自成体系，都在各自领域快速扩展，相互之间缺乏足够的转化整合；另一方面随着人类基因组计划的长足进步和后基因组时代的路线图计划，以及向临床医学的广泛渗透，基础研究获得的知识、成果完全有可能快速转化为临床诊断和治疗的新方法、新手段。NIH路线图为实现这一变化提供了重要的媒介——该计划的一个重要组成部分是重建国家临床研究事业，这要求转化临床科学

(translational clinical science)的转变和新的整合方法。转化医学可看作是后基因组时代基因组学和生物信息学革命的结果，是分子医学与宏观临床医学相结合的产物。

研究成果转化为临床实践的过程需要克服两个障碍，第一个障碍是实验室获得的疾病机制的新理论转化为诊断、治疗和预防的新方法以及在人体的初步测试，第二个障碍是临床研究结果转化到日常临床实践和卫生决策的制定。

转化医学还包含医学科学研究理念的转变。进入新世纪后，医学进入一个崭新的“3P”时代，即预测性(predictive)、预防性(preventive)和个体化(personalized)，代表了医学发展的终极目标和最高阶段。新近提出的“6P”医学还包括了 promotive、protective、prewarning 等健康促进和健康保护的重要内容。转化医学通过利用各种组学方法以及分子生物学数据库，筛选各种生物标志物，用于疾病危险评估、诊断与分型，进行基于分子分型的个体化治疗，治疗反应和预后评估，以及治疗方法和新药物的开发等，从而有利于推动 3P 医学的进步。

(二)转化医学的发展现状

美国 NIH 于 2006 年实施了临床和转化科学奖励计划(clinical and translational science award, CTSA)资助转化研究，目的是整合不同学科的队伍，鼓励新的方法和信息工具，培训新的研究者。预计 2012 年将建立 60 个临床和转化科学中心，每年资助研究经费约 5 亿美元。现在，美国已经在 38 所大学(包括哈佛大学、耶鲁大学、斯坦福大学等世界名校)建立了转化医学研究中心。临床转化科学中心将取代临床研究中心(clinical research centres, CRCs)，以包括基础科学家、临床医生、生物信息学家、工程师和工业专家等在内的大型多学科团体的形式，重塑基础科学和临床之间的密切联系。美国国家心肺和血液研究所(National Heart, Lung, and Blood Institute, NHLBI)在 2007 年完成了一项未来 5—10 年的科学工作战略计划，整个计划特别强调了转化研究，包括从实验室到床旁及从床旁到社区。

转化研究在英国也得到了政府的大力推动。2008 年 4 月英国国家健康研究院(National Institute for Health and Care Research, NIHR)在国家医疗服务系统和大学里建立了 12 个生物医学研究中心，每年资助经费达 100 万英镑，以促进生物医学创新发现向临床实践的转化。英国卫生部颁布了一项称为“最好的健康，最好的研究”的战略计划，陈述了转化研究的定义，以达到病患照顾的真正改善。转化研究也可从分享患者数据库中获益。例如，在英国，

NIHR 提出了一项电子健康议程，为电子病历提供研究界面，使得它们能够用于临床试验、前瞻性研究和跟踪不良事件。

在亚洲，2008 年新加坡国立大学依托其附属医院，也开始建立他们的第一个转化医学中心。国际出版界也先后创办了 *Journal of Translational Medicine*，*American Journal of Translational Research*，*Science Translational Medicine* 等转化医学的专业期刊。Pubmed 中发表的有关转化医学的论文已达 68 000 余篇。转化医学越来越受到世界的关注，已经成为世界医学研究的一个新的着力点。

尽管转化医学在发达国家已初具规模，但在我国尚处于起步阶段，中国转化医学的发展仍面临体制、思路等方面的制约。目前我国在创建研究型医院、开展转化医学学术研讨和转化医学研究、成立转化医学中心等方面已进行了一些初步工作，如中南大学湘雅医院成立了中南大学转化医学研究中心，“健康中国 2020”科技支撑也提出动态性、系统性转化整合战略，将建立基础、临床、预防、药物一体化的国家转化整合中心纳入新的科技支撑体系框架。但真正意义上的大型转化医学中心还属空白，需要相应的资金、人才和相关体制政策的配合。

（三）转化医学与中医药研发

长期以来，中医和中西医结合研究存在着先“床旁”后“实验台”、基础研究与临床应用相对脱节的状况。转化医学的兴起为中医学的发展提供了新的时代契机，将有利于中医理论的传播和新的诊疗技术的推广应用。转化医学在中医药研发中的应用，大致有两种模式可供借鉴：一种是从临床经验到基础研究再到临床及社区应用；另一种是从古典文献到基础研究再到临床及社区应用。

青蒿素，可看作是从“古典文献到基础研究再到临床应用”的转化研究的范例。青蒿素的研究始于 20 世纪 60 年代中期，针对当时疟疾防治的需求，在“523”紧急军工项目系统工程的安排之下，由全国多部门、多学科、军民研究单位尽心协作、相互配合，因此取得重大成果。从 20 世纪 80 年代中期起，国内又开始研制青蒿素衍生物及复方。其中蒿甲醚、青蒿琥酯和蒿甲醚 - 本芴醇复方得到了世界卫生组织的公认，分别在 1997 年、2002 年和 2003 年由 WHO 先后列入了第 9 版、11 版和 12 版《基本药物目录》(Essential Medicines List)，是对人类的重大贡献。

目前，我国的疾病谱已从急性病转向以慢性病为主，慢病的防治已成为重要的课题。以高血压为例，其带来的高心血管疾病风险已成为主要的全球性健康问题。国内一项≥40岁的169 871例具有代表性的样本中，进行的前瞻性队列研究显示，高血压及高血压前期与全因死亡和心血管性死亡的增加显著相关。2005年，中国233万例心血管性死亡可归因于血压升高，127万过早死亡（男性在72岁以前、女性在75岁以前死亡）可归因于血压升高。一项最新心脏性猝死流行病学调查结果显示：我国心脏性猝死（sudden cardiac death，SCD）发生率为41.84例/10万人。若以14亿人口推算，我国SCD总人数高达54.4万例/年，位居全球各国之首。中国SCD防治工作任务艰巨。

为提高血压控制率，中国高血压联盟联合中国医师协会心血管内科医师分会共同发起"中国高血压控制现状调查"，被认为是进行了转化医学的第一步，即了解现状，同时通过教育将指南转化为社区医生可执行的措施，将有效的疾病防治措施切实地应用于临床实践。2010年、2011年中医药行业科研专项慢病项目建议框架也指出，对我国人民群众健康水平危害较大的慢病，在集成既往研究成果的基础上开展技术方法、方案及制剂等的系统研究，并促进转化应用。

借鉴以往青蒿素研究从实验室走向临床应用的成功案例，参考发达国家转化医学研究的先进经验和国内慢病转化医学研究的初步探索，中医药和中西医结合研究应以临床问题和社会需求为导向，临床疗效为重点，加强基础与临床研究的沟通与合作，实现基础研究成果到临床应用再到社区的转化。为探索中医学和中西医结合转化研究的模式，提出下列几点建议以供讨论。

1. **建设中医药与中西医结合转化医学研究机构**　有条件的大学、研究型医院或国家中医临床研究基地应把握先机，采用加盟或联合方式进行资源整合，建立以基础、临床和药物研发为主体的跨学科中西医结合转化研究中心，吸引企业共同参与，以平台管理方式进行统一部署和联合攻关，加强团队建设，构建转化链。建立临床-基础-产业-人才一体化模式和运行机制，大力开展转化性研究模式探索，促进中医药与中西医结合转化医学研究。

2. **加强转化医学教育和转化型人才培养**　转化医学注重研究成果的临床可行性，倡导以患者为中心，从临床中发现和提出问题。良久以来，基础医学研究已逐步形成了自身规律，晋升和奖励主要基于研究者发表在顶级杂志上的论文，而不是在多大程度上促进了医学，临床医生则缺乏时间和动力去阅读复杂的基础文献，这极大地限制了知识和假说在床旁和实验室之间的转化。要改变现状，就应该加强转化医学教育，倡导临床医生同基础医学研究人员合作进行深入研究，促进科研成果快速转化到临床应用。一方面，对转化医学有兴趣的临床医生积极参与基础科学研究；另一方面，涉及转化医学的基础研究人员要掌握基本临床知识，多学科组成课题攻关小组，发挥各自优势。同时，要特别注重中医临床思维和经验的深化。

3. **加强基础研究的科学性**　实验室研究结果的真实性、可靠性及可重复性，是基础研究成果进入转化的绝对前提。事实上，国内外许多已发表的基础研究类论文，被重复检查和验证的只是少数。应在加强基础研究与临床应用相互沟通、合作的基础上，继续加强基础研究，提高自主创新能力，为实现中医药和中西医结合基础研究的创新成果成功应用于临床奠定坚实的基础。

4. **加大资金支持和政策引导**　应以足够的资金资助中医药和中西医结合转化医学研究和奖励研究成果，以增强基础研究和临床医学的沟通。政策上应重点支持有一定基础的、临床确有疗效的多学科交叉的转化性研究项目，培育新的增长点。科研成果从实验室向临床的转化过程需要很高的转化成本，且回报周期长。另外，缺乏政策支持和参与的主动性，以及实验室建设与医疗单位经济效益之间存在的冲突等也是经常遇到的问题。

我国传统医学有着数千年的临床经验积累和浩瀚的医籍记载，这些宝贵的经验如通过循证医学证实临床疗效，再转入基础研究，而后再从基础到临床应用，就会得到更大的获益。总之，中医和中西医结合转化研究的关键是从临床实际需求出发，构建基础与临床相结合的“转化平台”，从体制、资金、人才、政策导向上进行整合和试点。其核心是“转化”，重点是“效率”，关键是“行动”。

十一、病证结合治疗观的临床实践

2011年4月于中国台湾

辨证论治是中医临床的特色和优势，也是中医学诊治疾病的主要原则和方法，但是，纵观中医学的发展，“辨证论治”与“辨病论治”一直是两种主要的思维模式，且“辨病”早于“辨证”。早在《黄帝内经》《伤寒论》《金匮要略》中，已确定了观察和处理疾病时，证和病必须结合的原则，对后世医学发展产生了极大的影响。因“病”的含义不同，病证结合可分为古典（或传统）病证结合与现代病证结合。前者指中医辨病与中医辨证相结合，后者指西医辨病（西医疾病诊断）与中医辨证相结合。

（一）经典的病证结合治疗观

1. **经典病证结合治疗观的历代发展**　先秦时期《五十二病方》《黄帝内经》等贯穿了辨病论治的原则，并初具病证结合的雏形；东汉张仲景奠定了在辨病基础上辨证论治的基础；隋唐时期在辨病论治、专病专方上进一步发展；宋金元及以后的明清时期，逐步形成以辨证论治为主的病证结合论治模式。

（1）先秦时期：以辨病论治为主，初具病证结合的雏形

现存最古老的医方书《五十二病方》中载有癫疾、疣、马不痫、蛊、疽病等52种病名，均以疾病作为篇目标题，如《疽病》方："治白蔹、黄芪、芍药、桂、姜、椒、茱萸，凡七物。骨疽倍白蔹，肉疽倍黄芪，肾疽倍芍药。"既列出了疽病通用之方，又因骨疽、肉疽、肾疽的不同，治疗也有倍白蔹、黄芪、芍药之别，为后世提供了中医药学早期辨病和辨证论治的思想依据。《黄帝内经》也以辨病论治为主要治疗形式。其中载有十二方，如《素问·腹中论》以鸡矢醴治臌胀，《素问·病能论》生铁落饮治怒狂，泽泻饮治酒风等，以辨病用方为主，初具应用专病专方的规模。《黄帝内经》涉及的病名达100余种，其中有许多专"病"的论述，如《疟论》《咳论》《痹论》《痿论》"寒热病""癫狂病"等，对疾病的病因病机、鉴别诊断、治疗及预后等均作了详细阐述。《黄帝内经》当时已认识到临床上同病异证的问题，如将疟病分为寒疟、热疟、风疟、瘅疟等。《素问·至真要大论》并指出："谨守病机，各司其属"，其实质即强调在临证中当周密地进行辨证论治之理念。所论病机十九条，既有对"掉眩""收引""肿满""鼓栗""呕"等症的辨识，也有"疮""痿""痉"等病的诊断。这种简练的辨证、辨病方式，可看作是后世辨证与辨病相结合的思想雏形。

（2）汉晋时期：首倡"辨病脉证并治"，奠定了病证结合的基础

东汉末年，张仲景继承与发展了《黄帝内经》的辨病、辨证论治的思想，重视在辨病的基础上辨证论治，奠定了病证结合论治的基础。《伤寒论》和《金匮要略》大多篇名冠以"辨病脉证并治"，重视在辨病的基础上辨证论治。其中《伤寒论》倡"六经辨证"，提及病名约40种，先按六经病分类，再分析脉证，多为辨证论治，如桂枝汤证、大承气汤证、陷胸汤证。《金匮要略》倡"脏腑经络先后病脉证治"，提出病名约160种，遵循着以病为纲、按病论述、据病立法、病分各类、逐类设证、因证制方、按方用药这样一种较为成熟的理法方药俱备的体例模式。均先讲辨病，后讲辨证，如百合病、疟病、肺痿、胸痹等。并重视疾病鉴别。

专病专证专方或疾病通治方与辨证论治相结合的方法，在汉晋时期也多有体现。如《伤寒论》在具体治疗中，某病以某方"主之"，即为专病专证专方，某病证"可与"或"宜"某方，体现了辨证与辨病结合，随宜治之的思想。《金匮要略》多以专病专证成篇。如百合病责之"心肺阴虚"，主以百合剂，又因见证不同，而有百合地黄汤、百合知母汤、百合鸡子汤、滑石代赭汤、百合滑石散之

异。晋代葛洪指出，临床应“分别病名，以类相续，不先错杂”，其《肘后备急方》对卒心痛、伤寒、痢疾、天行疫疠、疟病等的治疗，基本上不以分型论治，而是以通治方，加减施治。

（3）隋唐时期：辨病结合辨证论治进一步发展，专病专方专药得到丰富

隋唐时期是我国医学发展承前启后的重要时期，病证结合论治得以继承和发展。唐代孙思邈《备急千金要方·诊候》：“夫欲理病，先察其源，候其病机”。主张积极辨识疾病及其证候产生的机制。

《备急千金要方》《千金翼方》中既有辨病论治，按病列方，也有辨病基础上辨证，按证列方。如《备急千金要方·消渴淋闭方》中载消渴方五十三首，其中既有消渴通治方，即辨病用方，如黄连丸；也有分证列方，如茯神汤，治胃腑实热，引饮常渴。王焘《外台秘要》也是依此体例。唐代《新修本草·诸病通用药》即按病列药，如瘿瘤所列海藻、昆布、文蛤、半夏、贝母等，寸白所列槟榔、芜荑、贯众、狼牙、雷丸等。说明隋唐时期，辨病基础上结合辨证论治有了进一步的发展。《千金方》和《外台秘要》在专病专方专药方面进一步发挥，如治疟用常山，治瘿用海藻、昆布方，治消渴用地黄剂、黄连剂，治痢用苦参等，极大地丰富了专病专方专药的内容。

（4）宋金元时期：以辨证论治为主的病证结合模式初步形成

宋金元时期，一方面由于受理学的影响，思辨、感悟、取类比象的思维方式占一定的主导地位，辨证论治也相应取得了显著进展。另一方面，由于当时科学技术条件的限制，原有的辨病方式没有得到较大的发展，逐渐形成了以辨证论治为主的病证结合模式。南宋陈无择首倡“三因论”，主张“断其所因为病源，然后配合诸证，随因施治”，与后世“审因论治”相吻合。著名的金元四大家则从不同角度丰富了辨证论治：刘完素主“火”论，倡“六气皆从火化”；张从正力主“邪去则正安”，倡汗、吐、下三法；李杲辨内伤外感，倡“人以胃气为本”，“内伤脾胃，百病由生”之说；朱震亨主相火，谓“阳常有余，阴常不足”，并提出“百病多因痰作祟”的观点，因时代、环境之不同，对证候辨识各有所见。辨病论治渐被忽视。

南宋陈无择《三因极一病证方论·五科凡例》：“故因脉以识病，因病以辨证，随证以施治”。朱肱《类证活人书》：“庶几因名识病，因病识证，如暗得明，胸中晓然，而处病不瘥矣”。皆主张先识病，因病辨证，随证施治，初步形成了以辨证论治为主的治疗模式。

（5）明清时期：辨证论治思想得到迅速发展，辨病论治或病证结合论治在某些方面也有了进一步深入，但仍以辨证论治为核心。八纲辨证、卫气营血

辨证、三焦辨证等从不同角度扩展了辨证论治的范畴。

明代张景岳集宋金元辨证思想之大成，力主八纲辨证。赵献可辨证重命门；缪希雍倡甘凉滋润、酸甘化阴为治疗脾阴虚之大法；明末清初喻昌论大气与秋燥，更强调八纲辨证施治；清代王清任主张“治病之要诀，在明白气血”等，从不同角度丰富了中医辨证方法学。程钟龄《医学心悟·医门八法》指出：“论病之情，则以寒热虚实表里阴阳八字统之。而论治病之方，则又以汗和下消吐清温补八法尽之”，也强调辨证论治。明清时期的温病学家，如叶桂辨卫气营血，吴塘倡三焦辨证，薛雪论湿热病证，对外感热病的辨证论治分别做出了重要贡献。

辨病论治在某些方面有了深入，如清代王清任治疗中风、半身偏瘫，专立补阳还五汤，以应常达变。徐灵胎在《兰台轨范·序》中指出：“欲治病者，必先识病之名。能识病名，而后求其病之所由生。知其所由生，又当辨其生之因各不同，而病状所由异，然后考其治之之法。一病必有主方，一方必有主药。”说明了病证结合论治的重要性以及先识病后辨证的诊治步骤。

2. **经典病证结合治疗观的主要形式**　历代医家在长期的医疗实践中，逐渐形成以辨证为主结合辨病和以辨病为主结合辨证的两种治疗形式。

（1）辨病为主，结合辨证：“辨病为主，结合辨证”是着眼于病的共性，在解决疾病基本矛盾的基础上，结合辨证论治。如《金匮要略》对胸痹之病，责之于“阳微阴弦”，主以瓜蒌薤白剂。又因邪气轻重、病情缓急而有实证之枳实薤白桂枝汤，虚证之人参汤，痰滞重症之瓜蒌薤白半夏汤，轻证之茯苓杏仁甘草汤、橘枳姜汤等的不同。《简明医彀》：“医有成法、有活法，成法师古不可悖，活法因时不可拘。”对每一病证皆列主方，随证加减。如治疗怔忡，主方以“当归、人参、黄连、远志、炙草、茯神、石菖蒲（炒，各一钱）加竹叶、龙眼、灯心煎成，调朱砂（飞一钱，临睡服）。心虚加柏子仁，麦冬；有汗，黄芪、枣仁；痰加半夏、胆星、橘红，痰多，在膈上稀涎散吐之，膈下滚痰丸利之……”皆为在辨病的基础上随证治之。

（2）辨证为主，结合辨病：辨证论治在病证结合治疗中占有重要地位。辨病是对疾病整个过程变化规律的认识和概括，辨证是对疾病某一阶段病因、病位、病性、病势等方面的辨析和综合。“辨证为主、结合辨病”是着眼于证的共性，在解决机体某一阶段或某一状态下特殊矛盾的基础上，结合辨病论治。如治疗肾阳虚的肾气丸，明代《奇效良方》载其“治肾气虚乏，下元冷惫，心火炎上，渴欲饮水。或肾水不能摄养，多吐痰唾，及脾虚不能克制肾水，亦吐痰唾，而不咳者，脐腹疼痛，夜多漩溺，尺脉缓弱，肢体倦怠，面色痿黄或黧黑，及虚劳不足，渴欲饮水，腰重疼痛，小便不利，脚气上攻，小腹不仁，男子消渴，小便反多，妇人转胞，小便不通，并皆治之”。水肿、咳喘、消渴、妇人转胞、癃闭及虚劳诸病在一定阶段均可出现肾阳虚证者，同证异病，皆可用肾气丸，此为辨证为主结合辨病的形式。

（二）近现代汇通医派的病证结合治疗观

近代汇通医派首开西法断病结合中医辨证的先河，成为后世中西医病证结合诊疗模式的先导。19 世纪中叶以后，西医大量传入中国，出现了汇通学派。早期汇通医家朱沛文认为中医“精于穷理，而拙于格物”，但“信理太过，而或涉于虚”；西医“专于格物，而短于穷理”，但又“逐物太过，而或涉于固”。主张汇通中西以临床验证为标准求同存异。陆渊雷《伤寒论今释》卷一：“余以为理论当从西医之病名，治疗当宗仲景致审证为宜也。”提出中医辨证当与西医辨病相结合。

张锡纯《医学衷中参西录》一书，既采用西医辨病，专病专方专药论治，又以衷中为主，体现辨证论治精神。如其“医方”篇中治肺病方、治癫狂方、治霍乱方、治痢方、治消渴方、治黄疸方等，皆为辨病基础上辨证论治。张锡纯汇通西医理论，针对病原、病因或病机的侧重点，选用专病专药，并结合辨证论治。如治毒淋，必用鸦胆子于诸辨证方中，认为“鸦胆子味至苦，而又善化瘀解毒清热凉血，其能消毒菌之力，全在于此”。又如他在实践中认为“水蛭破瘀血，而不伤新血”，“其破瘀血者，乃此物之良能”，而妇女月闭癥瘕以瘀为主者，单用水蛭辨病论治。此外，他在实践中尝试运用西法诊病，中医治病。如张锡纯认为西人所谓“脑充血”，实为类中风之证，《内经》名之为煎厥、大厥、薄厥。《素问·调经论》曰：“血之与气，并走于上，则为大厥，厥则暴死。气复反则生，不反则死。”并于经文之中悟得此证治法，以镇肝熄风汤主之，多有效验。而西人所谓“脑贫血”，即《灵枢·口问》谓：“上气不足，脑为之不满”。脑为之不满，其脑中贫血可知，用加味补血汤治疗。治疗中常中西药物并用。他认为西医用药在局部，其重在治标，中医用药求其因，重在治本，二者结合，必获良效。

由于历史和时代的局限性，“衷中参西”不可避免地存在着中西医简单对应，甚至牵强附会之处，但“中体西用”顺应了当时中医发展的历史性与特殊性，对后世中西医病证结合起到了承前启后的作用。

（三）现代的病证结合治疗观

随着现代疾病谱的改变和中医临床实践经验的不断积累，辨病的含义发生了变化。现代医学辨病基础上的病证结合是经典病证结合的继承基础上的进一步发展。

著名中医施今墨先生强调辨证论治，但诊病时也重视参照西医器械检查结果，并注意采用西医病名。金寿山先生《金匮诠释·自序》中提出辨病与辨证应相结合、辨脉与辨因相结合、通治方与专治方相结合的观点，强调"病"是纲，"证"是目，纲举则目张。著名中医岳美中先生也指出："若能不停留于辨认证候，还进而辨病、辨病名（包括中医病名与西医病名），论治时注意古今专方专药的结合运用，一定效果更好；同时，也只是在此情况下，因人、因时、因地制方的作用才更有治疗价值。"

1. 现代病证结合治疗观的主要模式

（1）西医诊病，中医辨证模式：西医诊病、中医辨证的病证结合临床模式源于近半个世纪的中西医结合临床诊疗实践，目前，已被广大中西医结合工作者广泛地应用于临床实践中。病证结合临床诊疗和研究模式是中西医结合的重要模式。西医疾病诊断与中医辨证相结合的病证结合在临床中的广泛应用，充分体现了中西医两种医学的优势互补。中医学强调宏观和整体，西医则比较注重微观和局部，病证结合是两种医学最好的结合模式，只有两者的有机结合才能准确反映疾病及患者的状态，才能更有针对性地治疗病患，以达到最好的治疗目的。病证结合的临床诊疗和研究思想体现了疾病共性规律与患病个体个性特征的有机结合，为在科学层面开展中医药学的研究提供了可能。

（2）辨证论治与专病专方专药论治结合模式：著名中医学家岳美中先生较早提出专病专方专药与辨证论治相结合的主张，曾列举治黄疸之用茵陈、硝石矾石剂，治下利脓血之用白头翁汤、马齿苋、鸦胆子、大蒜等，麻风病之用毒蛇、大风子等专方专药。姜春华先生认为"既要为病寻药，又不废辨证论治，为医者须识病辨证，才能做到辨病与辨证相结合"。并就如何从《外台秘要》寻找特异方药介绍了经验，认为若能寻找到专病专方专药，治病常有特效。近年来，随着对辨病论治的重视，研究人员通过大量的临床实践及药理研究，发掘出许多专病专药，如蒲黄、红曲治血脂异常，五味子降转氨酶，靛玉红治慢性粒细胞白血病，雷公藤治结缔组织病，水蛭用于脑卒中，青皮升压治疗休克等。专病专方专药治病主要是针对疾病的基本病机，属辨病论治范畴。由于疾病的基本矛盾和各个阶段的主要矛盾有时是不一致的，如果一味固守专方，就会陷入机械化思维，影响疗效。在专病专方基础上结合辨证论治，则会弥补这一不足。运用专病专方专药结合辨证论治已成为病证结合论治的重要模式之一。

（3）疾病分期分阶段论治模式：疾病分期分阶段论治是指在掌握疾病基本病机和演变规律，确立治疗大法的基础上，根据疾病不同阶段、不同分期的主要矛盾进行辨证论治。著名中医朱良春先生在1962年即提出辨病与辨证相结合的主张，强调谨守病机，分期论治。如治疗泌尿系结石，认为其病机演变规律为下焦湿热，气滞血瘀，湿热久留，每致耗伤肾阴或肾阳。据此确立治疗大法为新病应清利湿热，通淋化石，以通淋化石汤；久病则需侧重补肾或攻补兼施，以增液益气排石汤、济生肾气加三金汤，分别针对久病肾阴虚或肾阳虚证。三方均重用鸡内金化石、金钱草排石，并酌用海金沙、石韦、冬葵子等以通淋，为辨病论治，至于实证清利，虚证补养，则为辨证论治。

（4）中医基本病机结合辨证论治模式：中医基本病机结合辨证论治，即在中医理论指导下，辨识疾病的基本病机，因机立法，在此基础上结合辨证，随证施治。如糖尿病的中医基本病机是阴虚燥热，临床以气阴两虚较为常见，著名中医祝谌予先生自创"降糖对药方"针对这一基本病机，临床多数情况下以此方随证加减，每获良效，但若消渴日久，脾虚生湿化热，湿热蕴结脾胃而出现脘腹痞闷，舌苔黄腻，脉濡缓等，则应改投清热化湿之剂，如黄芩滑石汤。

（5）无病从证，无证从病模式：一般情况下，西医辨病与中医辨证各有所据，辨病与辨证结合治疗，可相互补充，相济为用。但随着现代医学的发展，出现了很多传统中医四诊"无证可辨"或因信息量少"难以辨证"，而实验室检查或影像学诊断发现的疾病，如无症状性心肌缺血、隐匿性肾炎、隐性糖尿病等；或者某些疾病经过治疗，"证"消失，而现代医学检查显示疾病未愈的情况。此时，应无证从病，辨病论治为主。对一些西医无法明确诊断的疾病、病因未明的疾病、功能性疾病等，可无病从证，辨证论治为主。

2. 现代病证结合治疗观的不同层次

（1）理论层次

1）以中医理论辨识现代疾病：在中医理论指导下，通过对发病特点、病变部位、疾病表现于外的临床症状、体征等的辨识，并吸收西医学先进的检测手段，延长和拓宽传统望闻问切四诊的诊断视野，分析、总结疾病的病因、病机和内在规律。如再生障碍性贫血，其病变在骨髓造血干细胞，根据中医"肾主骨生髓"的理论，采用补肾生血法治疗，确有疗效。又如对冠心病介入术后再狭窄，其形成过程中的血栓形成、血管壁炎症、细胞增生等病理改变与中医学"心脉痹阻""心脉不通"有类似之处，从"血瘀证"论治，采用血府逐瘀制剂、芎芍胶囊等治疗，经大样本、多中心RCT试验证实疗效可信。

2）中西医理论合参，病证结合优势互补：中医学强调宏观和整体，重哲学思辨，重经验与观察，重表征和过程，动态、个体化辨证论治是其优势。西医学重视定量科学，注重微观和局部，重证据分析，强调结构，重视还原论，应用化学药物及侵入性方法治疗方面有显著优势。根据中西医理论各自优势和不足，中、西医病证结合优势互补，发挥协同作用有助于提高临床疗效。如肿瘤的治疗，常于西医手术、放疗或化疗针对局部肿瘤病灶的同时，结合中医辨证论治、扶正固本祛邪法调节机体免疫功能，减轻不良反应，提高生命质量。

3）中西医结合基础研究成果的临床转化应用：中医学具有数千年的临床经验积累和浩瀚的古典文献记载，这些宝贵经验经过现代研究技术和方法明确其药效物质基础、作用靶标和机制、循证疗效证据等，可收到更大的获益。如从传统抗疟草药黄花蒿中分离出来的抗疟新药青蒿素及其衍生物和复方的研发，从治疗慢性白血病经验方当归芦荟丸中所含的有效中药青黛中分离提取的有效成分靛玉红用于慢性粒细胞白血病，从通过诱导细胞凋亡和分化治疗急性早幼粒细胞白血病的砷制剂的研究，临床转化应用均起到了很好的疗效。

（2）诊断层次：现代病证结合治疗观在诊断层次的体现，即中西医辨病和辨证双重诊断，要求对同一患者既作出中医疾病和辨证诊断，又作出西医疾病诊断，这也是目前中医临床诊治疾病应用最广泛的模式。

1）西医疾病诊断与中医病证诊断相结合：同一现代医学的疾病可涵盖多种中医学的疾病，如现代医学的充血性心力衰竭，可对应中医学的“喘证”“水肿”“胸痹”等多种病名，辨证可以完全相同，也可能完全不同。而同一中医病名，也可对应多种西医学的疾病，如中医学的头痛，可见于现代医学的高血压、脑血管病、脑膜炎、血管性头痛、神经衰弱、鼻窦炎等多种疾病，其预后各异，中医辨证也可能完全不同。这就要求中西医双重诊断，辨病与辨证相结合，才能更准确地把握病情。

2）结合疾病病理生理变化分期分阶段辨证：一方面，疾病基本的病理生理变化和演变规律决定了证的特点和转归；另一方面，证又有一定的独立性和自身的发展规律。将疾病病理生理变化和证候演变规律相结合，建立病证结合的分期分阶段辨证体系，有助于更好地处理诊断过程中个体化和共性的问题。

3）宏观辨证与微观辨证相结合、功能辨证与形态辨证相结合：传统中医辨证论治为宏观辨证，其特点是具有动态性、整体性和灵活性，重功能，轻形态，通过对四诊收集到的各种症状和体征加以分析、综合，判断为某种“证”。其局限性在于带有一定的主观性和不确定性，难以定量和客观化。近年来，在传统中医宏观辨证和功能辨证的基础上，提出“微观辨证”“形态辨证”的概念。微观辨证是在中医理论指导下，采用现代先进的检测手段，从器官、组织、细胞、分子、基因等水平辨识证候。形态辨证是以现代解剖和病理形态学为依据辨识证候。前者如将唾液淀粉酶活性下降，尿中 D- 木糖排泄率降低，作为脾虚证辨证诊断的微观参考指标，后者如以胃镜征象与辨证分型相结合治疗浅表性胃炎。在中医理论指导下，将现代实验室检查、影像学检查、组织病理学检查等先进技术作为中医传统四诊的延伸，宏观辨证与微观辨证相结合、功能辨证与形态辨证相结合，是病证结合诊疗的重要发展方向之一。

（3）治疗层次

1）“同病异治”“异病同治”与“同证异治”“异证同治”：病与证的关系具体可表现为同病同证、同病异证、异病同证、异病异证等几种形式。从辨证的角度出发，“同病异治”和“异病同治”是中医的重要治则，体现了中医整体观和辨证论治的特点。然从中医辨病的角度出发，中医治则也应有“同证异治”和“异证同治”。一方面，不同疾病虽可表现为相同的“证”，但其治疗也会有较大的差异。如冠心病、脑梗死、慢性肾炎、肝纤维化、痛经、肿瘤等多系统疾病皆可出现“血瘀证”，反映了这些疾病在某一阶段的共性，但因为病位、病性等的不同，其治疗各有其特点。另一方面，就某病而言，临床虽可表现为诸多不同的“证”，但因受疾病本身病理生理改变影响，治疗上也会存在类似性。如消渴病，虽有上、中、下三消之分，以及兼气虚、血瘀之别，但始终贯穿着阴虚燥热这一基本病机，治疗也终不离滋阴润燥清热之法。

2）辨病论治与辨证论治的有机结合：现代病证结合治疗观，并不是西医辨病与中医辨证治疗的简单相加，而在于用中医理论认识现代疾病，“以人为本”，实现二者的有机结合、优势互补。对西医辨病与中医辨证均很明确的情况，可以辨病论治与辨证论治相结合或择优治疗；对西医辨病明确，而中医无证可辨的“潜证”“隐证”，可以辨病治疗为主，处以专病专方或经验方；对中医辨证明确，而西医病因不明或缺乏特异性疗法的情况，可以中医辨证论治为主。

（四）辨病、辨证、传统与现代病证结合各自的优势与局限

在现代医学迅猛发展的今天，中医执业者所面对的不仅是一些内涵和外延可能较为模糊的古代病名，如咳嗽、眩晕、痰饮病等，更多的是诊断明确的西医学疾病。应注意在中医理论指导下，实现辨证与辨病的有机结合，中西互参，优势互补。

1. 辨病与辨证各自的优势与局限　辨病有助于掌握疾病整个病理过程

的基本矛盾，弥补单纯辨证的不足，解决某些疾病潜伏期、初期或无症状期无证可辨的问题。如无症状性心肌缺血，临床可无任何症状，而核素心肌扫描、冠状动脉造影可发现冠状动脉病变，结合中医对这些病理改变的认识，辨病论治，采用益气活血法治疗，多可延缓或改善病情。如不采用辨病的方法，就无法对这些“隐证”“潜证”做出早期诊断和治疗。辨病是针对疾病病理生理改变的认识，其局限性在于尚未能从动态的、个体化的和整体的角度去把握病情，重视社会、环境、精神、体质等对疾病的影响。只注重辨病，强调对疾病病理改变治疗的针对性，忽视对患者疾病的动态变化、个体化及整体状态的调节，对一些西医无法明确诊断的疾病（无病可辨）、功能性疾病，甚至复杂的器质性疾病的治疗，就可能无所适从。

中医辨证的局限性在于偏重对疾病外在症状表现的分析、综合，具有一定程度的主观性、经验性、模糊性和不确定性，对疾病内在病理生理改变的重视不足。有时经辨证治疗，症状虽可减轻或消失，但疾病却不一定真正根除。如不与辨病结合，仅满足于症状的改善，则疾病难以真正获得治愈。只注重辨证，强调整体调节，治疗就会缺乏针对性。对许多无证可辨的情况，如仅有实验室指标的异常，而无明显临床症状（包括舌、脉异常）者，还会增加辨证的困难。

2. **经典或传统病证结合治疗观与现代病证结合治疗观各自的优势与局限**　传统以中医辨病与中医辨证相结合为特点的治疗观，其局限性在于病证诊断和疗效判定多由主观经验判断，缺乏客观指标和可靠的定量标准。许多中医病名和证候诊断与预后并无直接关系。如中医学的“胃痛”，可能包括现代医学的急慢性胃炎、胃痉挛、消化道溃疡、消化道肿瘤、冠心病等疾病，其预后是完全不同的。现代以西医辨病与中医辨证相结合为特点的病证结合治疗观以病统证，可提高中医辨证的确定性，弥补单纯中医辨证缺乏标准化、规范化、客观化和不确定性的不足，使治疗更具针对性，避免只注重症状的改善和功能状态的调整而忽视对疾病病理改变的针对性治疗；其缺陷在于不利于中医辨病体系的自身发展，易导致单纯西医辨病、中医辨证的机械化倾向。对西医无法诊断的疾病，传统中医辨病和辨证则可弥补现代医学的不足。

（五）中西医优势互补的病证结合治疗观

病证结合治疗观在理论上涵盖了传统中医药学与现代医学诊疗实践的原则。由于中西医学对“病”的认识不尽相同，“证”又处于动态的变化中，因此“病证结合”在疾病的发生发展过程中应分不同层次与多个阶段予以处置，其统一性存在于整个诊疗过程当中，与患者的需求相一致。当症状或体征出现时，患者有了就医的诉求，医生根据症状、体征及实验室指标进行病证归纳与判别，依照病证相关的诊断予以方药或其他治疗。临床既要重视病证关联，也要重视方证关联、药证关联等，实现“法随证立，方从法出，方以药成”的思路，实现病、证、方相应的诊疗原则，解决病与证在具体实际中表现出纷繁复杂的多样性与不确定性问题。也就是说，临床上为了实现医疗目标，提高临床水平，提升疗效，需要贯彻病证结合的治疗观，明确与结合病、证的诊断，给予最有效的治疗，即如《伤寒论》所说“病皆与方相应者，乃服之”，“观其脉证，知犯何逆，随证治之”，同时也将现代医学所重视的对因、对症治疗统一贯穿起来，体现了灵活性与针对性的高度结合。

日本自江户时代汉方古方派医家提出方证相对应的概念，方证相对便成为汉方诊疗体系的指导思想，对现代汉方医学的临床和科研产生了巨大的影响，如将《伤寒论》的古方大量成品化，方便使用，对汉方医疗的普及与推广意义重大；但同时也可能由于定证定方僵化的医疗模式，为汉方医学的衰落埋下了伏笔。统一的病证结合治疗观真实地反映了临床实际的诊疗过程，同时也反映了我国中西医并存并重的医疗现实，或可为中西两种医学融会贯通奠定相关的理论基础，对临床产生与发挥重要的指导意义，并推进我国医药卫生体制改革与卫生事业发展。病证结合治疗观对中医药学的创新发展，同样具有重大的实践价值。

十二、中西医结合/补充医学/替代医学的一些现况

2013年9月19日于北京

中西医结合，在国内有时被叫作中西医配合或中西医融合，我认为这些叫法都可以，就是主张中医中药的知识要和现代医学、西医西药的知识结合、贯通融会，来提高疗效。国外称作补充医学、替代医学、传统医学，我们国家有些人对这个有意见，有意见也不行，因为它的主流医学（mainstream medicine）是西医，所以这一方面呢，要说明一下。

中国传统医学最有代表性的提倡辨证论治和理法方药的一个专家就是张仲景，他的出生年代和盖伦（Galen）相近，是公元2世纪前后，但他们的方向不同，张仲景思辨性比较强，盖伦是现代西医的创始人，他提倡实证、解剖实验，所以发展路子不一样。但是传统医学的知识和现代医学的知识结合，是必然要走的道路，因为我们要与时俱进。在这方面，不仅在中国是这样，在国外也是这样，我们可以举一些美国的例子，美国医学界对传统医学的态度也

有了明显的转变，1992 年美国国立卫生研究院设置了“替代医学办公室”，简称“OAM（The Office of Alternative Medicine）”。1998 年设置国家补充与替代医学中心，简称“NCCAM（National Center for Complementary and Alternative Medicine）”。1999 年创立“结合医学学术健康中心联盟”，原来 9 个州参加，后来 46 个州都参加，规模比较大，他们很重视初级卫生保健，现在也重视慢性病的系统管理。我国科技部从“十二五”开始，也立项针对慢性病的防治与管理进行研究，而不是只重视急性传染病的研究。（图 1-12-1 和图 1-12-2）

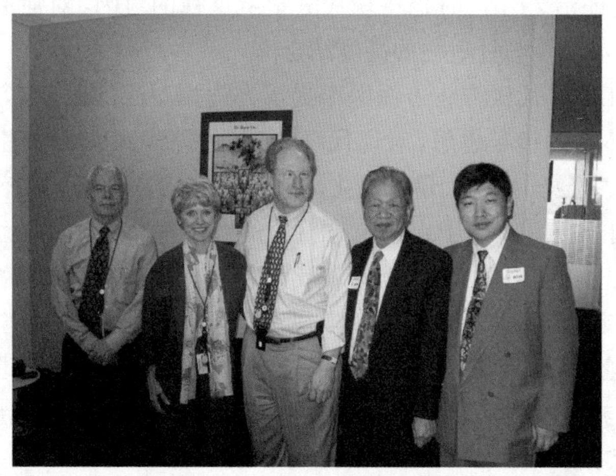

图 1-12-1　应邀访问 NIH-NCCAM，中为 Dr. Strauss 主任，左 1 为 Dr. Killen(2004 年)

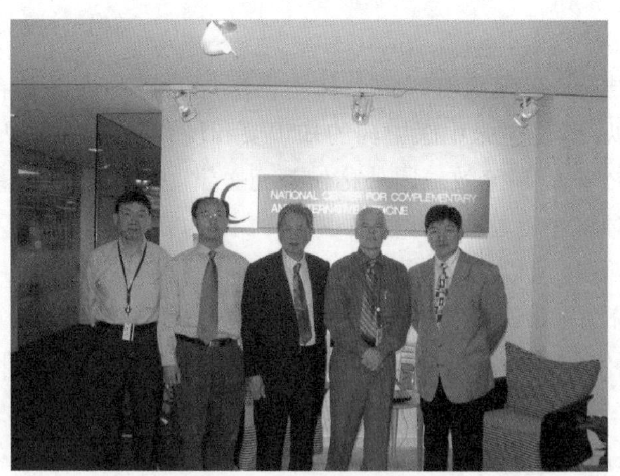

图 1-12-2　应邀访问 NIH-NCCAM，并作活血化瘀研究学术报告，右 2 为 Dr. Killen，左 1 为陈舟，右 1 为宋军(2004 年)

现在美国有42个结合医学中心，最早的在亚利桑那州。加州大学洛杉矶分校也发展得比较好，耶鲁大学也有结合医学中心，其他还有很多州，结合医学中心有很多发展，做了很多研究工作。他们更多重视针灸，比如说哈佛大学，他们有NIH资助的针刺研究的重点中心。加拿大也有4个结合医学中心。我们知道麦克马斯特大学、阿尔伯塔大学就是循证医学的发源地，也有结合医学中心。

另外，我从事的是心血管病的临床学研究。美国布朗威（Braunwald）教授为心脏病学的泰斗，其主编的《心脏病学》在第9版增加了一个章节，第51章补充替代医学，说明了补充替代医学地位的逐步提高。撰写本章的作者Edzard Ernst为*Chinese Journal of Integrative Medicine*的编委。他在里面介绍了山楂提取物对心力衰竭患者呼吸困难、疲劳等症状的改善优于安慰剂。整体来说，现代医学知识和传统医学知识的结合是国际趋势，有的进步较快，有的进步较慢。1972年，日本厚生省从张仲景的《伤寒论》和《金匮要略》中筛选出210条经典古方作为非处方药批准使用。1976年，在未经新药临床试验审批的情况下，日本破例将146种汉方药收录到国家药典，并纳入国家医保目录。我曾于20世纪80年代初访问日本，参观了生物制品所，设备都非常好，也参观了他们的药厂，他们在1981年就采用自动化流水线生产。日本最常见的中药处方为葛根汤、补中益气汤、小柴胡汤、小青龙汤等。日本中药颗粒剂的产出，占所有传统医药产出的80%。

我国也在进步，像地奥心血康、薯蓣皂苷，现在已进入欧盟。在进入欧盟以前，他们开展了相关实验，其中药提取物及胶囊制剂的生产线双双通过了欧盟的GMP（Good Manufacturing Practice，良好作业规范），并允许在欧盟生产。

另外，我国当代复方中成药的生产也是生机勃勃。《中华人民共和国药典》2010年版显示，全国生产的中成药有9 000种，其中中成药注射剂70多种。现在中药注射剂受到很多批评，主要是因为安全性问题，注射剂的安全性是重点。中成药本身存在一些问题，主要是低水平重复，所以在这个方面，国家要进行再评价工作。上市后的药物临床研究评价开始受到我们国家的重视，很多药品、中成药是在20世纪60—80年代被批准的，很多工作现在看起来存在很多问题。美国*The Scientific Review of Alternative Medicine*的主编认为，中成药临床试验没有真正按照循证医学的要求，基础医学也是不清不楚。

但是，我们还应该看到中医药里面有很多宝库，过去很多药物，比如吗啡、奎宁、小檗碱、阿托品等都是从中药、植物药里提取出来的。中药开发新药，除了生物制剂、化学药、中成药，现在多了一个天然药物（nature medicine），天然药物研发的法规也已经颁布，所以中药的研究还是有很广阔的前景的。现在多是从复方研究，复方研究存在很多问题，到目前为止，虽然复方研究做了大量的工作，但是还没有一个很成熟的研究复方的方法。另外，中药的研究还有一个问题，就是有毒的问题。英国报告牛黄解毒片、天麻头痛丸、石斛夜光丸等重金属超标，并宣布从2014年始禁售中成药；加拿大卫生部也警告公众不要购买含汞、铅等重金属超标的药物。此外，我国药品监管部门公布了长期食用首乌存在肝脏毒性的问题。马来西亚还将厚朴、麻黄、附子等12种中药列为禁药。所以，中药使用的安全性是一个很重要的问题。

用药安全是个软肋，这里面有很多药物以假乱真或者本身性质的问题。我国很多中药，过去认为是道地药材，现在“道地”这个地方呢，土壤已经变了，多少年这样种植以后，环境已经变了，比如农药，所以道地的地方不道地了，也许别的地方更好了。进而引出了农药残留、重金属超标和药品的质量、临床评价、药代动力学、含毒药物的代谢等各种问题。

我们回过头来说，中西医有很大的不同，应该看到中医药的优点，值得我们很好地去传承、去发展、去研究。中医比较重视思辨性，重视整体，重视天人合一。天人合一这句话可大可小，可以天、地、人，也可以非常小，如我们人身里的各种变化，实际上和环境都有关系，天人合一的药物，需要广义、狭义分别去思考。中医更重视主观症状、生活质量，西医比较重视局部的病变、客观的指标。但是，我们要正视差异，中医西医各有优点，要优势互补，互相补充、互相吸取对方的优点，西医要学习中医重视整体、天人合一的思想，中医要学习西医重视微观、局部病变、结构的变化，两者要结合起来，互补互用。我这里举了几个例子，很多专家都认同，其中大部分都是我们的编委，如加州大学的杨洁教授，美国补充替代医学的首席顾问James Bond，他是哈佛大学的教授，都是搞补充替代医学的，他们都是这个观点：就是中医的整体观点要和西医的强调局部的观点结合起来。清华大学有个教授在*Nature*发表了1篇文章，说中国古代学术思想阻碍现代研究，他说古代实际上有教条化、崇尚孤立、抑制好奇心的倾向，我不认同这个观点，我认为中国经典的，包括儒道释的一些论述，以及中医的经典著作，还是有很多思想精华、理论精华，值得我们注意。我很欣赏许家杰教授，他很用功，几十年来一直用功，所以邓铁涛教授送他一首诗，我回家一查内容源自纪晓岚书斋的一副对联："书似青山常乱叠，灯如红豆最相思"（图 1-12-3）。要用功，要读经典，要临床。

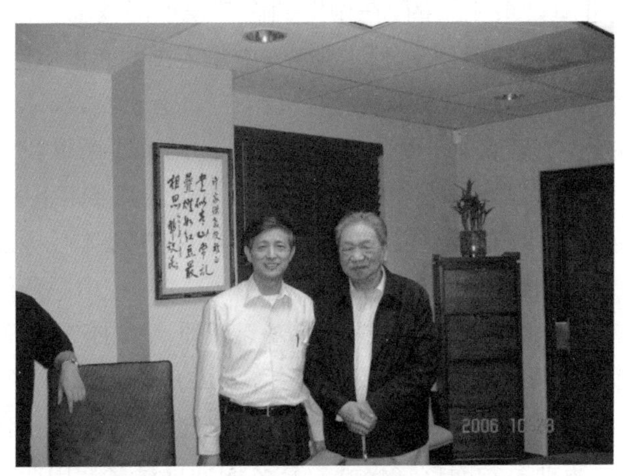

图 1-12-3　在许家杰教授办公室（2006 年，加州大学洛杉矶分校东西方医学中心）

我们说文化和文明是不一样的，文化可以各说各的，自由发言，可以存异，但是文明呢，要强调价值观。从医学上来讲，要强调医学有用，对患者能解决问题，需要求同，所以在这个方面我们要交流合作。科学发展是发展传统文化，并不是破坏它。我举一个例子，我的老师岳美中老中医，他已经去世了，我在 20 世纪 50 年代中期就跟他学习了，这是我当时跟他学习的一个事情：他随着吴阶平教授一起，给当时的印尼总统苏加诺看病，苏加诺当时已经患有左肾结石，功能完全消失，当时国外的医疗组认为必须肾移植、换肾，但是印尼总统苏加诺以及家属不同意，后来请去了中国的西医和中医专家，西医专家包括吴阶平教授、方圻教授，中医专家包括岳美中教授与杨甲三教授，主要是用清热化湿的中药来清解治疗的，经过几个月治疗以后，X 光检查证实结石没有了，肾功能恢复了，而且免于手术，所以中医药是有很多很精彩的经验，有待我们去挖掘。

所以，医疗的目的是以患者为中心（patient-centeredness），文明服务，要讲究医德，还要追求患者的满意度和贡献度，这是我们医疗的目的。

美国 FDA 政策研究室主任 Dr.Temple 在广州的第三届世界中西医结合大会上，讲过一句话，就是"面对疾病，东西方在同一条船上"。

习近平总书记指出：要促进中西医结合与中医药在海外的发展。要把我们中医药和中西医结合推广到海外去。怎么推广呢？所以他提出了要促进中西医结合。

现在发展中医药的政策是中西医并重，实现中医药现代化，促进中西医结合。中西医并重是最主要的，在中医西医都发展的基础上，进行中西医结合，这三句话我们要联系起来理解。所以《中华人民共和国中医药条例》第三条，“推动中医、西医两种医学体系的有机结合”。有机结合，不是一般化的配合——有点中药，有点西药，而是要求比较高的结合。所以我们认准这个目标一定要像唐僧取经一样，就算前面有九九八十一难都要走下去。

《中医药创新发展规划纲要》(2006—2020年)提出基本任务要继承、创新、现代化、国际化，提出中医药发展面临3项挑战：第一，中医药的医疗保健服务能力不强。第二，中药产业基础不强，缺乏优质高效的产品，研发力弱。比如小药厂比较多，所以现在好多药厂合并，兼并成大的药厂，研发能力提高了。第三，现代科学基础比较薄弱，所以理论研究很难提升。因而，在中西医结合上，我提倡病证结合的诊疗模式。什么叫病证结合？中西医结合在临床上怎么做？“病”就是要诊断清楚是什么病，而中医的证也要诊断清楚，病证结合确定治疗。诊断疾病，辨证，还要有生物学的指标，我刚才说了微观的指标、生物学指标要清楚。治疗上可以先中后西，中医有办法，先用中医，其次能中不西，最后病情比较重的或者不好解决的，还要中西医结合传承结合起来。

病证结合临床研究的价值观，主要是切入点明确，目标明确，然后就是评判的标准明确，证候的研究，标准还不完全一致，大家看看这个中医和那个中医还不一样，证候的标准虽然公布了一些，但方怎么对证，方证怎么相应，这个也存在着很多的问题。在这个方面，要开一个方证协同的会议，就是要解决这个问题。所以要规范化，为的是结果能够重复而且有普遍价值。所以，理论和实际是一致的，那么我们中西医结合的切入点应该是哪些疾病？就是目标疾病。我想，第一，应该是常见的，常见病尤其是最常见的疾病；第二，就是慢性病复发的问题；第三，西医效果不好，或者有副作用的问题；第四，大众喜爱的、可接受的防治方法。这是我们的切入点。那么在这一方面，国内的成果已经很多了，我就不详细介绍了。

最有代表性的，像屠呦呦研究员研究的青蒿素，是参考经方的经验得出来的，她是厚古而不薄今的，它的作用机制很清楚，对细胞代谢的某个时期起作用。陈竺教授研究的三氧化二砷，是从砒霜里面提取的，它的靶标也很明确，对慢性髓性粒细胞白血病也很有效，而且对它的作用基因、蛋白质位点很清楚。所以，国际上接受，相关文章发表在《美国国家科学院院报》

（*Proceedings of the National Academy of Sciences*，PNAS）上。香港大学医学院将三氧化二砷用于肿瘤的化疗，也有效果，而且提出口号——“香港出发，改变世界”。

我们的心血管病研究所，主要从事冠心病的研究，我们知道，冠心病从 20 年前开始，介入治疗发展很好，很多心肌梗死的患者采用介入治疗，但是不管是药物、支架还是其他方式，介入治疗会引发新的问题，即血栓形成，或内皮细胞增殖等问题，还有滥用的情况。《美国心脏病学会杂志》发表过一篇文章，记录有位 56 岁的美国患者，10 年间共接受了 28 次冠状动脉造影，植入了 67 个支架，够多的。我问过我们中国的介入专家，他用得最多的一次用了 20 个左右。这个方法是有效的，但是有滥用的情况，也不能完全解决问题。所以心血管疾病存在着有创性的医疗滥用的问题，最近两年有好转。那么，我们就考虑用活血化瘀中药能不能防治介入术以后再狭窄的问题。我们在标准治疗基础上，加用川芎、赤芍的有效部位，就是川芎嗪和赤芍苷（大约 34∶50），冠心病心绞痛的复发率下降了 54%，一年的时间，终点事件减少 49%，生存的人数也比单纯标准治疗好，确实有效。这是个多中心的研究，包括安贞医院、同仁医院、中日友好医院、广东省中医院，文章于 2006 年发表在《中华医学杂志》上。对于其机制，我们也进行了一系列研究，包括对血小板活性的影响，对内皮的影响，对胶原系统的影响，对血管重构方面的影响。后来我们在美国的《补充替代医学杂志》（补充替代医学领域排名比较靠前的杂志），发表了一篇文章介绍了我们这方面的经验。

PCI 就是介入治疗，跟标准的治疗到底有什么不同。国际上从事这方面工作的人很多，病例相当多，也就是说，标准治疗和介入治疗的优化治疗，我们对它的终点病死率观察了 7 年。所以，对慢性稳定性冠心病可以仅用药物治疗。我们过去还研究冠心 2 号，由丹参、川芎、赤芍、红花、降香 5 种中药组成，1972 年就发表这方面的文章了。1972 年到现在，几十年过来了，大家发展的治疗心血管疾病的药物基本上还是围绕这个活血化瘀药。比如说现在丹红注射液，其中的丹参、红花，就是冠心 2 号里的两个药。日本企业后来跟四川的机构合作，还组成了一个冠心 3 号，就是把降香改为香附。因为日本人不大用降香，香附在妇科用得很多。现在还有冠溶颗粒、络脉颗粒。络脉颗粒，也是冠心 2 号的方子，阜外医院也用得很多。血脂康，就是特制的红曲，使用红曲霉菌的菌种发酵形成的，它含有一个成分可以使 HMG-CoA 还原酶抑制，降血脂效果也不错，所以中药这方面还是很有作用的。

所以我想提一个想法，我们还要发展发酵中药学，因为中国古典微生物发酵研究有几千年的历史，酒、酱油、醋、豆豉、臭豆腐、神曲、半夏曲、沉香曲，这些都是微生物发酵的。直接发酵的还有豆豉、百药煎，片仔癀里面有些药也是发酵形成的，所以中国有很多很好的传统经验值得我们去发掘。

关于针刺疗法（acupuncture），美国的李永明教授出版了《美国针灸热传奇》，我给他写了一个书评，在 *Chinese Journal of Integrative Medicine*（《中国结合医学杂志》）上发表，介绍针灸在美国流行的原因，是 *New York Times*（纽约时报）的主编莱森教授到中国来，得了阑尾炎，协和医院方圻教授给他行针刺治疗，用来止痛（图 1-12-4）。

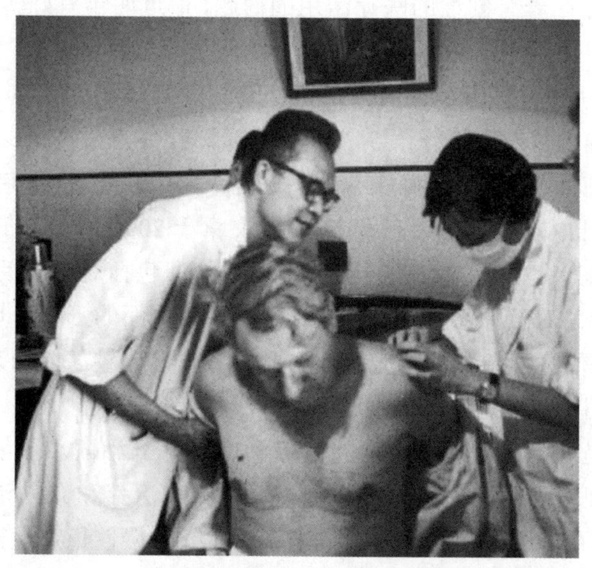

图 1-12-4　北京协和医院方圻教授给莱森行针刺治疗

他回国以后，在报纸上报道了这件事，由此在美国掀起了针灸热。针刺疗法在美国逐步得到各个州批准，立法可以报销。所以毛泽东有一句话：针灸不是土东西，针灸是科学的，将来各国都要用它。这个说法实现了。世界卫生组织于 2003 年通过了一个文件，列出了针刺可以治疗的适应证，包括：中风、面瘫、面肌痉挛、三叉神经痛、头晕、打嗝、尿失禁等。现在，针刺疗法在美国几十个州都通过了，很多其他国家也已批准，但还是存在一些问题，主要就是对于疗效的评价问题。另外，美国学者认为：第一，穴位不仅是这 360 多个，还有其他穴位；第二，认为假针刺也可能有效，也有一些患者无效；第三，中国用金属的硬针，他们用软针，很细，很软，用一次就扔了。关于效果的比较问题，要在《中国中西医结合杂志》上发表。在杂志的英文版，要发表的是美国华盛顿大学和哈佛大学两位教授合作编写的 *Acupuncture in Modern Medicine*（《针刺疗法》）这本书的书讯，作者让我写书评，我认为专著写得非常全面，从针灸的历史，一直到它的临床应用机制。所以针刺疗法在国际上还是很受欢迎的。但是有一个问题，我国关于针刺临床试验的论文还是偏少。

所以说，要提倡中医和西医结合，韩启德院士说，西学中是推进中西医结合的有效手段，应大力提倡。韩启德院士在中西医结合医师大会上讲：中西医结合是我国特有的，是我国医学发展的必然，是提高临床服务水平的重要措施，是现代医学发展的一个突破点，就是优势学科，是大有作为的。最后一点我没写上，但困难还很多，有很长的路要走。毛泽东在 1958 年就提倡西医要密集学习中医，但是我们在这方面做得比较少。现在北京西学中班也开始办了，天津也办，有一些省市也在办西学中班。

我个人认为，提倡双学，西医学中医，中医也要学西医，有条件的中医也应该学一学西医。现在提倡传承，师带徒，脱产班或者业余班。现在有的企业很出名，就找比较权威的医院来组织研究中药，比如说稳心颗粒，就请阜外医院来牵头研究；通心络，也可以请阜外医院来牵头研究，找西医单位来牵头，那么这些西医专家们也会接受。所以说，这些西医学者对中医还是有兴趣的。关键是我们没有好好地去组织西医学中医。我觉得我们应该提倡西学中，也应该提倡中学西，我觉得双选比较好，容易沟通。现在我们提倡 EBM，即 evidence-based medicine 到 evidence to value-based medicine，实际上要强调对临床有用，循证医学有时候就是要拿出一些证据，同质性的研究不够全面，我们还是要强调这个方面。现在结合医学的趋势是要强调转化医学，我们要由传统的经验变成科学的经验，说明道理。

最后，我想说把你的心带到《中国中西医结合杂志》来，因为中西医结合是中国特有的，能够说明问题，国际上能接受，我们跟他们有共同语言。

有一次，国际上有个学术会议邀请我出席，我问什么会？原来是（讨论）肺痨病的临床路径。我说有“结核病”这个病名，干吗非要叫“肺痨病”？肺痨病中医辨证、病证结合是好的。

我了解到现在北京中医药大学博士生毕业必须要有 SCI 的文章，没有 SCI 文章不让毕业，这是北京中医药大学，更不要说别的学校，比如北大、清华了，所以这些值得我们注意。现在《中国中西医结合杂志》英文版的影响因子在不断提升，和药物化学、药物学类的一些杂志相比，我们的位置还是比较居中的。

我想，很多工作要做，但一定要做细，不要急于求成，发表文章也是这样。今年诺贝尔奖落选的研究主题有的很好：像人类基因组计划，没有评上是因为方法学未见创新；人工耳蜗，是由三个人发明的，但第一个人去世了，所以他们后来就没评；蛋白质折叠，我们认为还需要经过时间的考验，所以不要急于求成。

韩启德院士有一个精辟的言论，我觉得很好："发展中医，并不是医学的一个流派对另一个的反抗和复辟，中医药发展也不是为了复辟，中西医结合也不是为了反抗而反抗，大家都是为了共同的事业，相异的医学传统在交流中共同推动整个人类医学的进步"。实践出真知，我们要重视实践，用行动成就梦想。

十三、结合医学：来自中国的经验与启示

2014 年 7 月 9 日

结合医学作为一个新的领域，正引起越来越多的关注。结合医学实践主要指将传统医学的手段整合到生物医学（又称主流医学，在中国也称作"西医"）的诊疗过程中。作为具有中国特色的结合医学，中西医结合始于一个多世纪以前。

中国传统医学、中西医的比较以及中西医结合在中国的形成和快速发展过程中有很多的典型范例。很明显，中国和其他很多国家在如何整合传统医学与主流医学方面有很多相似之处。

中国中西医结合的几点经验如下：

1. 对不同医学采取开放、包容的心态。
2. 政府的支持及管理规范的制定。
3. 现代科学技术的重要作用。
4. 循证医学的发展与实践。
5. 充分认识结合过程中的复杂性与困难。

中国在中西医结合过程中的经验不仅为两种医学、也为不同学科间的包容、补充、吸纳起到了良好的示范作用。主流医学之外的不同的治疗方法也应当进行评价和研究，应看作是进一步丰富和完善主流医学的机遇，而不应被作为竞争对手或漠然置之。这种整合模式无疑会成为未来医学

创新发展的趋势，而结合医学也必将为患者带来更为有效、便捷的个体化治疗。

十四、建立融合东西医学优势的现代医学体系

2014年4月19日在南京中医药科研设计与SCI论文写作培训班上的讲座

很开心看到在座很多年轻的面孔，很多是80后，我也是“80后”。很高兴跟大家在一起。我今天讲的题目是“建立融合东西医学优势的现代医学体系”。这个题目不是我起的，是2014年3月23日在北京召开的“2014·诺贝尔奖获得者医学峰会”(有5位诺贝尔奖获得者和十几位院士出席)上陈竺院士的报告题目，他提出要建立融合东西方医学优势的现代医学体系。这基本符合过去毛泽东同志提出来的“要中西医结合，创造中国新医药学”的主张。陈竺院士提出的还要更广泛一点，提东西医学体系，包括东亚许多国家，特别是中国。

(一) SCI基本概况

Eugene Garfield(尤金·加菲尔)博士是SCI之父，出生于1925年，已年近九十，可是他精力很旺盛，曾到中国中医科学院做过精彩报告，我们在会后也提了些问题(图1-14-1)。

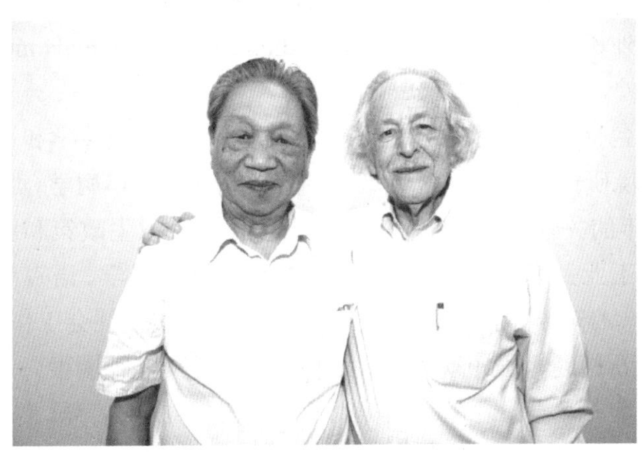

图1-14-1　与SCI创始人尤金·加菲尔(2009年)

Garfield于1960年创办科学情报研究所(Institute for Scientific Information，ISI)，1963年出版文字版期刊SCI期刊，后来还有别的电子版版本。我是1991年入选的中国科学院院士，当时推荐和选举院士的时候，没有网络，大家需要

抱着一大捆的SCI目录，看看候选人发表了哪些文章，内容是什么。很厚的一大本，字又多又小，看得很吃力。1964年Thomson-Reuters（汤姆森路透）收购了SCI期刊的引文工作。2005年Garfield 80岁的时候，获得了美国一个高层次的科学咨询的奖励，他做了很多工作，主要贡献就是为我们提供了大量的回溯性的数据库（backfile data），提出了Web of Science，即科学网络，包括科学引文索引（sciences citation index，SCI），社会科学引文索引（social sciences citation index，SSCI），以及艺术和人文引文索引（arts & humanities citation index，A&HCI）三大类数据库。

SCI，此外还有SCI-E（sciences citation index expanded），即SCI扩展版，两者其实是一码事，后者要更多地去收录一些刊物。包括自然科学、工程技术、生物医学等所有科技领域，如农业与食品技术（agriculture & food technology）、天文（astronomy）、行为科学（behavioral sciences）、生物化学（biochemistry）、生物学（biology）、生物医学科学（biomedical sciences）、化学（chemistry）、计算机科学（computer sciences）、电子学（electronics）、工程学（engineering）、环境科学（environmental sciences）、基因组学（genetics）、基因科学（genetic science）、医疗器材（instrumentation）、植物药（materials science）、数学（mathematics）、医学（medicine）、微生物学（microbiology）、核医学（nuclear science）、药学（pharmacology）、物理学（physics）、心理学（psychiatry & psychology）、统计学与或然性科学（statistics & probability）、技术与实用科学（technology & applied science）。另外还有兽医学（veterinary medicine），也叫animals medicine，动物医学（zoology）。

SSCI也包括非常多领域，如人类学、商业、沟通、犯罪学和刑法学、经济学、教育、环境研究、家庭研究、地理学、老年医学和老年病学（西方认为老年医学属于老年的关怀，而关怀老年人是社会医学）、卫生政策和服务、计划与发展、历史、工业关系与劳工问题、图书馆学和咨讯科学、语言与语言学、法律、政治科学、心理学、精神病学、公共卫生、社会问题、社会工作、社会学、药物滥用（即戒毒问题）、城市研究、妇女问题、社会科学，范围很广。

A&HCI包括哲学、语言、语言学、文学评论、文学、音乐、哲学、诗歌、宗教、戏剧……考古学、建筑、艺术、亚洲研究、古典、舞蹈、电影/广播/电视、民俗、历史等领域。

SCI有4种检索形式，包括纸质版（印刷版），光盘版（SCICDE）、联机版（SCI Search）和网络版（SCI-Expanded），一般都是通过这个来查SCI期刊影响因子，了解刊物被引用的情况，实际上是三大检索系统：SCI（science citation index)、EI(engineering index)及 ISTP(index to scientific and technical proceedings)。*Chinese Journal of Integrative Medicine*(CJIM，中国结合医学杂志)被 SCI 和 EI 都收录，对 ISTP 我们也曾提出过，但还没递交申请。

Garfield 选择期刊非常严格，始终求“质量”而不是“数量”，期刊经过仔细地评估并且选出具有国际影响力的，每年评估 2 000 种期刊而只有 10% 会收录。CJIM 申请了 4 年才被收录。他要求每期送 2 本杂志，连续两三年或者三四年，审查很严格。Thomson 编辑群为资讯专家、图书馆馆员、学科领域的专家，组织他们审稿和推荐，推荐的专家都是很专业、很权威的学者。ISI 的期刊选择模式还要求国际多样性，要求在国际上大家比较认同的，而且引文比较成熟。

我们的科学家，包括医生，没有太多时间，但是期刊又这么多，要怎么看呢？田纳西州大学 Dr.Tenopir 做了“科学家实际需要什么(what scientists really need)”的研究，提出，每年科学家最少要看 200 篇文章。全球最少有 50 000 篇有价值的文章，200 篇只是其中 0.4%，我们看到 0.4% 文章已经很不容易了。所以在这方面对我们专业人员是很高的要求。Web of Science 的基本概念是指收录文献的参考文献并建立索引。被引用的各种文献类型包括期刊文献、学术著作、专利、会议文献、技术报告。我们可从其中进行资料分析、挑选。

(二) SCI 投稿

1. 合理理解 SCI　我们要合理理解 SCI。对 SCI 的理解要看到国际上的共识，但也不要为 SCI 而 SCI。当然现在也有人是抵制 SCI 学术期刊的，因为对一些期刊的高收费的不满。我们国内现在相对的共识是，SCI 是重要的评估模式之一，但不是唯一的。国内也有非常强调 SCI 的学者，如邹承鲁教授(发明了人工胰岛素)，现在过世了，在会议上，他跟很多专家激烈辩论，认为 SCI 是最重要的，是共识。而我认为 SCI 就是 SCI，要理解 SCI 文章的价值，但也不要唯 SCI 论，国内也有很多好的杂志，如《中国科学学报》，有中文版和英文版。

科学史方面唯一的中国科学院院士席泽宗教授，曾经到我家里做客，聊了很长时间。他根据档案资料发表了一篇关于北宋时期的一个“1054 客星”爆发过程，如蟹状(《古新星新衣》)，1966 年被翻译发表在 *Science* 上。后来被天文学界公认，因为确实有这个现象，他是第一篇发表的，所以就仅是通过做文献研究，被评为科学院院士，中国也有其命名的小行星。他的工作证明一切科学都可以通过不同模式发展，像刘保延教授所说，原创性最重要，倒不必在于发表数量的多少（所谓“量化”）。要实事求是，不要计较风言风语，所谓“清算 SCI，干点正事”。你可以当回事，也可以不当回事，关键是你要有创新。

此外，不要异化 SCI，有人说“SCI 一下，是好事”，当然，也不要当成指挥棒，不要滥捧。也有人说很重视 SCI 是不对的。也有人说看重 SCI 不是制度之痛，还有人说是制度的问题等等。

2. **SCI 期刊列举**　与临床有关的影响力较大的 SCI 期刊有：

The New England Journal of Medicine（NEJM，《新英格兰医学杂志》），是最重要的，影响因子最高达 54 左右，多发表侧重临床的大文章，特点就是流行病学的和卫生政策。我觉得这个杂志办得非常好。杂志社在波士顿，编辑部很小，但它的影响力很大，现在能在 NEJM 上发表文章是了不起的。

Lancet（《柳叶刀杂志》），也是侧重临床的。所以我们投稿要看对象，你做的研究是临床的，投给基础杂志，人家是不收的。

Journal of Clinical Investigation（JCI，《临床研究杂志》），影响力也很高，是很好的杂志，既有临床也有基础，我认为临床中比较全面的杂志就是 JCI。

Journal of the American Medical Association（JAMA，《美国医学会杂志》），也是综合性杂志。

British Medical Journal（BMJ，《英国医学杂志》），也侧重强调临床，它的特点是强调方法学（如循证医学等）、人文（经常议论一些医学伦理道德问题），所以 BMJ 也很好，可读性非常强。

Proceedings of the National Academy of Sciences（PNAS，《美国国家科学院院报》），非常重视思想和观点，陈竺院士的三氧化二砷的文章就发表于此，很重视结论新颖性。一开始该杂志也不给发表，最后通过辩论发表了。有时候必须要辩论，说出自己的道理，去说服杂志的编辑。

Science（《科学杂志》），比较强调创新。

Cell（《细胞杂志》），当然也是很强调创新的。

Evidence-Based Complementary/Alternative Medicine（ECAM，《循证补充与替代医学》），门类多，基础与临床都有。有一个心血管的增刊（*Evidence-Based Complementary/Alternative Medicine in Cardiovascular Diseases*），徐浩教授和我都是特邀编辑，在 ECAM 上发表一篇文章大概要付版面费 1 500 美元。

Chinese Journal of Integrative Medicine（CJIM，《中国结合医学杂志》），2013 年影响因子为 1.059。

《中华医学杂志》是百年期刊，现在影响因子还没有到1。但是我们必须承认，《中华医学杂志》质量比我们高。所以，不能只看影响因子。

关于 *PLos ONE*（Public Library of Science），这个杂志版面费收得很高，它有一系列杂志，如 *Biology*，IF>11，收费很高，所以大家意见比较大。*Nature* 发表不上，因为文章发表费高，所以大家就发表在 *Nature Communication*，*Cell* 发表不上，就发表在 *Cell Report*。

3. 我国原创科研的软肋估测 文章送审时发现最大的问题就是缺乏原创性。文章要有创新性，有吸引人的观点。有人做过统计，调查我国临床原创科研的"软肋"在哪里，结果47.2%的人认为"临床研究选题的原创性"不好，认为"临床试验的设计"不好的占30.2%，"科研伦理及规范"不好占18.9%；另一项统计认为："科研数据库建设"不好的占26.4%，"研究论文的撰写"不好的占9.4%，"科研论文的质量"不好的占26.4%。这是从中文的刊物来说的。

4. 被拒后的反省 我的体会，如被拒绝——我也被拒绝过，被拒之后，我会反省。我觉得最大的障碍还是语言润色。必须让人看到文章的语言很顺，否则编辑不爱看你的文章；要追求西方地道味，不是中国味儿（Ke-ji Chen 还是 Chen Ke-ji 搞不清楚），所以最大障碍还是语言问题，要兼顾语言。其次是创新点，缺少创新点的关键还是实际工作没到位。写文章时要认真构思，把道理说清楚。

综述非常需要，国际上非常重视综述，*Nature* 上有一些综述非常好，都是几十页下来，好的综述眼界非常高，都是请大专家来写的。我们在这方面还是了解不够，重视不够。

（三）建立融合东西医学优势的现代医学体系

下面我将进入到这个专题，即陈竺院士提出来的"建立融合东西医学优势的现代医学体系"。

最早在中国医师学会中西医结合医师分会成立的时候，韩启德院士来作过报告，他说中国的中西医结合会非常重要。他原本做过赤脚医生（大学毕业后在大西北），也学过中医，他说自己不是正规的中西医结合医生，但是觉得尝到了甜头，有两套本领，非常好，中西医结合是中国特例，是中西医发展的必然；并认为看病要病证结合，病证结合是现代医学发展的突破口；现代中国医学体系必须交叉，交叉必大有作为；但是困难很多，很多事情需要我们去做。

陈竺院士在"2014·诺贝尔奖获得者医学峰会暨院士医学论坛"上报告（该

报告我们将要在《中国中西医结合杂志》的中文版、英文版发表）开头就指出："即使是在中国，对传统医学的态度也处于两个极端，有的人认为中医是伪科学，应该予以取缔，这是错误的。"我想这个观点过去有，现在有，将来还会有，我们关键是要做好实际工作来回应。如果我们跟他们辩论起来，他们最高兴，他们就喜欢你跟他辩论，那样他们就成名了。所以说，我们还是要做具体工作。陈竺院士还讲："另一些人则认为拥有几千年临床实践的中医，臻于完美，对其进行所谓现代化只会扭曲其精髓。"我觉得这种说法也是很片面的。为什么要融合东西方医学？他说："因为中国传统医学提供给我们很多非常好的医疗理念，包括治未病、天人合一、辨证论治等一系列医疗方面的理念，非常有应用价值；中西方都有个体医疗，在这一点上两方日益趋同；所以我们应该突破中西医学间的壁垒，充分发挥各自优势。"（图 1-14-2）

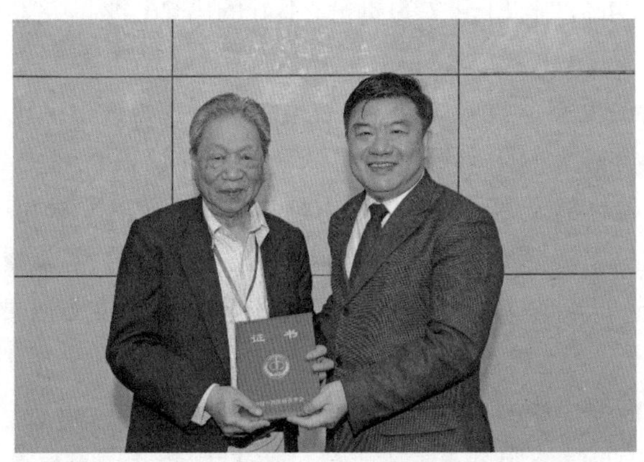

图 1-14-2　陈竺院士（右一）为陈可冀院士颁发
中国中西医结合学会名誉会长证书（2008 年，北京）

陈竺院士还认为我们建立中国现代医学体系有几个特点：①富有包容性；②既不故步自封，又兼收并蓄；③既立足于历史，又着眼于未来；④既高于传统的中医，可能也高于目前的西医。他说，哲人有言："如果分担挑战，挑战将分之；如果分享成果，成果将倍之"，所以，中西医要合作，优势互补。所以他提出我们要有更宽阔的思想、姿态，不要讲什么门户不同，学派相左，关键是要将中西医的优势融合来打开一条通往更广阔天地的大门。

中医是宝藏，这里面关键是要挖宝。这是个非常具有挑战性的、创新的步骤。所谓慧眼识珠，要看得准，方法对。砒霜，即 As_2O_3，新中国以来大家因为它有毒都不用它，但陈竺院士就从 As_2O_3 作用于细胞的凋亡基础这一靶点，进一步变成口服砒霜来治疗一些急性粒细胞白血病。这些作用的机制很清楚，所以 PNAS 就给发表了。青蒿素也是这样，现在世界卫生组织（WHO）认为它是治疗疟疾的一线药物。张亭栋是较早用 As_2O_3 治疗白血病的人，陈竺院士就是根据他的工作来做的。现在中医药很有发展前途，目前我国申请 IND（IND，即 investigational new drug，和 NDA 不一样，NDA 即 new drug application，新药申请；IND 是临床试验注册申请）的至少有 9 种中药。杏灵颗粒是最早的。复方丹参滴丸，Ⅱ期临床试验做完了，Ⅲ期临床试验也很快做完。扶正化瘀片，上海做的，治疗肝纤维化，该病西药治疗效果不好，中药治疗时经常去复查效果，资料很完整，有病理学检查数据。桂枝茯苓胶囊，山东做的。血脂康，也申报了，Ⅱ期临床试验刚做完。威麦宁胶囊，一个草药，即金荞麦，治疗肺癌的，现在报了 IND 了。还有康莱特注射液等药。现在国际上批准的 2 个植物药，一个是绿茶中的茶多酚，治疗尖锐湿疣的；一个是南非的“Dragon’ s Blood”，一种树脂（resin），治疗艾滋病病毒耐药腹泻的副作用。

所以，研究中药还要有创新的思维，所谓“挖宝”须看好看准。我们的团队——包括史大卓、徐浩教授的团队，我们都是一起的，研究活血化瘀抗心绞痛和抗血小板治疗。中药活血化瘀抗血小板治疗还是很有前途的，因为临床治疗中心脑血管患者血小板抵抗的很多，包括“阿司匹林抵抗”，现在也有各种看法，认为它到底能否降低临床病死率等。我们主要是用血府逐瘀汤及其有效部位来做研究。整体看待患者，这是中医的思维，把患者看成是易损患者。这是基于斑块、血液、心肌的易损性从整体上定义一个人发生急性冠状动脉综合征或心源性猝死的可能性（1 年内≥5%），即通过综合分析斑块、血液、心肌易损性的总积分来量化一个人发生心脏事件的危险性。

除了研究活血化瘀方药，我们也研究芳香温通的方药，包括檀香、细辛、高良姜油、荜茇油、冰片，先制成宽胸丸，后制成宽胸气雾剂治疗冠心病心绞痛。1978 年获得全国医药卫生科学大会奖。但后来因为使用的抛射剂有氟利昂，世界贸易组织（WTO）不允许使用氟利昂，因其对大气有污染，最近三年改成用四氟类的药物，经过十几家多中心临床随机对照试验，发现其缓解心绞痛症状很好，跟硝酸甘油不相上下。所以还是要采用多中心的方法，进一步评价它的疗效。

接下来介绍我从来中医科学院开始向岳美中先生学习的情况。当时岳美中给苏加诺治疗肾结石，发生肾衰竭，美国医生会诊说要做手术，结果没做，岳美中用中医治疗，最后结石排出，肾功能恢复。

中医的优势可以归结为 3 个方面：平衡（balance）、流通（flow）、正气

(spirit)。子曰:“君子和而不同,小人同而不和。”我们要在和而不同中发展,要和谐。而小人则是表面上同意,但口是心非。所以我们要看到中医的长处,实现“harmonious”,实现融合发展。现在很多中晚期肿瘤患者我们采用中医治疗,可以不用放化疗,生存时间更长。我们要从循证医学到价值医学发展。

十五、当代中医药临床实践

2016年12月4日于新加坡

科学技术进步总是继承与创新互动,保持传统和与时俱进互动,中医药临床实践中的病证结合治疗观念的演变和进步,很能说明这个问题。

(一)当代中医药临床实践的几种主要模式

1. 经典(传统)模式:中医辨病论治与辨证论治的结合。
2. 中医辨证论治模式:证因脉治,方证相应。
3. 中医辨证与专方专药的应用模式。
4. 西医辨病与中医辨证论治结合模式。
5. 西医辨病与专方的应用模式。
6. 无病从证,无证从病模式。

以上各类代表性模式中,当代最为普遍应用的是西医辨病与中医辨证论治结合的模式。新中国成立以来国家药品监督管理部门先后批准的中成药新药近万种,其中百分之九十五以上是要求既有西医适应证病种,又有中医的证候适应证标准。中医药界大多数临床医生普遍也要求应用病证结合、方证对应的原则进行处方遣药。但在一部分高水平的中医老专家以及基层中医师中,还是有很多医生注重临床中医辨证论治的模式,体现中医传统的治疗特色。不过,在很多综合性医院里面,很多西医则采用西医辨病与专方应用的模式,简单易行,也有一定成效,统计资料表明,大量中成药是从这里用于患者的。

(二)西医辨病与中医辨证论治结合模式的优势和局限性

西医辨病与中医辨证论治结合治疗的模式之所以推广较好,应用面较广泛,是因为它有如下优点,主要体现在医学科学实用性和吸取跨学科学术和进步文化的意义上。

1. 体现了中西医学科学与文化的优势互补(辨识疾病本质并全面了解证象状态表现)。

2. 体现了经典理论与经验的传承。

3. 体现了整体与局部、有形与无形观察理念。

4. 体现了有利于治疗和诊断上的原始性创新。

5. 体现了临床服务能力与临床水平的提高。

6. 体现了科学认识和疗效评价疗效水平的进步。

7. 体现了中医药服务社会的贡献度。

其局限性可能在于对于中医自身以病机为核心的辨证思维体系的发展存在一定程度的冲击。

（三）有关注重辨证论治、方证对应的传承

辨证论治是中医药学的主要学术特色和价值表现。不过，数千年来，实际上中医药学在临床实践中也还是注重辨病论治与辨证论治相结合的，其文献依据可见于《五十二病方》《黄帝内经》《伤寒论》《金匮要略》《肘后备急方》等著作。

《金匮要略》是最典型的，最有实用价值的辨病论治与辨证论治相结合的专著。各篇均题为“辨病脉证治”，所载病种达60余种，计262方。

宋金元及明清时代在辨证论治学术方面陆续有很大的进步，学派蜂起，一定程度上倾向于在临床中更多地注重辨证论治。对后世以及今天都有深远的影响。

中医辨病论治中所列的很多病名不少现代还在广泛应用，如卒中与中风、胬肉攀睛、疥疮、感冒、缠腰火丹、历节风、乳岩、天行赤眼、鼻渊、牛皮癣、痔、痈、子痫、麻疹、水肿、消渴、淋病、黄疸、宿食、心痛等。只不过现代医学的进步丰富了这些疾病的内涵。中医证候的名称也是有很多切合实际应用的，如郁证、痹证、虚劳、痰饮等。这些都值得在实际工作中很好地加以继承和发扬。发展属于中医学本身的原创性进步。

以上很多学术观点和临床经验，实际上是互相补充的。清徐灵胎在《兰台轨范·序》中有一段话：“欲治病者，必先识病之名。能识病名，而后求其病之所由生。知其所由生，又当辨其生之因各不同，而病状所由异，然后考其治之之法。一病必有主方，一方必有主药”，其论点很有代表性。温病学派在卫气营血辨证、三焦辨证、湿热病辨证等方面都有很多创新性的见解。王清任主张“治病之要诀，在明白气血”；程钟龄在《医学心悟·医门八法》中也是强调八纲辨证论治的，我在临床中也常在八纲之外加上气血成十纲辨证，加以应用，感觉很能够得心应手。

近现代汇通医派如张锡纯首开西法诊病结合中医辨证的先河，最引起现代医学界注意的代表性方剂和思维有石膏阿司匹林汤的应用。

现代名医陆渊雷、施今墨、岳美中、姜春华、金寿山、朱良春（图 1-15-1）等也都倡导病证结合的临床实践，他们的论点和临床案例都有文献可查，证明他们都是讲究实际的优秀的临床家。

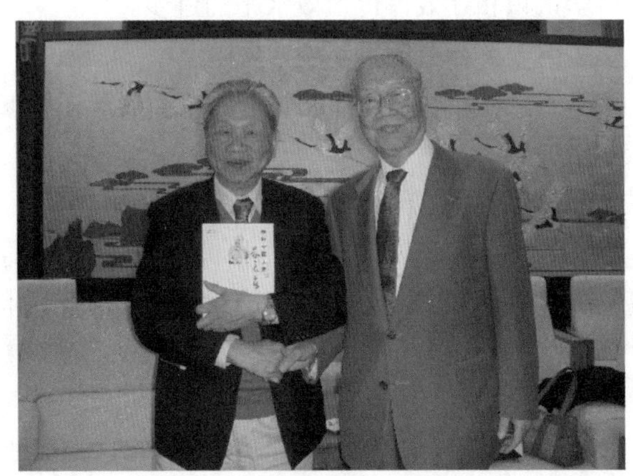

图 1-15-1　与朱良春教授合影（2008 年，人民大会堂）

（四）病证结合临床研究目标病种和方法学的思考

病证结合临床医疗研究的发展，其病种的目标定位应侧重在：

1. **适应当代国家 / 社会的需求**　注重危害人民健康严重的常见病、多发病，如癌肿、心脑血管病、糖尿病等的临床干预，我们要做出应有的贡献。

2. **凸显中医药疗效优势的病种**　如季节性感冒、功能性疾病、免疫性疾病，皮肤病、消化及泌尿系统病、情志病及骨关节病等。

在病证结合临床研究方面，随机化和对照观察是很重要的原则。应进一步重视循证医学和转化医学的引入。在当前条件下，似可提倡多元模式临床医疗的研究设计和疗效评价，包括双重的目标病种选择（社会需求 + 中医优势），双重的研究方法思考（疾病 + 证候、症状），双重的评价标准的整体复合（定量 + 定性），以及进一步的循证医学引入，建立增强式的病证结合、宏微观整合体局部统一的循证医学模式，解决可重复性的病证结合临床实用的标准化范式或框架，传承发展，提高自主创新的能力，提高疗效，走向世界。当然，GCP 的规范化要求及 CONSORT 声明等等，都应考虑到结合实际采用。

有的科学家强调，高科技价值链依次应为：信息（information）、知识（knowledge）、创意（ideas）、创新（innovation）、创业（therapeutic approach/product developments/marketing）等环节，思路和方法学先行，不断攀升，这些来自实际的经验概括，似也值得临床家们思考。

十六、我的中西医结合60年

2016年12月14日于厦门

（一）跨入门槛　难忘师恩

小时生病，父亲领我去看中医，鼻炎用木笔花（辛夷）等中草药，医生处方笔迹洒脱，印象深刻，有效，不知其所以然；恰如有所谓“儿童不知春，春草何故绿”之问。

1949年，同时考进福建医学院（现福建医科大学）、北京大学医学院及厦门大学，我选离家很近的福建医学院就读，当然是学西医了。转眼五年毕业，组织分配留本校附属医院担任内科助教（住院医师）。向内科主任王中方教授报到，他早年毕业于北平协和医学院（1941年），精于专业学术，曾是心脏学家黄宛教授当实习医师时的住院医师（图1-16-1）。我到他办公室报到时，见面就只翻开厚厚的英文版 *Cecil Textbook of Medicine*（即《西氏内科学》）叫我解读一段，开始了病房工作。当年福建一些地方血吸虫病在流行，肝硬化腹水患者每有住院者，那时汞撒利茶碱等利尿药很是常用的，但王中方教授却常常也开半边莲等中草药治疗，这对初进临床工作的我，很有天然的影响。

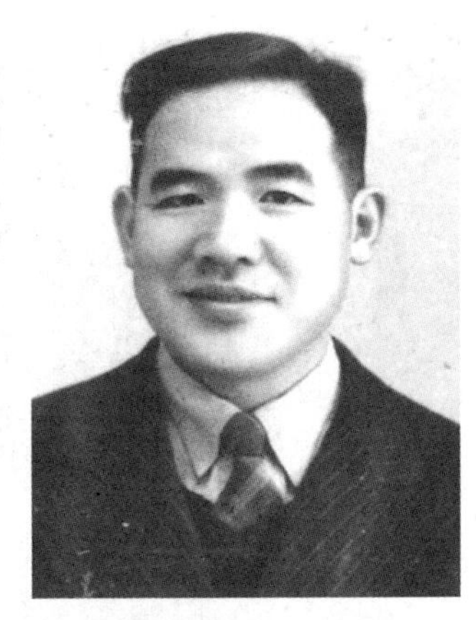

图1-16-1　福建医学院附属医院内科主任王中方教授（1913—1969年）

1955年12月我国成立中医研究院，同时举办卫生部第一届西医学习中医班，从每个省选派毕业三年以上的医生各两名参加学习。福建也要派出两名，其中一名来自福州协和医院骨科，这位医生来北京学习并工作了，现已去世。另一名应由我们医院派出，我们科里毕业满三年的一位医生不愿意来，王中方主任就找我了，我那时实际才工作一年半，但我服从组织分配也就这样到了北京，一待就是六十年，我把青春和毕生献给了中医药和中西医结合事业。

我到北京时，已是1956年4月，西学中班已开办多时，组织安排我跟师学习，我和素有“南冉（雪峰）北张（锡纯）”之称的名医冉雪峰同一天在中医研究院高干外宾治疗室上班，开始了跟随冉老临诊两年半的岁月，冉老当年已78

岁高龄（图 1-16-2 和图 1-16-3）。我同时系统聆听了由中医研究院举办的中医理论系统讲座，记得有《内经知要》（陈苏生讲），《伤寒论》（陈慎吾、刘渡舟讲），《金匮要略》（岳美中讲），《神农本草经》（朱颜讲），《温病条辨》及《温热经纬》（蒲辅周讲），《兰台轨范》（冉雪峰讲），《医学心悟》及《笔花医镜》（王易门讲），《中药大辞典》的 300 种中药（郭士魁讲）。他们一般多是全书逐条讲解的，大都对经典背诵如流，很是精彩。他们引领我进入中医药门槛，升堂入室，打下基础，我十分感激，使我与中医药事业结下了不了情。“千里之行，始于足下”，我对他们这些位名师的教诲，真可谓有不尽感恩之情。

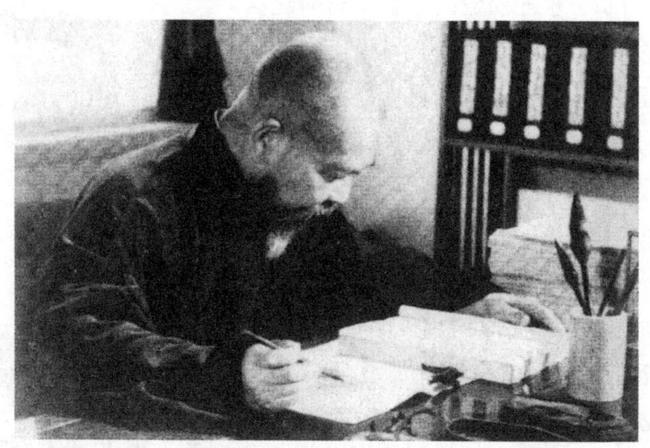

图 1-16-2　业师名中医冉雪峰（1879—1963 年）

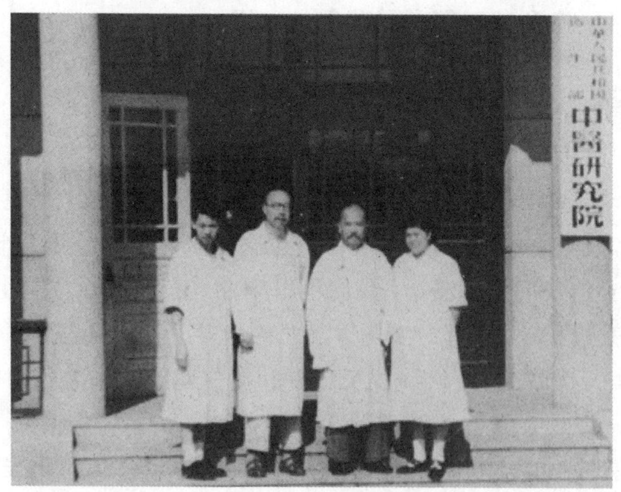

图 1-16-3　与名中医冉雪峰同一天到中国中医研究院报到工作
（左 2 名中医王易门，右 1 陈敏护士长）（1956 年）

我自知并不聪明，更无过目不忘之聪慧，但实实在在很勤奋和苦读，我感到自己倒像是一口“麻布袋”，这时拼命地往里边装货。岳美中老师在看病时多次提醒说：“对金匮要略、伤寒论条文，如能做到不假思索，张口就来，到临床应用时，就成了有源头的活水，不但能触机即发，左右逢源，还会熟能生巧，别有会心”。跟随岳老临证（图 1-16-4），他一般不告诉你一味一味的药名，而是只说方名，你必须能背诵记得全方才写得出来，然后他再议论每药多少剂量。60 年后的今天，我体会到这是他从医自如，“读书读经典、做人做君子”的传奇医学人生的天机，也是他的气质、知识与医疗能力的体现。

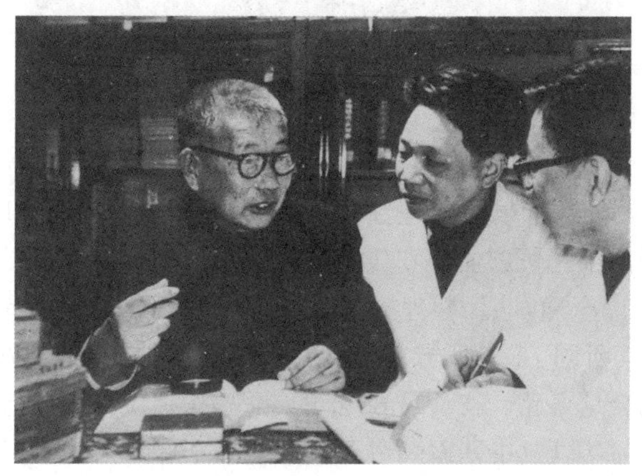

图 1-16-4　岳美中教授讲授临床经验，右 1 为时振声教授(1978 年)

卫生部为抢救名老中医经验，于 1957 年组织名师带徒的传承举措。我和郭士魁医师被领导指派拜冉雪峰老中医为师，我和冉老一起，接触治疗了大量患者，前后治疗百余名援华的不同专业的苏联专家患者。也治疗了一批我十分仰慕的各界人士，现在回忆，仍历历在目。我协助整理并见证了冉老著作《八法效方举隅》中所列举的医疗案例。冉老仙逝后，领导指定我跟随岳美中老师临证学习，先后断续达 20 余年。岳老家中张挂有“治心何日能忘我，操术随时可误人”的座右铭。岳老在学术和医疗上提倡辨证论治与专病专方专药相结合，实为张仲景《金匮要略》理念和诊疗思维的最好延续。他堪称是业界高手，但他却很有宽容的学术精神，支持我从事中西医结合的临床研究，曾赠诗于我“中西结合喜善收”。中医研究院党委为了鼓励我同时做脉诊客观化研究，按“一徒多师”原则，当时还安排蒲辅周老大夫（图 1-16-5）指导我进行此项研究，使我在中医药传统路上有更加坚实的基础，步入金光大道。

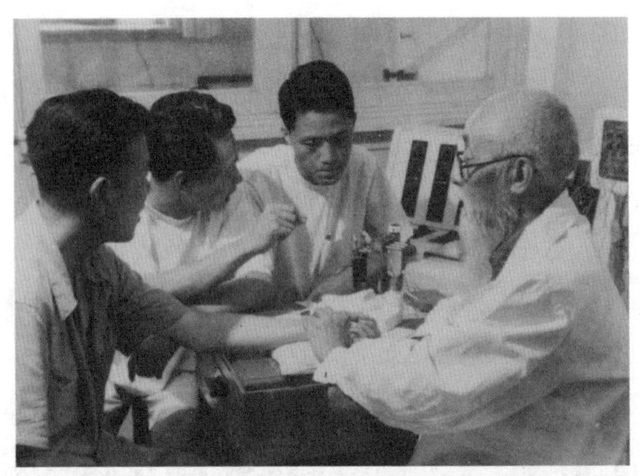

图 1-16-5　陈可冀院士与名老中医蒲辅周研讨脉诊，右 2 为章宗穆教授（1958 年）

以上这些名师老当益壮的优良人品与学风，对我无疑是一系列“无言”的感召，进一步教导我能以更加理性与平和的心态，传承学习和理解有数千年光辉灿烂历史的中华民族文化和传统医药学知识的价值观与文化观。并进而能在“系统学习，全面掌握，整理提高”的方针指引下，合理对待中西医学间的异同，建立爱其所同、敬其所异的理念。天下的路很多，但实践教育我，不能没有中西医结合这条路。在前后 60 年的进程中，逐步稳固地建立中华医药文化的民族自信心，以及中西医两种学间优势互补的中西医结合创新发展观。我 20 世纪 80 年代应邀两次到香港讲学，曾会见来听讲的陈存仁先生，他是 1929 年 3 月 17 日被中医界推选为五名代表之一赴南京国民党政府抗议“废止中医案”者。今日追忆相晤，很是快慰。

（二）弘扬传统　融汇新知

穿越 60 年的时空，我只能挑几项记忆深刻的事情说说。

1. 血瘀证与活血化瘀研究以及冠心 2 号复方的面世　20 世纪 70 年代初，周恩来同志下达关于研究心血管病的医疗任务，北京地区十几家大型医院大协作，阜外医院院长吴英恺院士任组长，西苑医院与解放军总医院为副组长单位。黄宛、方圻、郭士魁、陈在嘉、寇文镕、顾复生等教授也都参加研究。由于我们需要结合任务深入理解和研究历代传统血瘀证及活血化瘀理论与医疗经验，以便更好地完成提高疗效的使命，目标十分明确，并且也有对其机制研究的明确计划。我认为我们应该有足够的研发情怀和力量，在严峻的挑战中前行才对。首先就应该做足功课，有备而来，兑现承诺，为社会谋福祉。既要中国化，更要现代化。在中医药知识方面，我系统地精读 40 多部有关中医药活血化瘀经典名著及医方著作，做好一系列摘记，乃有后来与被誉为协和才子的张之南教授（已故）等合作完成《血瘀证与活血化瘀研究》一书；后并组织科室同行，集历朝本草学著述，形成将活血化瘀药功能分为和血药、活血药及破血药三大类之举，相关血液生理学及药理学实验研究证实了分类的合理性。这个时期最重要的工作是创新性研发了由丹参、赤芍、川芎、红花、降香组成的冠心2号复方，该复方基于郭士魁大夫的临床经验。1980年针对此复方治疗慢性稳定性冠心病心绞痛临床RCT观察研究的论文，被公认为是我国中医药界第一篇循证医学论文，该方也成为日后活血化瘀方药研究蓬勃兴起的祖方，此后有数十种源于此方的新药面世。随后我们又进而研发川芎总碱和川芎嗪，我亲自在中国科学院生物物理研究所所长贝时璋院士所在的实验室完成其抗血小板功能的电镜观察，证明其有抗血小板活性的作用。我院心血管科及基础研究室同道、中国医学科学院基础医学研究所的专家们，包括金荫昌、陈孟勤、陈文为、徐理纳、李连达、翁维良、刘建勋等教授，大家合作进行了一系列与动脉粥样硬化相关的生化及药理机制研究。此项系列研究被授予我国中医药界第一个国家科技进步奖一等奖（图1-16-6）。现在我们继续在进行相关活血药对血管新生等分子机制研究。此外，有关血瘀证诊断标准的制定，还获东北亚及东南亚国际会议认同应用。其他研究包括愈心痛复方、宽胸气雾剂、去甲乌药碱研究等研究和开发，分别有一定进展。遗憾的是经多中心RCT研究的芎芍制剂防治PCI后再狭窄的研究已经完成，由于有关协作关系未处理好而告中断。

国家科学技术进步奖
证　书
为表彰国家科学技术进步奖获得者，特颁发此证书。
项目名称：血瘀证与活血化瘀研究
奖励等级：一　等
证书号：2003-J-234-1-01-R01

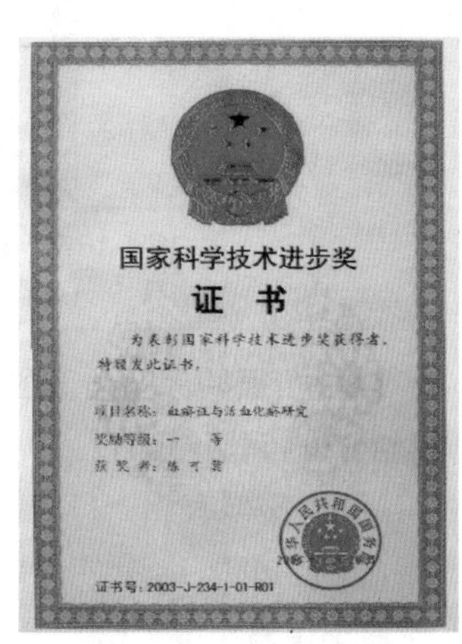

图1-16-6　国家科学技术进步奖一等奖获奖证书

2. **老年医学研究**　我国人口老龄化发展很快。我于1981年打报告申请成立老年医学研究所，仅一周时间即获当年中医研究院季钟朴院长的批准。我当时兼任心血管病研究室及老年医学研究室主任，组织科室同道们对我国300余种老年学及老年医药学专著及相关学说系统整理成《中国传统老年医学文献精华》一书，作为创新研究必先继承前人经验的重要行动（图1-16-7）。随后组织制定衰老证候分类及疗效评估标准。先后进行了补益脾肾复方对认知功能影响的研究，健脾复方八仙膏对小肠消化酶影响的研究，平安丹对大脑平衡功能影响的研究，以及应用核听诊器^{99}Tc标记观察生脉注射液对心功能影响的研究。1978—1981年，我的研究生在“六五”科技攻关时期，还率先应用 Swan-Ganz 漂浮导管观察了生脉注射液对肺楔压及功能的影响，因属较早期创新性工作，受到业界关注。此外，还对芳香温通宽胸类制剂、寿桃丸延缓衰老生理功能积分及对机体微量元素的影响的观察，效果明确。

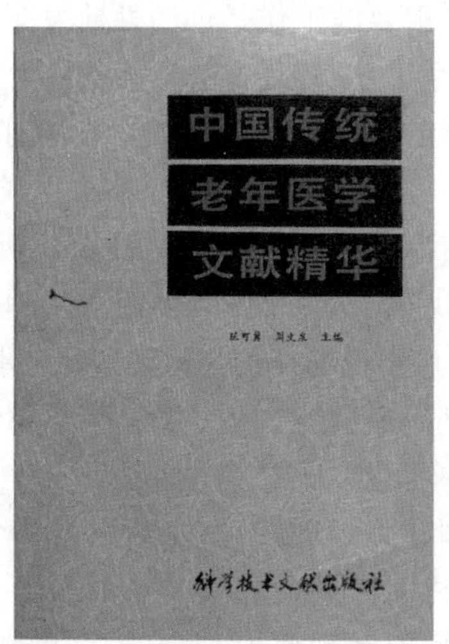

图 1-16-7　《中国传统老年医学文献精华》一书
（科学技术文献出版社，1987 年）

3. **清代原始医药档案的整理研究**　少年时代，我就对文史知识有兴趣。20 世纪 50 年代我刚到北京，次日即参观故宫，见到展柜有清代大内原始医药档案展出，心想有朝一日应该做出整理研究才好。岁月无情，从业北京二十多年，到了 1980 年，我才提出了倡议，经中办及国家档案局批准，中国中医研究院与中国第一历史档案馆合作，由我组织领导清宫医案研究室，与徐艺圃、周文泉、江幼李、李春生教授等对现存的清代内廷原始医药档案 3 万余件进行整理研究（图 1-16-8），完成《慈禧光绪医方选议》《清宫医案研究》《清宫代茶饮精华》《清宫外治医方精华》《清宫药引精华》《清宫膏方精华》《清宫配方集成》《清宫医案集成》等系列著述出版，有效地继承整理了清代中医药临床经验。其中《清宫医案集成》并获由国家新闻出版总署颁发的第二届中国政府出版奖。对其中多种效方进行了与现代科学技术相结合的开发研究，包括寿桃丸（被评为国家非物质文化遗产）、平安丹、长春丹等数种中成药的研究。《清代御医力钧文集》近期即将由国家出版社出版面世。以上几种药物研究，均属中西医结合的传承研发产品。清代原始医药档案整理研究工作获得季钟朴、岳美中、任应秋、邓铁涛、邝安堃、耿鉴庭、郑天挺、溥杰、戴逸等医学界及史学界专家的期许、好评或撰写序言。

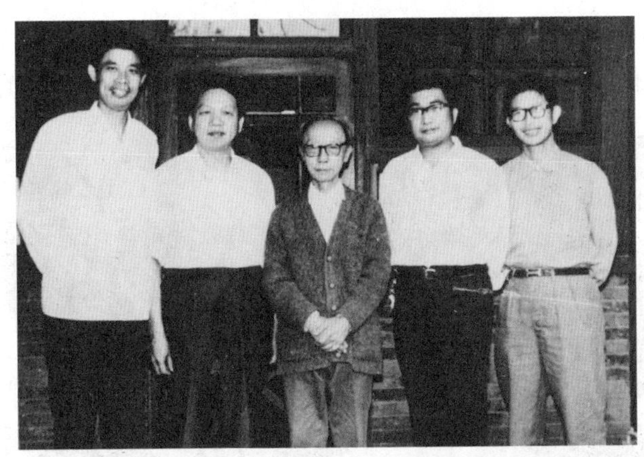

图 1-16-8　与溥杰先生（中）讨论清代宫廷原始医药档案研究，左 1 为江幼李，左 2 为陈可冀，右 2 为周文泉，右 1 为李春生（1986 年，溥杰家中）

（三）励志结合　提高疗效

2015 年屠呦呦研究员荣获该年度诺贝尔生理学或医学奖，这是中国科学技术界、中医药学界、中西医结合医学界的一个划时代的重大事件，引发了人们有必要对我国绵延数千年的中医药学术蕴藏有丰富宝藏的再认识，尤其重要的是启发我们要认认真真应用现代科学技术研究和挖掘它，发展它；要进一步促进中西医结合，在医学科学发展创新方面我们要有全球化、跨文化结合的哲学思维、文化观和相对主义的科学技术观，要像中西医结合发展青蒿那样研制出创新性药物，提高临床疗效，救人于水火之中，造福全人类。屠呦呦获奖后说的话多么好："中医药是宝库，但拿来就用还不够。""如果死守着老祖宗的宝贝，故步自封，中药只能是一筐草，无法变成一块宝。"屠呦呦的成功是挫折和艰难的代名词，她的这些话，甚具启迪意义；临床疗效是医学的精髓，不可含糊其辞（图 1-16-9）。我们的信仰是追求真善美，主客观结合、可评估、可重复，确切定位。屠呦呦的人生经历，说明人生总可能有碰壁的时候，要具有低头的能力。人生路上，经常也无风雨也无晴，所以我常觉得《苦乐年华》歌词写得很好，爱听。路再难，也该走下去。

中西医结合临床创新发展在提高临床疗效方面，应该努力提高现代医学尚未能很好解决的问题，要有强烈的问题意识，尽力做到：人无我有、人有我新、人新我特，具有国际标准的中国原创特色。

我们大家在病证结合诊疗方面有比较多的共识，但是科学技术进步永远不会停留在绝对层面上，今天基因组学、分子医学、代谢组学等的进步，精准医学的发展，中西医结合病证结合诊疗观点还应进而概括为分子分型，因为临床已经证明，基因分子靶点明确，确实可以改变以前未能治疗的一些难治疾病。我们有充分理由坚定地发展宜古宜今、亦古亦今的中西医优势互补的结合医学。

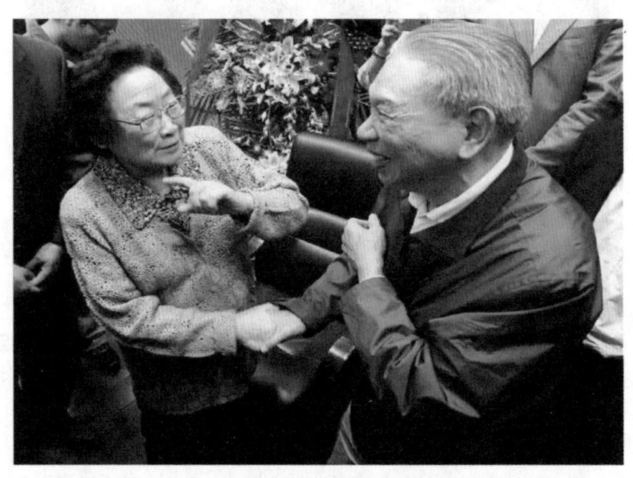

图 1-16-9　陈可冀院士与屠呦呦研究员在 2015 年诺贝尔生理学或医学奖座谈会（北京）上

中医药理论层面的中西医结合是一个公认的大难点。但是，50 多年前，中西医结合前辈、上海的邝安堃教授关于阴阳学说的医学生物学研究，命门学说的肾上腺皮质关联的研究，广东的侯灿教授的八纲理论研究，从整体论与还原论结合、宏观与微观结合，以及病证结合理论的探索研究，意义重大，令人钦佩。我深信，“国有春风聚太和”，只要管理部门重视，举国协力合作，有特事特办、新事新办、方法全新的精神，经过几代人的共同奋斗，一定能够改变现状，戒绝平庸。研究人员应该有类似所谓“隆中三策”的创新思考，实现令人久久期待的高层次的中西医结合，进一步为实现更加完好的中医药学时代性的转化，为人类健康作出崭新的的贡献。

十七、中西医结合 60 年

2018 年 5 月 25 日

回望历史，毛泽东同志曾在自己接受针灸治疗时，高瞻远瞩地对医生说过：“针灸不是土东西，要出国。”现在针灸已在全球近 190 个国家和地区获得使用，并受到世界卫生组织重视，推荐推广应用于临床医疗。近期针刺对妇女尿失禁的治疗效果受到注意，其 RCT 研究论著今年已在 JAMA 刊出。

1953 年，毛泽东同志对当时的卫生部领导说过：“我们中国如果说有东西贡献全世界的话，我看中医是一项。”1958年，他更在第一批西医学习中医班结业报告上批示：“中国医药学是一个伟大的宝库，应当努力发掘，加以提高。（图1-17-1）”同时更进一步批示继续组织西医学习中医，指出：“把中医中药的知识和西医西药的知识结合起来，创造中国统一的新医学新药学。”屈指一算，今年是2018年，正好60年，真值得我们回想。

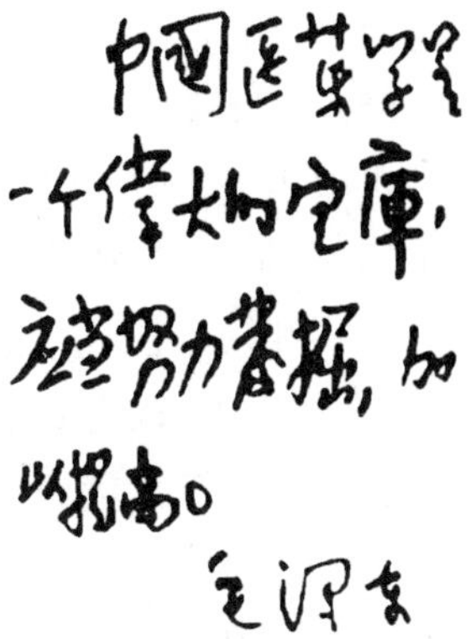

图1-17-1　毛泽东同志在第一批西医学习中医班结业报告上的批示

1955年12月，周恩来同志在中国中医研究院（现在的中国中医科学院）成立时题词：“发扬祖国医药遗产，为社会主义建设服务。”习近平主席在会见世界卫生组织总干事陈冯富珍博士时也指出：要继承好、发展好、利用好传统医学，用开放包容的心态促进传统医学和现代医学更好融合。中国期待世界卫生组织为推动传统医学振兴发展发挥更大作用，为促进人类健康、改善全球卫生治理作出更大贡献，实现人人享有健康的美好愿景。

60年来，我国中西医结合事业有了很大的进步，取得了世界瞩目的业绩。屠呦呦研究员荣获诺奖，向全世界展示了我国抗疟药研究的中西医结合成果。屠呦呦是我国第三批西医学习中医的专家，其成果与政府组织引导、中医药的丰富宝藏、西医药人员继承祖国医药学、中西医结合息息相关。

60年来我国中西医结合成就极其耀眼。陈竺院士等的三氧化二砷治疗急性淋巴细胞白血病及其分子机制的研究。韩济生院士关于针刺镇痛与内啡肽关系的研究。以及其他一系列基础与临床研究进展，包括流行性病毒性疾病的防治、活血化瘀方药及芳香温通方药防治心脑血管病的疗效及其机制研究、通里攻下法治疗急腹症的研究、骨折的小夹板固定法的应用、通络方药的研究发展与临床应用、类风湿关节炎寒热辨证治疗研究、肝纤维化治疗进展、慢性肾功能不全的治疗、肿瘤的固本疗法、多脏器衰竭的救治、不孕不育症的治疗、脏腑阴阳实质的探讨及病证结合动物模型的研制，等等，不一而足。

十八、开放包容　促进中西医结合发展

2018年10月11日于北京

中国传统医药学历史悠久，薪火相传，历久弥新，为中华民族繁衍昌盛所

做出的学术成就及伟大贡献，我们这一代人应有历史责任感进一步继承发展，为保障人民健康做出新时期的新贡献。

我国中医药学的发展历程，以及不同时期党和国家领导人关于继承发扬中国医药学、提倡西医学习中医与中西医结合的一系列指示，结合《中华人民共和国中医药法》关于中西医并重、鼓励西医学习中医、促进中西医结合的规定，我认为我们这一代人应当敢于担当，做到民族性与时代性相结合，民族性与全球化相结合，更好地在继承基础上创新发展，无愧于新时代。

浩瀚的中医药文献蕴藏着中医药学医德理念、理论特色、学术精华、临床辨证论治经验等多方面优势，新中国成立以来中西医结合取得重大成果。我们要缅怀已故的做出优异成就的各位优秀的中医及中西医结合医药学家，要特别重视学习他们执着于弘扬传统、融汇新知与中西医结合的精神，强调要重视文化医德的传承、学术理论及临床经验的传承，以及努力做到人文价值观与社会价值观相结合，民族性与时代性相结合、中医药学临床治疗八法与现代医药学新进展相结合的精神，努力进行理论创新、治法创新、药物创新的精神。力求研发出安全有效的预防及治疗各类危害人民健康的急慢性疾病的创新药物，为“健康中国”服务，并努力在理论机制等方面产生新的成果。

结合60多年西医学习中医与从事中医、中西医结合心血管病等方面的临床及研究经历、临床心得与实践经验，我们大家首先应该提高民族自信心和时代精神，务必自觉做到中西医精诚团结合作，优势互补，并坚持不懈、百折不挠，以不负今天伟大的时代！

十九、中医药传承创新互动发展理念

2019年5月26日于北京

回顾世界科学技术史以及中医药学发展史，我们应该注意到随着时代进步与社会发展，随着大规模社会需求和社会实践的推进，科学技术的传承与创新常常是互动发展的。我国在数千年中医药临床实践中，在维护人民健康方面，总结和陆续提出了很多杰出的学术理论以指导临床实践。近期公布的第一、二批经典名方都是十分实用的，有不少我感到是很得心应手的，其在学术继承、理论进步、临床实践、治法方药创新发展和产业化等方方面面，体现了互动发展的意识与特色。

我们通常说经典意味着成熟。20 世纪 50—70 年代，我国曾经组织过所谓“百万锦方”的收集任务，其实，中国数千年的辉煌历史，中医药优秀复方医方何止百万？经典医方可追溯到《黄帝内经》的 12 方，其中如四乌贼骨一芦茹丸治疗月经失调带下证有效，芦茹就是茜草；半夏秫米汤治疗“胃不和，卧不安”消化不良失眠等，都是数千年的经得起考验的极好的经典复方古方。

中医古典医方蕴载着中华文化，其思想或理念非常丰富。我们如果试着从一到十随便说说，经典有名有实效医方的就有如：一捻金、二妙散、三子养亲汤、四物汤、五子衍宗丸、六味地黄丸、七味都气丸、八珍汤、九味羌活汤、十全大补汤，等等。可以顺口背出一大系列。

现在强调研发经典复方，我认为很好、很及时。不过我们大家常说过的一句话“千方易得，一效难求”，说明我们开发经典古方要特别重视合理应用，用好经典古方。也就是说要“继承好、发展好、利用好”，好方还得用对病症、什么病、什么证候、什么症状？什么时机用？这句话是明代医家王文谟在其著作《碎金录》(见明万历二十二年，即公元 1594 年的积善堂刊本)刊载的。这个“千方易得，一效难求”的易得与难求，体现了要以辩证法思想看待和应用经典古方，要以辨证论治思维研究实践经典医方，要讲究临床验证实践的方法论。当然，有条件的单位，应该进行较系统的研究，特别是合理有效的经典医方标准制剂从原药材、饮片质量的保证，以及非临床安全性的质量评估。我们要求古典医方在新时代应用的安全与有效。特别重视安全性的评估，有条件的单位，应尽可能进行有关临床验证，科学合理采用循证医学要求进一步探究现代适应证与机制，更好地为人民健康服务。为建设健康中国出力。要处理好在新时代条件下研究应用经典古方的所谓“千方易得，一效难求”的辩证法思维，有所作为，做好传承发展中医药事业。既往我们团队在活血化瘀及芳香温通复方临床研究都力求实践这个理念。冠心 2 号是在《黄帝内经》血瘀理论基础上结合血府逐瘀汤经验基础上创新并证实其抗血小板作用及提高纤溶活性基础上创新的。宽胸气雾剂是在《黄帝内经》芳香温通理论的基础上，在宋代《太平惠民和剂局方》“哭来笑去散”基础上发展的；历代的一系列方剂大都是在继承创新互动中开发和发展的。

科学技术史一系列的事例生动说明继承与创新互动的必要性。在中国科学院第十九次院士大会上，习近平总书记做大会报告，他从国际关系、社会发展以及科学技术进步等多个层面，论述了创新在谋求世界和平、国家发展及提高人民健康福祉中的重大意义。在传承的基础上，中医药事业谋求创新发展，推进产业化，提高为人民健康事业服务的质量，贡献于全人类。中医药学发展史中的经方发展及其背后的理论进步等一系列事例表明，我们应该清醒地继承前人的创新的成绩单，理智定位，结合临床实际存在的问题意识、产业化意识、机遇意识、国际化意识，为民族复兴做出新的贡献。

二十、前事不忘，关于我的近70年中西医结合

2022年4月17日于中国医学发展大会的讲话

1953年，毛泽东同志指出，“我们中国如果说有东西贡献全世界，我看中医是一项”。他非常关心中西医结合事业的发展，做过一系列的重要批示，对如今的中西医结合也有深远意义。《战国策》有句话：“前事不忘，后事之师”。这对我们发展中西医结合很有启发。现代医学与传统医学各有长处和优势，中西医结合工作者要加强团结，相互学习，优势互补，促进中西医结合。

我在福建医科大学（原福建医学院）就读期间，参加了一些传染病防治工作，如前往福清县参与血吸虫病防治，赴浦城县参加鼠疫防治工作等，深受教育。1955年12月，中国中医研究院（现中国中医科学院）成立，同时举办卫生部第一届西医学习中医班，我应调来京学习和研究中医，有幸成为素有“南冉（雪峰）北张（锡纯）”之一冉老的关门弟子。1960年，我转随经方派名老中医岳美中教授临诊，岳老医德精湛，治学严谨，是我从医的楷模，我常以他讲的“治心何日能忘我，操术随时可误人”作为座右铭警示自己（图1-20-1）。当时，著名的医学家林巧稚、张孝骞、吴英恺都曾向中医大家钱伯煊、蒲辅周等学习临床经验，他们都是我学习的典范（图1-20-2，图1-20-3，图1-20-4）。后来，我参加了中国医学科学院阜外医院的心血管内科医师进修班，在多年的临床协作时，我体会到中西医结合工作者应该精诚合作、取长补短、互鉴互补，以提高疗效为目的。

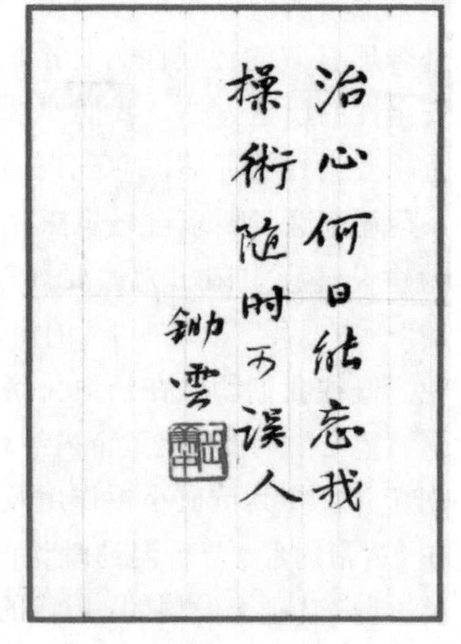

图1-20-1　名中医岳美中（锄云）座右铭

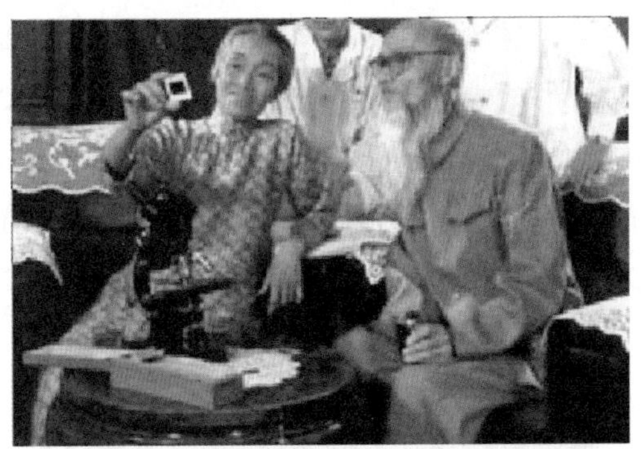

图 1-20-2　林巧稚（左）与钱伯煊（右）

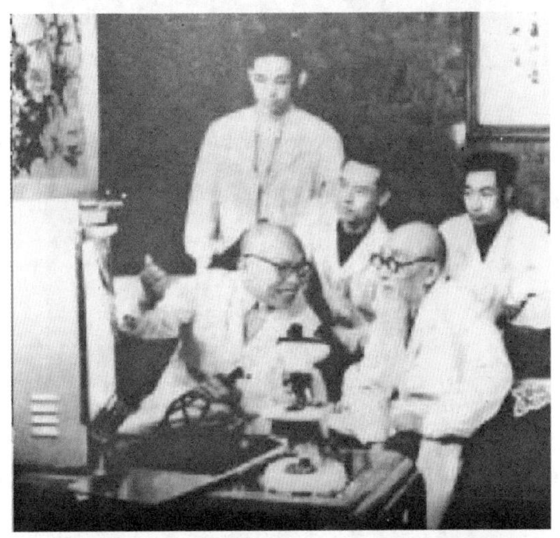

图 1-20-3　张孝骞（前排左）与蒲辅周（前排右）

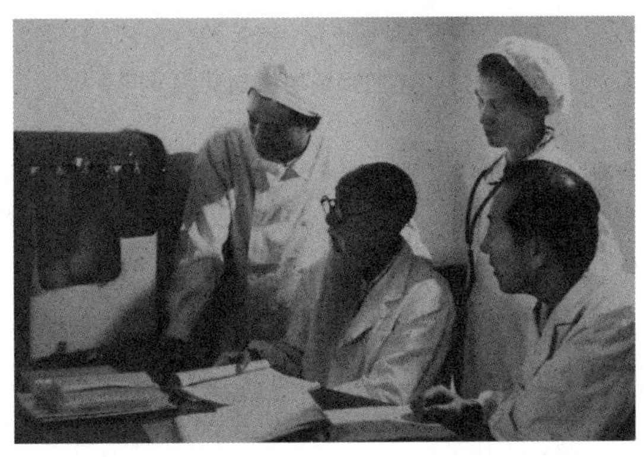

图 1-20-4　吴英恺（右 1）与蒲辅周（左 2）

在中医药知识方面，我系统阅读40多部有关中医药活血化瘀的经典名著及医方著作，做好一系列摘记。得益于此，我与被誉为“协和才子”的张之南教授等合作编著了《血瘀证与活血化瘀研究》一书（图1-20-5）。之后，我又组织科室同行，集历朝本草学著述，将活血化瘀药功能分为和血药、活血药及破血药三大类，相关血液生理学及药理学实验研究证实了分类的合理性。

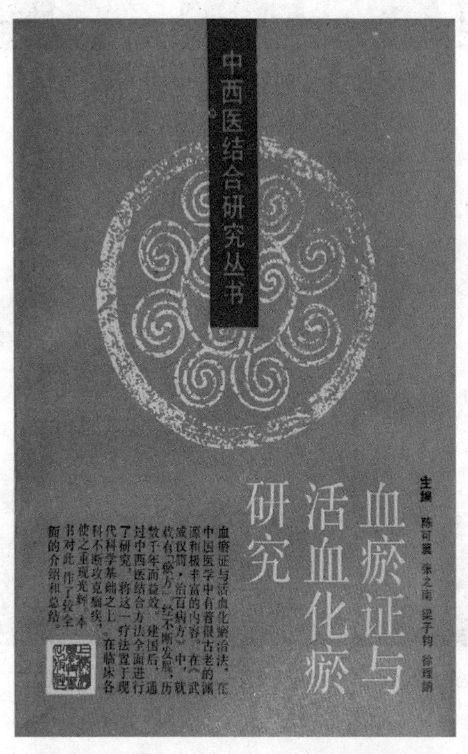

图1-20-5 与张之南、梁子钧、徐理纳共同主编的《血瘀证与活血化瘀研究》

这个时期，我最重要的工作是同郭士魁医生及阜外医院黄宛、陶寿淇、陈在嘉教授等，创新性研发由丹参、赤芍、川芎、红花、降香组成的冠心2号复方，开创了活血化瘀方药防治冠心病的先河。1982年，发表于《中华心血管病杂志》的《精制冠心片双盲法治疗冠心病心绞痛112例疗效分析》被公认为是我国中医药领域首个随机、双盲、安慰剂对照试验论文，该方也成为日后活血化瘀方药研究蓬勃兴起的祖方。

此后，我国有数十种源于此方的新药面世。随后，在冠心2号复方的基础上，我们又创新性研发川芎总碱和川芎嗪等新药，合作进行了一系列与动脉粥样硬化相关的生化及药理机制研究。该系列研究被授予国家科技进步奖一等奖，这也是我国中医药界第一次被授予这项荣誉。随后，我与日本等国家和地区的同道合作制定的国际血瘀证诊断标准，被世界中医药学会联合会批准公布及应用。

从事中西医结合工作近 70 年的经历，让我有充分理由坚定地发展中西医优势互补的中国结合医学。2019 年，《中共中央　国务院关于促进中医药传承创新发展的意见》指出，坚持中西医并重，打造中医药和西医药相互补充协调发展的中国特色卫生健康发展模式，发挥中医药原创优势，推动我国生命科学实现创新突破。习近平总书记对中医药工作作出重要指示，要遵循中医药发展规律，传承精华，守正创新，加快推进中医药现代化、产业化，坚持中西医并重，推动中医药和西医药相互补充、协调发展，推动中医药事业和产业高质量发展，推动中医药走向世界，充分发挥中医药防病治病的独特优势和作用，为建设健康中国、实现中华民族伟大复兴的中国梦贡献力量。因此，我们应当不忘初心、牢记使命，发挥中医药及中西医结合的优势，做正确的事情，并把事情做正确，为人民健康做出新的贡献。

第二章　活血化瘀理论与实践

一、抗血栓治疗与活血化瘀方药

2004年8月7日于全国中西医结合治疗心血管病及血瘀证高级论坛

心脑血管事件已成为危害全球人类健康的重大杀手，临床发生急性冠脉综合征（acute coronary syndrome，ACS）和导致心脑血管疾病死亡的主要原因是动脉粥样硬化易损斑块的突然破裂和继发血栓形成，而血小板的活化是导致其发生发展的核心环节。因此临床上抗血小板药物的使用成为心脑血管疾病防治的重要手段，在心脑血管疾病的一级预防及二级预防中，都获得极为广泛的应用。研究表明有效的抗血小板治疗可以使多种心血管疾病的病死率下降25%左右，多项临床研究亦证明，阿司匹林（环氧化酶抑制剂）和氯吡格雷（二磷酸腺苷P2Y12受体拮抗剂）双重抗血小板治疗可显著减少ACS及行经皮PCI患者术后心血管事件的发生，因此其亦成为介入术后临床治疗的标准组合药物。

但随着双重甚至三重抗血小板治疗时间的延长，其有效性与安全性问题则备受临床关注。近年来临床发现部分患者即使及时、足量、规律地使用抗血小板药物治疗，仍无法减少严重心血管事件的发生率，且体外血小板功能检测发现其存在血小板功能抑制不全的现象，即发生了“抗血小板药物抵抗”，尽管医学界对其定义与机制还存在争议，但不可否认其重要的临床意义。与此同时，亦发现目前使用的抗血小板药物存在的诸多不良反应也限制了其在临床上的应用，具体表现在可能有严重的出血风险（消化道或神经系统出血）以及与质子泵抑制剂（proton pump inhibitors，PPI）、他汀类等药物合用时对其疗效的影响等。因此探索更加安全、高效的抗血小板治疗药物一直是预防血栓及心血管疾病基础与临床研究的热点领域。现代医药学对此进行了较多研究，目前正在研发中的抗血小板治疗药物包括新型P2Y12受体抑制剂普拉格雷（prasugrel）以及非噻吩并吡啶P2Y12受体拮抗剂坎格雷洛（cangrelor）和替格瑞洛（ticagrelor），还有PARs拮抗剂vorapaxar等。

血瘀证与活血化瘀研究一直是传统中医药学和中西医结合研究中最为活跃的领域。50多年来，团队在继承传统中医理论思维的基础上，从临床、实验及理论等方面对其进行了深入系统的现代科学研究，取得了重大进展，进一步阐明了活血化瘀的基本治疗规律与作用原理，活血化瘀理念在医学界已得到共识。中西医学在对动脉粥样硬化易损斑块的防治方面，有着稳定病变、“通其血脉”的共同看法，东西方这种理念上的一致性，使得应用传统活血化瘀方药在降低心血管风险可能性方面的探索具有实际意义。

中医血瘀证中确实存在着血小板活化现象，冠心病、血瘀证与血小板活化三者之间存在密切关系。目前认为血小板的功能主要受三类物质的调节，包括产生于血小板外并作用于血小板膜受体的物质如儿茶酚胺、胶原（collagen）、凝血酶（thrombin）和前列环素（prostacyclin）；在血小板内生成并作用于血小板膜受体的物质如二磷酸腺苷（adenosine diphosphate，ADP）、前列腺素 D_2（prostaglandin D_2）、前列腺素 E_2（prostaglandin E_2）以及5-羟色胺（5-hydroxytryptamine，5-HT）；产生并作用于血小板的物质如血栓素 A_2（TXA_2）、环磷酸腺苷（cyclic adenosine monophosphate，cAMP）、环磷酸鸟苷（cyclic guanosine monophosphat，cGMP）以及钙离子（Ca^{2+}）等。这些物质中已有数个被确认为抗血小板药物的有效作用靶点。正因为目前的抗血小板治疗的药物存在有效性和安全性的诸多问题，所以从传统活血化瘀方药中筛选出高效、低副作用的抗血小板药物引起了人们的极大关注，而开展活血化瘀中药、单体以及复方抗血小板治疗作用机制或靶点的临床及实验研究显得尤为重要。

二、血瘀证与活血化瘀研究

2004年11月于第三届国际传统医药大会

在传统中医药两千多年的历史长河中，血瘀证与活血化瘀治疗法则一直是备受关注的学术领域。但在20世纪60年代以前，对血瘀证和活血化瘀科学内涵的阐释一直缺乏客观的描述和科学的界定，血瘀证的辨证诊断也缺乏客观量化标准，很大程度上限制了中医药学术的发展和交流推广。

我们在继承传统理论基础上，结合现代科学进展，创新发展了血瘀证和活血化瘀的理论体系，规范了血瘀证的辨证诊断标准，阐释了血瘀证和活血化瘀治法的科学内涵，拓展了活血化瘀治法的临床实际应用，为中医药学的发展提供了一个理论与实践相互结合的范例：

1. **传承创新了血瘀证理论**　统一了血瘀证的命名，倡导气血辨证在内的十纲辨证，首次提出“十瘀”分类和血瘀证的现代分类，将血瘀证分为血瘀证Ⅰ型（血瘀证高流变性型）和血瘀证Ⅱ型（血瘀证低流变性型），创新性地提出冠心病稳定期“瘀毒”从化致变的病因病机，拓展了血瘀证理论。

2. **规范了血瘀证的辨证诊断标准**　在临床流行病学调查基础上，将宏观与微观相结合，建立了血瘀证诊断标准。进一步采用多元回归分析及判别分析方法，提出了血瘀证定量诊断标准，对血瘀证舌诊、瘀血腹诊分别进行了系统研究，丰富了血瘀证的量化诊断内容。在此基础上，采用病证结合方法，通过系统评价古今相关文献，结合大样本临床流行病学研究，在国内率先建立了冠心病血瘀证病证结合的量化积分标准和冠心病稳定期因毒致病的辨证标准。

3. **发展创新了活血化瘀中药分类与治法**　将常用活血化瘀药物分为和血药、活血药、破血药 3 类。率先提出冠心病的主要病机为“心血瘀阻、血脉不通”，倡导以活血化瘀法为主治疗冠心病，显著提高了临床疗效。活血化瘀治法和方药应用从防治心脑血管病辐射全国，并推广应用到临床多个学科，带动了活血化瘀新药研发的热潮，冠心Ⅱ号方（《中国药典》名为精制冠心颗粒）成为现代活血化瘀药日后进一步发展的祖方。首先提出“血脉瘀阻”为冠心病介入术后再狭窄发生的主要病机，选择经典活血化瘀方剂血府逐瘀汤及其简化方进行中药干预再狭窄的研究，为介入术后再狭窄这一世界性难题开辟了新的中医药防治途径。首次提出冠心病发展为不稳定型的“瘀毒”理论，为冠心病稳定期高危患者的早期识别和活血解毒干预进一步减少再发心血管事件奠定了基础。

4. **揭示了血瘀证和活血化瘀的科学内涵**　证明血瘀证与血液循环和微循环障碍、血液高黏滞状态、血小板活化和黏附聚集、血栓形成、组织和细胞代谢异常、免疫功能障碍等多种病理生理改变有关，其中以心脑血管病为主，也可能包括感染、炎症、组织异常增殖、免疫功能和代谢异常等多种疾病。对冠心Ⅱ号、血府逐瘀汤、川芎嗪、棓丙酯、愈心痛及愈梗通瘀汤等系列活血化瘀方药抗血小板、保护血管内皮、改善心肌重塑、改善微循环以及其有关分子生物学机制开展了深入研究。证明活血化瘀方药的作用主要在于活其血脉（改善心脑血管功能、血液理化性状、血小板及凝血系统功能、微循环等生理功能）、化其瘀滞（抗心肌缺血及脑缺血，抑制血小板聚集，抗凝、抗血栓形成等病理状态），并通过病证结合冠心病血瘀证的系统生物学研究，从基因组学、蛋白质组学、表观遗传学等层面进一步阐释了冠心病血瘀证的实质。

血瘀证与活血化瘀研究荣获 2003 年度国家科学技术进步奖一等奖，为新中国成立以来中医药研究领域的最高奖项之一。我们成立了中国中西医结合研究会活血化瘀专业委员会等学术组织（图 2-2-1），多次举办国际性血瘀证学术会议（图 2-2-2，图 2-2-3），促进了国际交流，逐渐形成了在传承基础上不断发展创新的现代活血化瘀学派，在国内外产生了巨大影响。

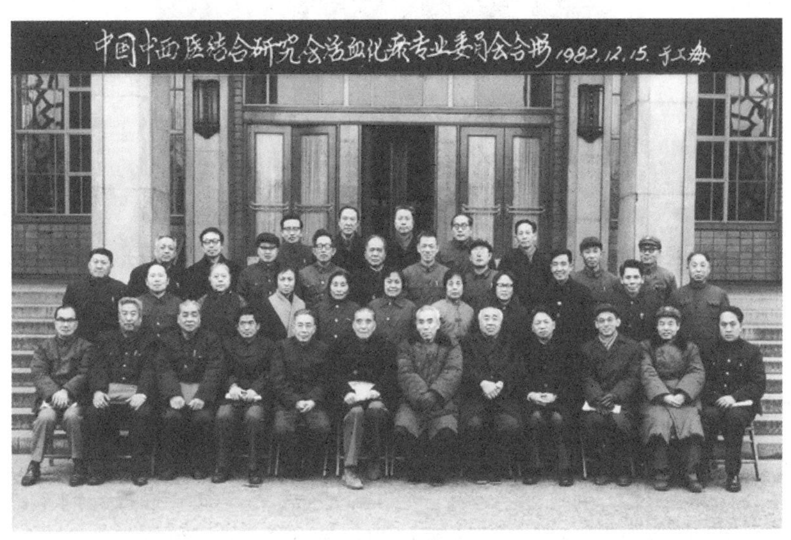

图 2-2-1　中国中西医结合研究会活血化瘀专业委员会成立，陈可冀院士（前排右 4）被选为主任委员，前左 5、6、7、8、10、11 分别为祝谌予、邝安堃、季钟朴、陈文杰、张之南、高辉远教授（1982 年，上海）

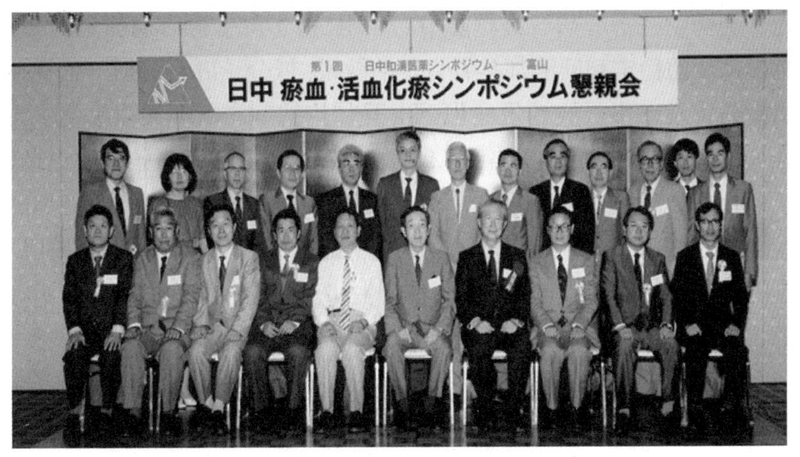

图 2-2-2　日中瘀血与活血化瘀研讨会上与寺泽捷年（后左 1）、横泽隆子（后左 2）、津谷喜一郎（后左 6）、难波恒雄（后左 7）、大浦彦吉（前排右 5）、熊谷朗（前排右 4）（1988 年，日本富山）

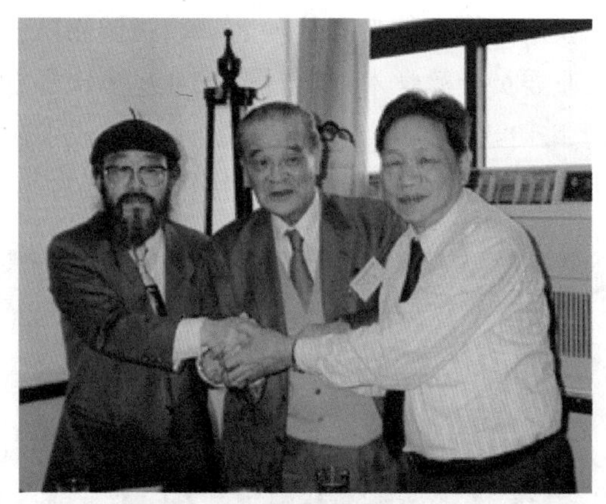

图 2-2-3　中日韩血瘀证会议上与日本小川新教授（中），
韩国郑遇悦教授（左 1）（1995 年，北京）

三、冠心病防治难点与对策

2006 年 12 月 10 日于福州

冠心病是一种严重危害人类健康的常见病、多发病，随着人们生活水平的提高和人口老龄化不断加剧，本病的发病率和死亡率有逐年上升趋势。据 2006 年 5 月卫生部公布的《中国慢性病报告》，2000 年全国死亡人数 731 万，死于心血管疾病 250 万，其中死于冠心病达 51.5 万。现代医学在冠心病发病机制、生理病理等方面研究的不断深入，使其治疗的进展日新月异。降脂治疗尤其是他汀类药物在冠心病一级预防中的应用，对于降低冠心病的患病率、病死率及粥样斑块的稳定和回缩都具有肯定的效果；低分子肝素和新一代抗血小板制剂氯吡格雷及血小板膜糖蛋白Ⅱb/Ⅲa 受体拮抗剂的出现显著优化了急性冠脉综合征患者的抗凝、抗栓策略；PCI 为冠心病患者提供了一条新的途径，大大降低了急性心肌梗死患者的死亡率和并发症的发生；阿司匹林、β 受体阻滞剂和血管紧张素转换酶抑制剂均已被大规模临床试验证实对于心肌梗死患者的二级预防具有确切的疗效；治疗性血管新生和干细胞移植为心肌梗死治疗带来了新的希望。在这种情况下，古老的中医学在防治冠心病方面如何发挥优势？是否还有优势？优势何在？中西医怎样结合？这些都是十分值得探讨的问题。

冠心病属中医学“胸痹”“心痛”“真心痛”等范畴，20 世纪 70 年代认为其病机主要为气滞血瘀，不通则痛所致的实证。20 世纪 80 年代以后，逐渐认识到其基本病机为本虚标实，本虚为脏腑亏虚，主要表现为心气虚（阳虚）、心阴虚，标实则为瘀血、痰浊、气滞、寒凝，而以瘀血为主。我们在血瘀证诊断标准、证候实质、活血化瘀药物分类及作用机制、冠心病血瘀证病证结合研究方面取得显著进展，创制了一系列有效方药，较传统宣痹通阳法明显提高了中西医结合治疗冠心病的疗效。中医辨证分型与前列腺素、血小板功能、左心功能、自主神经功能、冠脉造影病变等之间相互关系的研究亦取得进展，为中医辨证客观化提供了依据，尤其对一些隐性冠心病，采用微观辨证方法，使治疗更具有针对性。随着循证医学理念不断深入人心，为中医、中西医结合防治冠心病带来了新的挑战。国内关于血脂康调整血脂对冠心病二级预防的随机、双盲、安慰剂对照研究结果显示，与对照组相比，治疗组可使冠心病患者再次发生非致死性心肌梗死的危险降低60.8%，冠心病死亡危险降低31.0%，冠心病事件危险降低45.1%，总死亡危险降低33.0%，填补了国际上在东方人群中调整血脂对冠心病二级预防的研究空白。而针对冠心病介入治疗后再狭窄这一心脏病领域的世界性难题，采用活血化瘀中药芎芍胶囊结合西药常规治疗加以干预，按照循证医学原则应用多中心、随机、双盲、安慰剂对照方法证实了其有效性和安全性，实验研究显示其可改善冠状动脉球囊扩张后血管重塑，抑制平滑肌细胞增殖。这些都无疑为中西医结合防治冠心病提供了客观的证据。

近年来，中医药防治冠心病尽管取得了较大成绩，但仍存在许多问题和难点：①临床研究方法、疗效评价手段较为滞后，不能充分体现中医药防治冠心病的客观疗效，大样本、前瞻性的随机盲法对照观察仍较少，远期随访不够，研究结果缺乏说服力；②有效成分明确、质控标准严格和作用靶点清楚的创新中药仍较少；③现代医学新进展为冠心病的防治带来了新的希望，但也不可避免地暴露出一些新问题，如阿司匹林抵抗、冠心病介入治疗后再狭窄、血运重建后的无复流、易损斑块、治疗性血管新生的矛盾，干细胞移植时移植细胞的存活率、分化能力等，仍是现代医学面对的难题；④中西医结合治疗方法上的创新不足，低水平重复较多；⑤中西医结合防治冠心病的研究，从临床方面观察合用疗效的较多，对中西药相互作用的机制研究相对较少；⑥中医药在防治冠心病中的整体调控和个体化诊疗优势未充分发挥，尤其在“防病”中的特色作用有待于进一步提高。

现代医学的飞速发展对中西医结合既是挑战，但更是契机，应进一步发挥中医的特色优势，充分利用现代医学技术与成果，中西医优势互补，在以下方面进一步加强：①既往冠心病研究中疗效评价多以临床症状、证候计分、心电图改变为参考指标，已明显不符合现代医学的发展趋势，更难以充分体现出药物的疗效。近年来，应用次极量心电图运动试验观察中医药防治冠心病疗效已逐渐增多，应进一步加强，且由于老年人运动受限者较多，必要时可考虑药物负荷核素心肌扫描以客观评价药物防治心肌缺血的疗效。而且，随着循证医学理念的不断深化，心血管病研究越来越强调临床终点事件的观察，因此有必要采用多中心、大样本、随机盲法对照临床试验，并进行长期动态随访，以提高证据力度，尤其要加强对中西医结合治疗的远期疗效观察、卫生经济学评价及心血管终点事件的随访，以期中西医优势互补，进一步提高我国冠心病二级预防效果、降低心梗后远期病死率及改善生存质量。②中药新药开发过程中低水平重复仍较多，且由于中药成分复杂的特点，给质量标准的制定带来了困难。以防治冠心病常用的丹参为例，我国目前生产的丹参及其复方制剂品种很多，但其有效成分不明确，质量难以控制，导致临床疗效不稳定。研究发现，以丹参乙酸镁为主要成分的多酚酸盐是丹参治疗心血管疾病最重要的有效成分，将其作为质量控制标准，有可能进一步提高疗效和安全性；此外，针对目前抗血小板西药存在一定副作用、阿司匹林抵抗等劣势，筛选具有抗血小板作用的中药，进而寻找其物质基础和有效成分，阐明其作用靶点，发现先导化合物并进行结构优化、配伍组合，开发高效低毒的抗血小板有效中药，对于心血管病防治无疑具有重要意义。国内有学者将阿魏酸和川芎嗪两药结构重组，观察其对 ADP 诱导的血小板体内凝集的抑制作用，结果明显优于单用川芎嗪组，为优化抗血小板中药制剂提供了参考。③对现代医学进展所暴露出的新问题，应在中医辨证论治思想的指导下，采用科学的方法加以研究，可望取得突破。如治疗性血管新生是近年的研究热点，一些中药（中成药）如红景天、降香、当归、三七、麝香保心丸、通心络等已发现有良好的作用，在此基础上，由于血管新生的“双面”作用，需进一步评估这些药物对动脉粥样硬化斑块稳定性的影响，以及对肿瘤生长是否有促进作用。干细胞移植也是近年来的医学热点，为心肌梗死的治疗带来了希望，初步的临床试验结果也令人鼓舞。有研究表明，骨髓干细胞可以在心脏的环境条件下，横向转化为心肌细胞和血管内皮细胞，修复损伤心肌。而有研究显示，人参皂苷 Rg1 通过刺激心肌局部组织分泌粒细胞集落刺激因子（G-colony stimulating factor，G-CSF）而诱导骨髓细胞游走至心肌组织进而向血管内皮细胞分化；以人参、丹参为主的中药复方与自体骨髓单个核细胞经心导管对小型猪心肌梗死模型联合应用时，可促进移植细胞在心肌生存、分化、扩增，产生大量新生的心肌细胞及心肌小血管，促进病变修复，发挥协同增效、优势互补作用，显示出可喜的苗头。此外，中药对干细胞移植后的炎症反应、局部微循环血供、细胞移植后的免疫排斥反应有无作用，能否提高移植细胞存活率，能否诱导移植细胞分化，都值得深入研究。④既往冠心病中医治法多是以活血化瘀为主，辅以理气、补气、养阴、温阳、化痰、散寒等治法，缺乏创新和发展。近年来有学者提出一些新的见解，值得关注。如有人提出“风邪”是冠心病心绞痛的重要致病和诱发因素，根据其发病突然、阵发性特点当属风病，而祛风药由于具有辛、散、温、通、窜、透等多种特性，能发挥开郁畅气、发散祛邪、辛温通阳、燥湿化痰、通络开窍、化瘀止痛等多种作用，无疑为冠心病心绞痛的治疗提供了新的选择。此外，针对易损斑块破裂与动脉粥样硬化炎症反应、血栓形成的关系，我们从“瘀毒”立论，结合活血中药筛选，证实活血解毒中药具有良好的稳定斑块效果，提出活血解毒法干预 ACS 的新设想，以区别于稳定型心绞痛的治疗（图 2-3-1）。此外，针对冠心病再灌注治疗后无复流、再灌注损伤等难题，从心脉受损、血瘀络阻立论，采用活血通络之通心络胶囊治疗取得良好的效果。总之，针对冠心病不同患者群，从中西医学理论的相似点和不同点出发，深入研究其病理生理改变，并结合中医病因病机和证候特点加以分析，有可能产生新的中医治法，进一步提高临床疗效。⑤中西药的相互作用是目前临床研究的难点，已有临床报道益气活血方药与扩血管、利尿药等合用治疗急性心肌梗死后心功能不全疗效较单纯应用西药提高的报道，但临床也发现洋地黄类中药与葶苈子、北五加皮等中药合用易引起地高辛中毒的现象，那么益气活血方药和西药合用，疗效提高的机制何在？益气活血方药与哪类西药合用可产生较好效果？哪些中西药合用容易出现地高辛中毒？怎样避免？哪类或哪个中药和西药合用可产生最好疗效？两者合用对患者的远期预后和生命质量影响如何？卫生经济学怎样？这些都是需要回答的问题。通过大样本数据进行分析，发现有意义的线索，进而采用前瞻性研究方法加以证实无疑是可行的方法之一。⑥心肌缺血预适应现象启示人们，机体自身存在着抗病、祛病、愈病的自我调控能力。而中医药治疗冠心病的优势恰恰就在于多层次、多环节、多靶点对机体进行综合调理，恢复机体的自我调控能力。最近国际上提出“从易损斑块到易损患者”的新概念，指明了预防急性心脏事件的新方向，强调从整体观念上来评估患者，进一步优化心血管危险评估方案，及早干预易损患者以防治疾病。这种新的理念无疑为中西医结合干预 ACS 提供了新的机遇和切入点，以中医“未病先防”和“既病防变”思想为指导，充分发挥中医整体观和辨证论治的优势，探索冠心病易损患者的早期识别、中医病机特点和证候演变规律，进而构建冠心病易损患者的早期预警体系，在此基础上探索有效中西医结合干预手段，进一步减少心血管事件的发生，无疑都是我们亟待深入研究的课题。

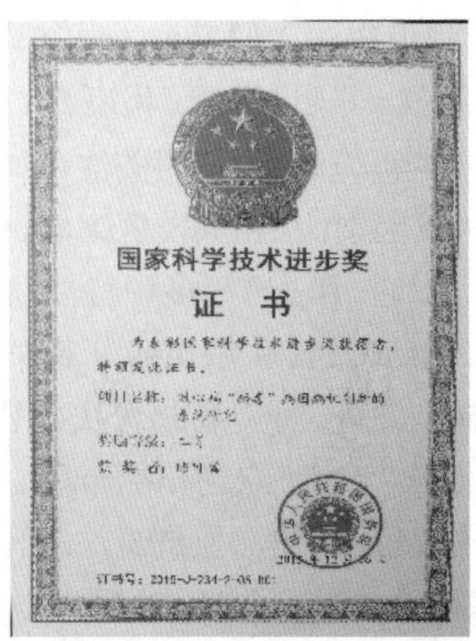

图 2-3-1　冠心病“瘀毒”病因病机创新的系统研究获国家科学技术进步奖二等奖

四、COURAGE 临床研究对中西医结合治疗冠心病的启示

2007 年 9 月 15 日在广州第八次全国中西医结合心血管病学术会议

一项由美国 Buffalo 总医院 William E. Boden 医生领衔的取名为 COURAGE（clinical outcomes utilizing revascularization and aggressive drug evaluation）的临床试验研究，历时 7 年，入选美国和加拿大 50 家医院的 2 287 例稳定性冠心病患者进行治疗，其中 95% 患者具有心肌缺血的客观证据，2/3 患者经冠脉造影属多支血管病变，这些患者被随机分为单纯优化药物治疗（optimal medical treatment，OMT）和 OMT 联合 PCI 治疗两组，平均随访 4.6 年；结果显示，主要终点（所有原因死亡或非致死性心肌梗死）的发生率分别为 18.5% 和 19.0%（P=0.62）；死亡、心肌梗死及卒中的复合终点两组亦无显著性差异；在多支病变、既往有心肌梗死病史和合并糖尿病等高危患者的主要终点发生率的亚组分析，也发现两组是相似的。随访期间，还注意到两组心绞痛发生率均显著下降，5 年期间无心绞痛生存率分别为 72% 和 74%（P=0.35）；只是随访早期联合 PCI 组无心绞痛发生率略高。此项研究结果在美国心脏病学会 2007 年年会上发布，并全文发表于美国著名医学期刊《新英格兰医学杂志》上。（Boden WE，et al. Optimal Medical Therapy with or without PCI for Stable Coronary Disease. *New England Journal of Medicine*；Volume 356：1503-1516；April 12，2007）

该项临床研究结果的公布，在全球心血管病医学界引起了很大的震动。我认为它至少说明了以下几个问题：

1. 冠心病的治疗应以多靶点的合理的整体治疗为基础，当然也包括合理应用中西医结合治疗方法。其中包括有效达标调节血脂代谢，控制血压过高的水平，抗血小板活性等措施，以改善心肌缺血，减少心肌耗氧量，稳定易损斑块，改善预后，并降低心脑血管疾病风险。此外，在改善患者生命质量和症状方面，健康合理的生活制度也应引起医生的高度注重。

2. 冠脉介入治疗是有效的治疗和抢救急性心肌梗死的疗法，具有不可替代的优势，但不宜滥施。介入治疗支架植入，改善血供，具有立竿见影之效，心绞痛症状消除快，但从COURAGE结果看，对预后影响并不明显。当然，对严重左主干病变，前降支近段病变，不稳定斑块及急性冠脉综合征，应考虑积极进行PCI加优化药物治疗；但本疗法也有其局限性，虽处理了一二处血管病变，并未能完全根本地解决斑块进展问题。由于COURAGE临床观察的是1999—2004年间的病例，PCI治疗主要应用裸金属支架，很少病例应用药物洗脱支架，专家们有所非议，但药物洗脱支架也还有支架内再狭窄和晚期血栓形成的问题。

3. COURAGE临床研究表明，对于稳定性冠心病患者，特别是临界狭窄病变者，现代药物达标治疗效果是理想的，患者接受的依从性也好，医生应该有信心面对它。同样，我也认为，对于中西医结合药物治疗，医生们也完全可以根据患者的实际情况，合理地加以重视和应用；如有依照循证医学随诊观察条件的，更应争取做到。当然，应该借鉴COURAGE研究经验，一定要确有优化要求，该临床试验两组血压与血脂控制很好，血压由治疗前基线134/74mmHg降至120/70mmHg；LDL-C从2.6mmol/L降至1.85mmol/L；它对大家日后在治疗中强调合理用药的理念，大有助益。

五、合理应用冠心病介入治疗

2011年3月23日

冠心病介入技术的诞生，毋庸置疑对缓解心绞痛症状、挽救急性心肌梗死患者生命，降低病死率起到举足轻重的作用，它代替了部分心脏搭桥手术，减少了患者的创伤和痛苦。可是任何医学技术都是有界限的，一旦超越界限，就会走向反面，因此应该合理地把握其适应证，规范其应用范围。

（一）把握介入治疗的适应证

2010年11月，《美国心脏病学会杂志》（*Journal of the American College of Cardiology*，JACC）杂志报道一个56岁的男性冠心病患者，在过去的10年间接受了28次冠脉造影检查，共植入67个支架。我们并不清楚该患者的具体病情，但作为心内科介入医生，不应只见病变，而忽视患者整体情况。北京大学深圳医院刘茜倩和北京大学人民医院胡大一医师分别以《让支架飞》和《关于让支架飞和让 CT 飞》在《医师报》(编者注：总第 195、196 期)做过评论，很实际。确实，对造影发现的病变应具体分析，是否所有病变都应置入支架？对单支血管多处病变、多支血管病变、临界病变或者侧支循环丰富的慢性闭塞病变，应该进行血流贮备分数测定，寻找“罪犯病变或罪犯血管”，而不应千篇一律，以支架简单覆盖。

因此，遵循指南，合理把握指征应时刻牢记在胸。欧洲心脏病学会(European Society of Cardiology，ESC)2010 心肌血运重建指南指出：稳定性心绞痛患者如药物治疗能很好地控制症状，无明确的大面积心肌缺血证据；非 ST 段抬高急性冠脉综合征危险分层中低危者；ST 段抬高心梗患者发病 3~28 天的患者均不建议介入治疗。

(二) 合理应用辅助检查诊断冠状动脉疾病与心肌缺血

眼下不少心内科医生离开辅助检查寸步难行，以至于不问病史，不进行体格检查便开出一大堆检查单。其实典型冠心病常常通过简单的病史和心电图即可做出诊断。

美国国家心血管注册项目研究表明：在 398 978 例进行冠脉造影的患者中，仅 37.6% 的患者显示有临床意义的狭窄，其中 39.2% 的患者狭窄小于 20%。试想通过简单仔细的询问病史、危险因素评价、必要的无创检查便可排除冠心病的诊断，为何要用昂贵有创手段，换来如此高的阴性结果？

如果临床医生能更多发挥自己的主观能动性，而不是被检查束缚住手脚，采用定势思维，下面的“医源性”悲剧就不会发生。2010 年 12 月 Arch Intern Med 报道一位不伴危险因素的女性患者，因不典型胸痛行冠状动脉 CT 造影，发现钙化和动脉硬化斑块，行有创冠脉造影检查时发生严重并发症——左主干夹层，不得已行紧急冠状动脉搭桥术，6 个月后因桥血管退化于桥血管植入了药物洗脱支架，术后不到 8 周又因支架内血栓而发生 ST 段抬高的心肌梗死合并难治性心源性休克，最终接受了心脏移植手术。多排螺旋 CT (multidetector CT，MDCT)诊断冠状动脉疾病的阴性预测值为 83%~89%，而阳性患者中仅 50% 为有血流动力学意义的狭窄，因此它并不能准确评价冠脉狭窄病变，且有高估阻塞性冠状动脉疾病严重程度的可能。鉴于此，对胸痛患者应依其疼痛特征，合理应用负荷心电图 / 超声 / 核素心肌扫描判断是否有心肌缺血，再应用 MDCT/MRI(magnetic resonance imaging，MRI)判断是否存在冠状动脉疾病，结合病情及以上检查决定是否有行有创冠脉介入检查的必要。

（三）重视中西医结合在冠心病治疗中的价值

现在业界相当多的人对介入治疗顶礼膜拜，忽视了药物在冠心病治疗中的基础作用。COURAGE 研究表明：对有客观心肌缺血证据的稳定心绞痛患者，无论接受强化的药物治疗还是在药物基础上联合介入治疗，长期随访两组在死亡、心肌梗死、中风、因不稳定心绞痛而住院方面并无差异；研究表明：急性 ST 段抬高心梗发病 3~28 天的患者，如果没有胸痛或可诱发的心肌缺血，尽管开通闭塞的梗死相关动脉，患者并不能从介入治疗中获益。因此本人体会强化冠心病二级预防策略，包括介入后的并发症等问题，结合活血化瘀等相关方药的合理使用，可使相当部分患者从药物治疗中获益，当然，也需要在这方面做更科学的探讨和研究。

在获益与风险之间探寻适合的治疗策略，冠心病治疗要考虑患者全身情况，例如有出血风险的肿瘤患者、近期需要行外科手术的患者，因经济原因无力支付双重抗血小板治疗或对抗血小板药物抵抗的患者，选择药物洗脱支架可在最大程度上降低支架内血栓的风险；而多支血管病变，左主干分叉等病变，如采用介入治疗，则支架内血栓风险明显增加，而外科搭桥可明显降低再次血运重建的比例，最大程度使患者获益；药物治疗有效地稳定心绞痛患者，则既不需介入，也不需搭桥。

切记介入治疗仅仅是冠心病的一种治疗手段，至少我们不要对患者造成伤害！

六、抗血小板中药研究进展与前景

2011 年 4 月 17 日

（一）血小板在血栓性疾病中的作用和抗血小板药物的开发

血栓形成是许多疾病如急性冠脉综合征、脑血管病、周围血管病变如下肢动脉粥样硬化及深静脉血栓形成的基本病理过程之一。这些疾病的发生为世界各地人民带来了痛苦及巨大的财政和社会负担。除了血管内皮功能障碍、炎症介质、血流剪切力和白细胞等参与外，血小板黏附、聚集和释放反应被认为是血栓形成的重要环节。因此，抗血小板治疗对治疗和预防这些疾病是非常重要的。阿司匹林可抑制血小板环氧化酶（cycloxygenase，COX）和花生四烯酸（arachidonic acid，AA）转化为强效激动剂血小板 TXA_2，因而一直是使用最为广泛的抗血小板药物。但阿司匹林抑制功能并不完全，部分原因是对 ADP、胶原、和凝血酶受体激动剂的作用能力受限。阿司匹林之外的其他有影响的一些抗血小板药物，已另有研发，这些新药包括 thienopyridines（噻氯吡啶类），磷酸二酯酶抑制剂和膜糖蛋白Ⅱb/Ⅲa 受体抑制剂等。到目前为止已有十多个经 FDA 批准的抗血小板药物进入临床使用。每种药物都在严格的标准下对其单独使用或合并使用的有效性和安全性进行过较全面的评估。阿司匹林与肝素或低分子肝素用于急性冠脉综合征，阿司匹林、氯吡格雷和 GP Ⅱb/Ⅲa 受体抑制剂在经皮 PCI 中应用已很普遍。然而，仍需关注的是使用综合疗法的安全性，新药物如氯吡格雷和膜糖蛋白Ⅱb/Ⅲa 受体抑制剂及阿司匹林耐药性或抵抗等问题。这些都需要进一步解决。某些老年患者用阿司匹林治疗后可能引起皮肤、鼻腔甚至颅内出血，值得重点关注！

（二）中药抑制血小板的研究进展

根据传统中医理论，血小板黏附、活化和聚集以及血栓形成的过程属于“血瘀证”范畴，是一种常见的临床病理综合征。对于该综合征治疗，中医是采用活血化瘀治法。因此，科学家们一直致力寻找用于抗血小板和抗血栓的中草药且已取得一定进展。不用说复方，即使单味中药也含有令药理学家困惑的复杂成分，故大多数研究都只能针对中草药单体或活性成分。川芎中川芎嗪的分离和合成就是一个例子。1976 年，我们在电镜下首先观察到川芎嗪对冠状动脉粥样硬化性心脏病（冠心病）患者的血小板表面活性和聚集效应。结果表明，单独血管内使用即可以对冠心病患者聚集的血小板解聚，明显降低其血小板的表面活性，树突状及聚集成堆的血小板明显减少；这一结果为我们当年进一步研究川芎嗪对血小板的作用及机制提供了有意义的线索。体外试验也证明川芎嗪对实验性高黏血症、TXA_2、腺苷、胶原和凝血酶诱导的血小板聚集具有不同程度的抑制功能。它可剂量依赖性地抑制 TXA_2 的生成，而对花生四烯酸（AA）的其他代谢产物的影响却不大，这表明它可能是一种 TXA_2 合成酶抑制剂。我们的实验还观察到它可降低血小板细胞内钙离子水平并抑制血小板 α- 颗粒的分泌。由于其可靠的抗血小板作用，川芎嗪已是目前城乡在治疗缺血性脑血管病的常用药物之一（图 2-6-1）。从中草药中分离出的其他具有抗血小板有效成分的还有阿魏酸，丹参素，丹酚酸、没食子酸丙酯（赤芍 801，棓丙酯），小檗碱，三七皂苷，芍药酚，BN52021（银杏内酯 B），粉防己碱，槲皮素，海风藤酮，蝙蝠葛碱，新灯盏花素，甲基莲心碱，钩藤碱，人参总皂苷，绞股蓝皂苷，黄山药总皂苷及蒺藜总皂苷等。但大多数研究并没有深入，多数只是强调对 AA 代谢、cAMP 代谢及钙的影响，而很少涉及对血小板膜糖蛋白功能的改变，而这方面近年来却早已引起学术界越来越多的关注。

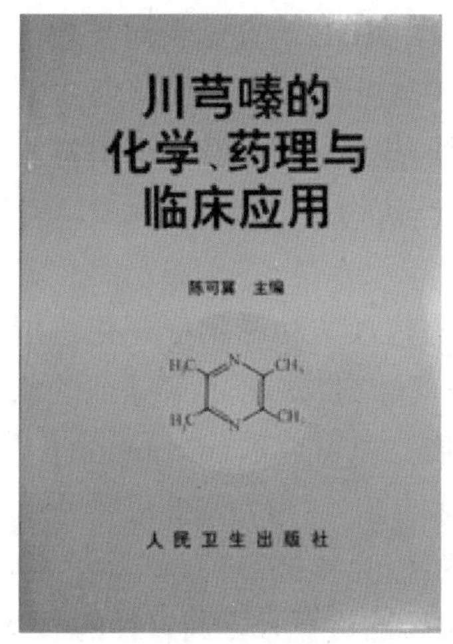

图 2-6-1 《川芎嗪的化学、药理与临床应用》
（人民卫生出版社，1999 年）

（三）中药用作抗血小板剂的展望

到目前为止，中药已在抑制血小板活化和聚集方面显示有一定的影响。但是，距发展为现代化的抗血小板药物仍然有很长的路要走。现在看来，中药对血小板膜糖蛋白的功能改变的影响应予以重视。此外，具有选择性或特异性的中药抗血小板药剂应得到进一步研发。如我们已知，COX 是由 AA 合成血栓素和前列腺素过程中重要的限速酶。阿司匹林是一种 COX 抑制剂，从而抑制 TXA_2 和 PGI_2 的生成，而后者对血管具有益的影响。一些中草药如阿魏酸、川芎嗪、甲基莲心碱已被证明在减少 TXA_2 的同时可增加 PGI_2，说明其可能是一种选择性的 TXA_2 的合成剂。这是一个非常值得进一步研究的重要方面。根据对特定靶点有作用的有效单体或有效成分，可明确先导化合物，再经过必要的结构修饰，即可能发展为效果更好、生物利用度更高及成本较低的新化合物。复方研究难度较大，但却是值得开发的重要方面，结合活血化瘀理论及方药研究会事半功倍。

七、慢性稳定型心绞痛的中西医结合治疗进展

2011 年中国医师协会中西医结合医师大会

慢性稳定型心绞痛（stable angina pectoris，SAP）是最常见的冠心病类型。其治疗方法包括药物治疗和血运重建治疗。药物治疗在改善心肌缺血症状的同时，尚有改善患者预后的作用；冠脉血运重建治疗在许多中心成为 SAP 的

默认治疗手段。然而COURAGE研究结果对当前的SAP血运重建策略提出质疑，并且重申了药物在SAP治疗中的基础地位，尽管眼下对COURAGE研究虽有一些补充意见，在一些地区对部分患者仍持固有的PCI先行的做法，但在国际上基本得到了共识，认为有二级预防意义。

（一）药物治疗

药物治疗的主要目的是预防动脉粥样硬化进展、减少心肌梗死和猝死；减轻症状和缺血发作；处理触发或加剧心肌缺血的危险因素。

1. **现代药物治疗进展**　尼可地尔（nicorandil）：结构上属于尼克酰胺类衍生物，通过开放ATP敏感的K^+通道，增加K^+传导，进而激活鸟苷酸环化酶；兼具有硝酸酯类的平滑肌松弛特征，通过静脉扩张降低前负荷，还具有促进内皮NO合酶表达的作用。它可扩张不同管径的冠脉，尤其是微小冠脉，由于微小冠脉缺乏将硝酸酯转化为NO的特异性代谢酶，临床常用的硝酸酯类药物不能有效扩张微小冠脉。因此尼可地尔对于X综合征、冠脉微循环病变、无复流的治疗有一定应用前景。研究显示在5 126例高危SAP患者中，尼可地尔能够减少心肌梗死、死亡等心血管事件。其在法国已有10年的使用经验，已经取代长效硝酸酯成为心绞痛的长期治疗药物。

伊伐布雷定（ivabradine）：选择性抑制Na^+-K^+内向离子流，即If电流，它是窦房结细胞的重要起搏电流，具有延缓舒张期除极速率、减缓心率的药理作用，但对心肌收缩力、血流动力学以及房室结传导没有影响。Ⅱ期临床研究显示其能够减缓静息及活动时的心室率，并有抗心绞痛作用。研究发现对于合并左心功能不全、心率>70bpm的冠心病患者，伊伐布雷定能够降低约1/3急性心肌梗死及再次血运重建的风险。对于不宜使用β-受体阻断剂的患者，伊伐布雷定可以较好控制心绞痛症状。

曲美他嗪（trimetazidine）：是3-酮酸乙酰辅酶A乙酰基转移酶抑制剂，作为代谢调节剂，可以在不同水平改善心肌能量代谢，促进葡萄糖利用，阻止缺血缺氧时ATP和磷酸肌酸水平的减少，减少自由基产生，防止细胞内钙超载和酸中毒的发生。能够提高冠脉血流储备、减少心绞痛事件发作频度、改善活动耐量、减少硝酸酯类药物用量，而对心率、心肌收缩力、血管舒缩性并不产生影响。TIGER研究进一步肯定了曲美他嗪在不能耐受传统抗心绞痛药物的老年人群中的作用。

雷诺嗪（ranolazine）：属于哌嗪类衍生物，主要抑制缺血或者衰竭心肌细胞的晚期钠离子通道，减少总的内向钠离子流和随后的细胞内钙超载，从而阻断心肌缺血的持续正反馈环，电压梯度的波动，改善心肌细胞功能。20世纪 80 年代用于临床，适用于对传统抗心肌缺血药物不能控制的心绞痛的治疗。研究表明雷诺嗪能够减少心绞痛发作频度、增加运动耐力、安全性高，但不能减少主要心血管事件的发生。

2. **中西医结合治疗现状** 冠心病按中医辨证标准分为标实和本虚两类：标实证包括痰浊、血瘀、气滞、寒凝 4 型，本虚证包括气虚、阳虚、阴虚、阳脱 4 型。结合多年的临床实践，我们认为心绞痛 / 心肌梗死时血小板激活、血栓形成、微循环障碍，以及动脉内膜增厚、脂质沉积、血管狭窄等改变，导致血行不畅，滞而不行，与中医学“血脉瘀阻”有相通之处。近年来我们逐渐认识到，急性冠脉综合征中的炎症瀑布反应、氧化应激损伤、细胞凋亡和组织坏死等病理变化，以病情凶险、疼痛剧烈、舌苔垢浊、舌质紫绛、口气秽臭为临床特点，非单一“血瘀”病因所能概括。因此，在血瘀作为基本病机的基础上，又提出冠心病“因瘀化毒，瘀毒互结”的病因病机学说。自 20 世纪 90 年代起，我们率先在国内开展活血化瘀干预冠心病介入后再狭窄的研究，表明中医活血化瘀制剂芎芍胶囊结合常规内科治疗可显著降低支架内再狭窄、再发心绞痛和主要心血管不良事件，为 PCI 术后再狭窄的预防提供新的途径。研究还发现，单味中药及提取物如川芎嗪、水蛭素、丹参提取物，中药复方如四逆汤、补阳还五汤及其制剂等对介入术后再狭窄均有一定的防治作用。“十一五”期间，中国中医科学院西苑医院心血管中心领衔的多中心临床注册研究，结果表明中西医综合干预可明显降低 ACS 患者介入 1 年后复合终点事件的发生（治疗组终点事件发生率为 4.95%，对照组 11.72%），为构建我国介入治疗后 ACS 患者的中西医综合干预规范提供可靠的临床证据。同时中医药在心血管基础研究方面取得不菲进展。大量临床和实验研究表明“补气活血、化瘀生肌、行气通络”等治法可能通过促进缺血区心肌血管新生而起到治疗作用。麝香保心丸的促血管新生作用在鸡胚绒毛尿囊膜模型、细胞培养模型和大鼠心肌缺血模型中均得到了证实，能促进大鼠缺血心肌冠脉侧支血管生成，对缺血心肌具有保护作用。一些研究人员采用中药“双龙方”与自体骨髓单个核细胞经心导管联合应用于小型猪心肌梗死模型，认为可促进移植细胞在心肌生存、分化、扩增，两者联用可发挥协同增效、优势互补作用，为冠心病的中医治疗开拓了新的探索领域。

3. **传统心绞痛治疗药物的作用** 传统抗心肌缺血治疗药物如硝酸酯类、β- 受体阻滞剂、钙离子拮抗剂，仍然是目前临床使用的主流药物。但并不能缓解所有患者的心绞痛症状，仍有 5%~15% 的难治性患者有心绞痛症状发作。更为重要的是传统抗心肌缺血治疗并不能降低心血管不良事件的发生。因此有必要开发新型制剂、纠正危险因素、寻找除血运重建策略外的其他非药物手段。

4. **难治性心绞痛的其他治疗方法** 尽管采用强化的内科治疗，每年仍有约3.3%CCS Ⅲ-Ⅳ级的患者发生非致死性心肌梗死，1.8%的患者死亡。客观上对这部分患者如果无法进行血运重建，则治疗手段非常有限。一些非常规方法如脊髓刺激治疗（spinal cord stimulation，SCS），增强型体外反搏治疗（enhanced external counterpulsation，EECP），体外震波治疗（extracorporeal cardiac shock wave therapy，ECSWT），激光心肌血运重建（transmyocardial laser revascularization），干细胞 / 基因治疗（stem cell/gene therapy）等，则通过增加β-内啡肽释放、提高痛阈、增加心肌灌注、治疗性血管生成等机制，减少心绞痛事件，显示了初步的治疗前景。

（二）治疗策略的选择

SAP治疗的主要目的是改善预后和缓解症状。而治疗策略的选择是整个治疗过程的关键环节，具体是采用强化的药物治疗还是选择血运重建治疗？对选择血运重建的患者，是选择PCI还是选择CABG？要结合症状、客观心肌缺血证据、危险因素综合考虑。

1. **从症状学角度考虑** 对于采用了强化的内科药物治疗，患者仍有持续的心绞痛或者心绞痛等同症状，则应考虑接受血运重建治疗；从预后角度考虑，即使患者无症状，对于解剖关键部位的血管或支配大面积心肌的血管，应考虑接受血运重建治疗。

2. **选择PCI还是CABG（coronary artery bypass graft，CABG）** 要综合考虑受累的血管床和SYNTAX危险评分。对于LM或多支血管病变合并糖尿病患者，或者LM+多支血管病变，SYNTAX评分在≥22分的患者，建议CABG治疗；其余患者可考虑PCI治疗。

（三）结语

大量循证医学证据对当前SAP治疗策略提出质疑和挑战，因此本人体会针对具体患者，应进行危险分层，慎重选择治疗策略，辨证施治。强化冠心病二级预防策略，重视药物在SAP治疗中的根本地位，结合活血化瘀等相关方药的使用，可使相当部分SAP患者从药物治疗中获益，从而免于或推迟进行冠脉血运重建治疗。

八、动脉粥样硬化、血管老化与寿命

2011年7月22日

寿命，是指从出生经过发育、成长、成熟、老化以至死亡前机体生存的最大时间，通常以年龄作为衡量寿命长短的尺度。研究表明人类理想的最大寿命是100~120岁。世界卫生组织的研究结果对各项影响寿命因素的重要性做了提示，个人的健康和寿命仅有15%取决于遗传，60%取决于个人的生活方式、精神状态、保健意识等。目前我们对于诸如沃纳综合征、何奇森-吉尔福德儿童早老综合征（Hutchinson-Gilford syndrome）等遗传原因导致的寿命缩短无能为力，而冠心病、糖尿病等病的发生发展，多由先天遗传和后天不良生活方式综合引起，我们对其全面防治有着广阔的前景。面对提早患病、提早衰老、提早残废及提早死亡的残酷现实，积极预防心脑血管疾病的发生对于延长寿命、促进健康老龄化具有重大意义。

（一）动脉粥样硬化与心血管疾病

卫生部门统计数字表明，1990—2007年间，心血管疾病一直是导致国人死亡的头号杀手，平均每年有300万人死于心血管疾病。而中国亦是心源性猝死（sudden cardiac death，SCD）的高发国，有对中国四大地区（北京、广州、克拉玛依、盂县）的临床流行病学调查表明，平均每年每10万人中就有41.84人发生心源性猝死，而以中国14亿人口推算，我国每年发生的SCD人口的总数在50万以上。与此同时中国亦是缺血性中风的高发国，其发病率远远高于欧美国家。而对于中国糖尿病患病率的最新调查亦表明，中国糖尿病及糖尿病前期的患病率分别为9.7%和15.5%，据此推算中国糖尿病患病总人数为9 240万人左右，糖尿病前期总人数为1.48亿。众所周知，糖尿病和心血管疾病是等危症，中国如此大的糖尿病患病人群，在未来10~20年内会成为心血管疾病的“后备军”。

动脉粥样硬化是包括冠状动脉粥样硬化性心脏病、中风和外周血管病在内的多种疾病发生发展的共同病理基础，其主要影响大、中血管的脂质代谢紊乱，而血管的主要功能就是为机体的正常生理活动提供足够的血液、氧气和其他营养物质，健康的血管柔韧而富有弹性，完全适合机体供血供氧的需要，而随着时间的延长，各种因素可以导致动脉管壁内膜增厚、变硬，有时甚至阻碍其间的血氧输送至全身组织器官。脂肪、胆固醇及其他物质沉积在血管壁上会导致斑块血栓形成、管壁狭窄，进一步发展严重时可导致血管闭塞引起胸痛、气短及其他严重症状致急性心血管事件的发生。易损斑块在其中起到了重要作用，其是一种特殊的粥样硬化斑块，一般具有大量炎症细胞浸润、纤维帽较薄、脂质核心较大、内皮功能不良和凝血机制增强等特点，特别不稳定，极易破裂导致心脑血管疾病的发生。

（二）从单纯治疗危险因素到综合干预血管的策略转变

心血管疾病具有可防、可治的特点，美国Framingham心脏病研究1961年首次提出“危险因素”的概念，是指能增加疾病或死亡发生的可能性的因素，疾病的发生与该因素有一定的因果关系。危险因素包括可改变的危险因素（包括肥胖、高血压、血脂异常、吸烟等）和不可改变的危险因素（包括年龄、性别、种族和家族史）。积极控制危险因素成为近半个世纪以来心血管病防治的重心。芬兰和美国都曾经是心血管疾病的高发国家，然而近年来其发病率却大幅度降低，研究表明这些国家开展的心血管一级预防功不可没，其他国家的实践经验也表明，控制危险因素能够大幅度降低冠心病的病死率。

尽管控制危险因素为降低心血管疾病的发病率和死亡率带来了诸多益处，但其局限性也逐渐显现。诸项对于高风险人群的心血管疾病预防的随机临床研究结果表明，即使严格按照指南推荐的治疗只能使 9% 到 30% 的事件免于发生，而 70%~80% 的事件仍不可避免。STENO-2 研究长达 14 年的临床随访的结果也表明，即使对 2 型糖尿病患者进行长期、强化的降糖治疗，仍有近 50% 的患者无法避免心血管事件的发生。Spence 的研究发现，Framingham 评分为高危的患者中只有 30% 发生了事件，而 70% 的事件发生在高 TPA 患者中。TPA 是斑块进展的客观表征，亦是心血管事件发生的强预测因子。单纯干预危险因素致半数以上患者治疗失败，使作者转变思路，从治疗危险因素转而治疗动脉粥样硬化。不管危险因素是否达标，对高 TPA 和斑块进展患者强化治疗，直至斑块稳定或逆转。

（三）动脉粥样硬化与血管老化

血管老化不同于动脉粥样硬化。早在 100 多年前，美国著名的医学家、医学教育家 William Osler（1849—1919）就曾有过“你的血管有多老，人就有多老。”的表述。可知那个年代就已经认识到血管老化对于人寿命的影响，防治血管老化和衰老成为医学科研人员的研究兴趣所在。血管老化和动脉粥样硬化是两个不同的概念，但常常将两者混为一谈。老年人的大、中动脉出现不同程度的内膜、中膜的改变，称为“血管老化”，通常表现为增厚、硬化，有可能进一步进展为动脉粥样硬化，因此有学者将血管老化进一步定义为“与增龄相关的血管内膜中层退变与硬化”。血管老化的客观评价指标包括颈动脉内膜中层厚度、脉搏速率、踝臂指数等等。衰老对于脉管系统的不良作用主要与内皮功能障碍和衰老相关的动脉粥样硬化有关。对衰老引起的血管老化、内皮功能障碍内在机制的深入研究有助于降低老年人群心血管疾病的死亡率。血管老化的发生机制尚不明确，但现有的研究结果显示其可能与氧化应激和内皮功能障碍、血管炎症、动脉硬度增加、内皮复制性衰老、内皮祖细胞功能受损密切相关。

（四）血管老化、动脉粥样硬化的综合干预以及中医药的有益尝试

目前对于延缓血管老化、抗动脉粥样硬化有诸多方法，包括有氧运动、限制高热量食物的摄入、他汀治疗、抗炎抗栓治疗以及 GH/IGF-1 的补充等等。这些不断涌现出来的干预方法对于降低老年人群心血管事件死亡率的治疗益处正不断显现。

近年来，应用中医药进行延缓血管老化、抗动脉粥样硬化的研究正逐步展开、深入。中医学认为，气虚夹瘀阻络是血管老化的基本病机，延缓衰老的治则突破传统的单纯“从虚立论”而为补虚祛瘀并用。益气活血药人参、三七、川芎是常见的具有抗衰老作用的天然药物，实验研究表明其对延缓血管老化具有良好效应。中药及其复方具有多成分、多途径、多靶点的作用特点，有可能对引起血管老化的多个环节进行立体干预，因此十分有必要发挥中医药整体优势，在中医药延缓血管老化的研究中进行多靶点的系统研究和深入的探索。

九、稳定性冠心病：PCI 还是药物治疗的选择

2012 年 3 月

为了评价比较 PCI 和药物治疗对稳定性冠心病患者的临床疗效，美国纽约州立大学石溪分校医疗中心的 Kathleen Stergiopoulos 博士和 David L.Brown 博士进行了临床随机对照试验的 meta 分析，该项最新研究结果发表于 2012 年 2 月 27 日的国际著名医学期刊 *Arch Intern Med*（《内科学文献》）上。文章选取的前瞻性随机对照临床试验均来源于 MEDLINE 数据库中 1970 年至 2011 年 9 月间的检索结果，并且排除了接受 PCI 治疗不足 50% 狭窄的临床试验，通过随机效应模型得出相应的 OR 值。8 项临床随机对照试验共纳入 7 229 例患者，其中，3 项试验的研究对象为心肌梗死后病情稳定的患者，而 5 项试验的研究对象为稳定型心绞痛患者和（或）压力测试显示心肌缺血的患者，加权平均随访时间为 4.3 年。临床以死亡、非致命性心肌梗死、计划外的血运重建以及持续性心绞痛作为观察终点。结果表明，PCI 和药物治疗的不良事件发生率分别为：死亡：8.9% vs 9.1%（OR，0.98；95% *CI*，0.84~1.16）；非致命性心肌梗死：8.9% vs 8.1%（OR，1.12；95% *CI*，0.93~1.34）；计划外血运重建：21.4% vs 30.7%（OR，0.78；95% *CI*，0.57~1.06）；持续性心绞痛：29% vs 33%（OR，0.80；95% *CI*，0.60~1.05）。因此，研究人员得出结论，在预防死亡、非致命性心肌梗死、计划外血运重建或持续性心绞痛方面，与药物治疗相比，稳定

性冠心病患者行 PCI 并未额外获益。

那么，这项最新的 meta 分析的结果又有什么新的特点，给我们带来了哪些新的启示呢？我们认为可能有以下几个方面：

最新 meta 分析的结果进一步证实，与单纯药物治疗比较，稳定性冠心病患者行 PCI 治疗对终点事件无额外益处。稳定性冠心病治疗的主要目的是改善预后和缓解症状，因此治疗策略的选择是整个治疗过程中的关键环节，具体来说就是“药物治疗优先”还是“血运重建治疗优先[包括 PCI 和冠脉搭桥术（CABG）]”，要结合临床症状、客观的心肌缺血证据、危险因素的综合考虑等。毋庸置疑，PCI 的临床应用为缺血性心脏病的治疗提供了又一利器，但其主要应用领域在于对急性冠脉综合征（ACS），特别是 ST 段抬高的急性心肌梗死的早期干预，及时再通血管，挽救缺血心肌，拯救生命；而对稳定性冠心病患者，若在改善生活方式和合理用药的基础上仍不能控制心绞痛的发作，PCI 治疗可能有助于缓解症状。但是，任何治疗手段都有一定的适用范围，不应过度应用，做到有所为有所不为。在当今冠心病治疗学领域，改善生活方式和合理药物治疗的基石地位不可动摇，不能滥用 PCI，让支架乱飞，而要做到有理有据有节。

最新的 meta 分析以及之前的 COURAGE 等研究结果表明，对于稳定性冠心病，优化药物治疗加 PCI 并未表现出相对于单纯优化药物治疗的优越性。原因在于，虽然 PCI 能较快地改善缺血区的血运，但其并没有完全阻断动脉粥样硬化的发展。因此 PCI 治疗后仍会发生再狭窄及血栓形成，即冠状动脉粥样硬化的病理改变仍在继续，其终点事件发生率与单纯优化药物治疗的终点事件发生率差异无统计学意义。因此单纯优化药物治疗在冠心病治疗中举足轻重。而中西医结合疗法在其中大有可为。目前活血化瘀中药在防治 PCI 术后再狭窄、抗血小板治疗、内皮保护、梗死后血管新生等方面都有较好疗效，未来可以进一步深入研究，为其扩大临床应用提供扎实的循证依据。

十、活血化瘀方药治疗心血管病的应用

2012 年 9 月 15 日于泰国

动脉粥样硬化易损斑块导致血栓形成，是心血管风险中最常见的致死原因。血小板功能亢进和炎症因子的激活，是此类血栓形成致斑块破裂的重要机制之一。有些学者称“若无血栓，即无事件”，是很符合实际情况的。

在现代医学对防治心血管血栓事件的措施中，抗血小板药物的应用，

得到全球的共识。在心脑血管病一级预防及二级预防中，都获得广泛的应用；最常用的药物包括环氧化酶阻断剂阿司匹林，腺苷二磷酸受体拮抗剂氯吡格雷（clopidogrel，商品名波立维，Plavix），磷酸二酯酶抑制剂西洛他唑（cilostazol）和双嘧达莫（潘生丁）以及血小板膜糖蛋白 GPⅡb/Ⅲa 抑制剂阿昔单抗（abciximab，Reopro），埃替非班（eptifibratide，integrelin），替罗非班（tirofiban，MK-0383）等。抗血小板药物联合用药最为普及的为阿司匹林与氯吡格雷联用和阿司匹林与双嘧达莫联用，一系列多中心临床试验证实了其在心脑血管病一级及二级预防中的有效作用；在冠脉介入术后再狭窄的预防及颈动脉狭窄的一级预防中，都得到广泛认同。因而 1989 年由内科医师健康研究提出用阿司匹林作为一级预防心血管事件被认为是一个具有里程碑意义的研究。AHA/ASA（American Heart Association/American Stroke Association）"卒中一级预防指南"还推荐阿司匹林作为无症状颈动脉狭窄的首选药物。

尽管这些抗血小板药物的临床研究成就十分辉煌，但仍存在一系列值得临床医生关注的问题。以阿司匹林为例，其消化道出血或中枢神经系统出血陆续有所报道，本人也有这个临床医疗的教训，所以还应当谨慎地注意在剂量、周期及应用对象上的个体化合理使用。对所谓"阿司匹林抵抗"问题，也有关于定义及其可能机制的不尽一致的争议。

我国在活血化瘀方药抑制血小板活性方面有过很多的研究工作，多数是在临床规模不大的试验中证明这些方药的抗血小板作用，有的是在不同模型的动物试验中观察到这些药物的抗血小板作用，但就其作用靶点的研究而言，还不够深入或准确。这些方药包括血府逐瘀汤、桃红四物汤、通窍活血汤、冠心 2 号等复方，以及赤芍、川芎、红花、当归、丹参、郁金、三棱、泽兰、益母草、姜黄、桃仁、三七、丹皮、灯盏细辛等大量药物，其中不少还经实验证明有抗炎作用。这些方药在抗血小板活性作用方面，与西药相比，有何质和量的不同？作用靶点有何不同？有何特点或优越性？尚乏严格的多中心临床研究及实验研究的对比观察。美国及我国一些学者认为黑木耳也具有类似功能，但工作也不深入。有的学者认为养阴药石斛也具有较广泛作用包括抗血小板功能，尚待进一步研究。以上药物的成分囊括了黄酮类、萜类、有机酸类、木脂素类和生物碱类等范围。总之，从中药中探索新的高效安全的抗血小板药物是可能的，但需要进行很艰苦深入的研究。

抗血小板药物研究一直是预防血栓形成和预防心脑血管事件的世界性关注点。现代医药学界正在进行包括 P_2Y_{12} 抑制剂（坎格雷洛，cangrelor 及普拉格雷，prasugrel），蛋白酶激活受体 -1 拮抗剂（RWJ-58259 与 E-5555）和抗整合

素 $\alpha_2\beta_1$ 及 GPN 单克隆抗体等的深入研究，进一步结论尚难预测。中医药活血化瘀领域及其他方药的进一步探索，同样具有其绝对的必要性。

动脉粥样硬化易损斑块的稳定与否，破裂与否；急性心脑血管事件的发生发展与否，影响因素是多方面的，也包括斑块表浅层炎症的状态等等，其预防和治疗措施也必然是综合的。

十一、临床实践与理论间的缺口

2013 年 7 月 27 日于贵阳

当今医学的发展已逐渐由循证医学向价值医学转变，各民族的传统医学越来越受到重视，2013 年 1 月出版的最新《BRAUNWALD 心脏病学》中设专门章节讨论补充替代医学在心血管疾病治疗中的作用，体现了当今主流医学对传统医学的重视和认可。而传统医学要想进一步发展，则必须有稳定的方向，有所为，有所不为。

（一）慢性稳定性冠心病药效的反思

2009 年《国家基本药物目录》中收录具有祛瘀作用的中成药有 11 种，而到了 2012 年，这一数字增加到 23 种，同时活血化瘀的注射剂也有 16 种之多，这说明活血化瘀治法已经被临床上广泛应用，成为临床各科常用的基本治法。尤其是在心血管疾病的治疗中，目前市场上可以见到的以活血化瘀为主要功效的中成药达上百种，成为中医药治疗心血管疾病的基石。

2007 年 4 月《新英格兰医学杂志》发表的 COURAGE 试验结果显示：进行强化药物治疗的稳定型心绞痛，PCI 治疗并不能改善患者的远期预后。在这样的背景下，我国介入治疗的病例数仍在急剧增长，2012 年全国 PCI 总例数已达 38 万，平均每个患者置入支架 1.58 枚，其中药物洗脱支架的使用率约为 99%，这不禁要让我们反思 PCI 合理应用的有关问题。冠心病病理机制的核心是心肌缺血，而心肌缺血是严重的冠脉狭窄、炎症反应、血管痉挛、微循环障碍、内皮功能障碍等多种因素综合作用的结果，因此冠心病的治疗也必须采用综合治疗的方法，重视生活方式的调整和强化药物治疗，同时要强调中成药的规范使用，辨证使用中成药，更好地发挥中医药在冠心病治疗中的作用。

（二）抗血小板中药研究的反思

抗血小板药物在急性冠脉综合征、心肌梗死、缺血性中风等血栓性疾病中都有确切的治疗效果，可以显著降低患者的远期病死率。但目前也存在着联合用药的安全性、阿司匹林抵抗、增加肿瘤风险、不同人种间安全剂量的差异等问题。活血化瘀中药具有明确的抗血小板作用，大多数中药都通过多种途径发挥综合的抗血小板作用，因此有必要进一步探索他们的作用靶点和作用途径。

（三）调节血压问题的反思

处于血压正常高值的成年人占全国成人34%，约3亿，10年后将有50%发展为高血压患者，对此类人群进行降压干预的益处及必要性如何，以及此类人群生活方式如何调整，需要相关研究进一步阐释。

（四）调脂的益处与风险

多项重大研究认为调脂可以降低心脑血管事件的发生率，但降脂药的安全性问题，也引起人们的一些争议。

（五）血管新生与斑块内血管生成

经瑞伐他汀40mg/d和阿托伐他汀80mg/d治疗6个月，可实现斑块消退，但这类证据还太少。而且应用改善血管新生药物改善微循环血运时，能否促斑块内血管新生仍然存在争议。

（六）颈动脉介入治疗的认同

颈动脉狭窄≥50%者，视为冠心病的等危症，颈动脉狭窄≥50%有症状，或≥70%无症状而围术期风险低者，建议内膜剥脱术，高龄或心功能差者建议行支架植入术作为替代治疗。中医药在这方面的效果如何，还需要进一步验证。

在今后的发展中，我们应该吸取传统精华，开辟和创新现代化与开放式的新天地与新境界，不以拒绝所谓“西化”为口实，拒绝对现代化与全球化的认同。

十二、2013年中美国家心血管病报告要点对比解读及其启示

2013年8月10日于北京

心血管疾病的发生和流行与社会经济水平、生活方式以及生态环境等因素密切相关，并伴随国家工业化、城镇化及老龄化进程而加快。近年来，随着经济生活水平的不断提高及不健康生活方式的持续蔓延，我国已成为全球心血管疾病的高发区，因此及时制定符合我国国情的合理防治策略至关重要。2012年8月和2013年1月，我国和美国相继正式公布了各自最新的国家心血管病报告，两国报告中的统计数据均更新至2010—2011年，具有良好的对比

度。对中美两国最新心血管病统计报告要点进行对比解读，有利于深入分析和探究中国心血管病的流行现状、原因及发展趋势，且可为其防治策略的制定提供一定的参考。

（一）概况

《中国心血管病报告 2011》中指出，我国总体人群的心血管疾病（包括心脏病和脑卒中）患病率仍在持续上升，估计全国心血管病患者有 2.3 亿，即每 5 个成人中有 1 人患病，其中高血压 2 亿人，脑卒中至少 700 万，心肌梗死 200 万人，心力衰竭 420 万人，肺心病 500 万人。中国每年约有 350 万人死于心血管疾病，每死亡 5 个人中就有 2 人是心血管疾病，约占全因死亡的 41%，居各死亡原因首位，每天有 9 590 人死于心血管疾病，大约每 10 秒就有 1 人死亡，其中农村居民心血管病死亡率增速高于城市居民。此外，高血压、吸烟、血脂异常、肥胖 / 超重、体力活动不足、不合理膳食等主要心血管危险因素仍呈进行性增长态势，防控形势严峻。

美国大约有 8 360 万成年人患有一种或多种心血管疾病，其中年龄大于 60 岁以上的患者大约占一半以上。冠心病患者大约有 1 540 万人，心力衰竭患者 510 万人，中风患者 680 万人。1999—2009 年，美国总体人群因心血管病死亡人数下降了 32.7%，但仍占死亡总人数的 1/3 左右。2009 年美国心血管病死亡率约为 236.1/10 万人，其中白人男性、黑人男性、白人女性、黑人女性的死亡率（每 10 万人）分别为 281.4 人、387 人、190.4 人及 267.9 人。每天有超过 2 000 人死于心血管疾病，大约每 40 秒就有 1 人死亡，每 25 秒就会发生 1 次冠脉事件；每死亡 6 个人中就有 1 人是冠心病，每死亡 19 人中就有 1 人是中风。对于心血管病主要危险因素的统计数据表明，有 3 190 万美国成人（≥20 岁）血清总胆固醇水平超过 240mg/dl；约有 7 800 万成人有高血压（约占美国总人口的 1/3）；有 1 970 万被诊断患有糖尿病（约占美国总人口的 8.3%），且糖尿病前期人口约占总人口的 38.2%。

（二）心血管疾病危险因素

1. 高血压　《中国心血管病报告 2011》中指出，新中国成立后中国进行过 4 次大规模的高血压患病率调查，历年的调查结果表明我国高血压患病率呈明显上升趋势。估计全国高血压患病人数为 2 亿，每 5 个成年人中就有 1 个是高血压。其中，2002 年的成人高血压患病率为 18.8%，男性患病率高于女性，患病率随年龄的增加而呈上升趋势，近年来部分区域性调查显示成人高血压患病率达 25% 左右。根据 2002 年的全国性调查结果，我国人群高血压的知晓率为 30.6%，治疗率为 24.7%，控制率为 6.7%，对于接受治疗的患者，控制率可达到25%，随着年龄的增加，知晓率、治疗率和控制率都在升高，且城市高于农村。1991—2004年，我国6~17岁儿童青少年血压水平显著上升，采用“中国儿童高血压参照标准”诊断，儿童高血压患病率从1991年的7.1%上升到2004年的14.6%，年平均上升速度为0.58%。

美国目前约有7 800万成人高血压患者，约占美国总人口的1/3左右，每3个成年人中就有1个是高血压。2007年的美国成人高血压患病率平均为29%左右；预测2030年美国成人高血压患病率较2013年增长约7.2%左右。2007—2010年美国人群高血压的知晓率为81.5%，治疗率为74.9%，控制率为52.5%，2003—2008年的研究数据显示成人高血压患者中约有8.9%为难治性（或顽固性）高血压患者。一项研究表明1999—2006年间美国青少年高血压患病率约为3.6%左右。

2. **血脂异常**　《中国心血管病报告2011》中指出，近20年来我国居民血脂水平呈持续上升的趋势，特别是青少年的血脂水平。2002年全国调查表明，成人血脂异常患病率为18.6%，其中高胆固醇血症（TC≥5.72mmol/L）患病率为2.9%，高甘油三酯血症（TG≥1.70mmol/L）患病率为11.9%，高密度脂蛋白胆固醇血症（HDL-C<1.04mmol/L）患病率7.4%。儿童青少年（3~17.9岁）胆固醇升高（TC≥5.72mmol/L）患病率0.8%，甘油三酯升高（TG≥1.70mmol/L）患病率2.8%。成人血脂异常知晓率3.2%，检测率6.4%，估计目前血脂异常者至少2亿人。2003—2007年间，北京、上海、南京等大城市对不同类型人群抽样调查血脂异常患病率均较高，在35.4%~59.6%之间。

2007—2010年美国大约有3 190万成人（≥20岁）血清总胆固醇水平超过240mg/dL，总体患病率为13.8%。近20年来，美国成人血清总胆固醇水平从206mg/dL（1988—1994年）降低到203mg/dL（1999—2002年），血清低密度脂蛋白胆固醇水平从129mg/dL（1988—1994年）降低到123mg/dL（1999—2002年）。1999—2006年，美国成人高低密度脂蛋白胆固醇血症患病人数降低了约33%。美国成人血脂异常知晓率从42%（1999—2000年）增长到50.4%（2005—2006年），治疗率从28.4%（1999—2002年）增长到48.1%（2005—2008年）。2007—2010年美国青少年（12~19岁）血脂异常比例约为20.3%，约7.8%血清总胆固醇水平≥200mg/dl。

3. **代谢综合征**　《中国心血管病报告2011》中指出，2002年中国居民营养与健康状况调查数据证实18岁以上代谢综合征的患病率粗率平均为10.2%。北京地区2005年的统计数据表明，16 442名调查对象，依据IDF代谢综合征诊断标准，患病率为27.9%，依据ATPⅢ代谢综合征诊断标准，患病率为19.5%。2010年新疆分层抽样抽取30~70岁维吾尔族居民1 379人，哈萨克族居民1 123人，采用ATPⅢ代谢综合征诊断标准，年龄调整代谢综合征患病率分别为10.3%和3.3%。2010年中国7城市的心脏研究纳入心内科住院患者3 465人，依据IDF标准定义代谢综合征，调整性别、年龄、吸烟、体质指数、是否诊断心血管疾病等因素的影响，代谢综合征患者发生慢性肾病的危险性是无代谢综合征的1.27倍。

基于2003—2006年美国健康与营养调查统计数据，大约有34%的美国成人符合代谢综合征的诊断标准，其中男性约为35.1%，女性约为32.6%。怀孕女性代谢综合征患病率从17.8%（1988—1994年）增长到26.5%（1999—2004年）。美国民众对于代谢综合征的知晓率还很有限。

（三）心血管疾病不良生活方式

1. **吸烟** 《中国心血管病报告2011》中指出，我国男性吸烟率一直是世界上最高的几个国家之一。2010年全球成人烟草调查（GATS）——中国项目（覆盖中国28个省的人群）调查显示，我国15岁及以上男性总吸烟率为62.8%，现在吸烟率为52.9%，男性吸烟者总数达3.4亿，现在吸烟者2.9亿；女性总吸烟率为3.1%，现在吸烟率为2.4%，女性吸烟者总数为1 639万人，现在吸烟者1 046万。我国男性吸烟率处于平台期，而女性吸烟人群不断增加。1996年和2002年中国男性医师和教师的吸烟率均超过50%，2010年GATS调查表明，男性医师和教师的现在吸烟率分别为40%和36.5%，下降幅度较为明显，但仍是世界上男性医师吸烟率最高的国家之一。2005年的全国调查发现，11~23岁的大中学生中，男女生现在吸烟率分别为22.4%和3.9%，我国青少年吸烟低龄化倾向特别明显。2010年GATS调查数据表明20~34岁的现在吸烟者中，52.7%在20岁以前就成为每日吸烟者。2002年中国非吸烟者被动吸烟的比例高达51.9%，被动吸烟者5.4亿。中国多省市心血管病危险因素队列研究入选了30 000例年龄在35~64岁之间的观察对象进行了10年随访，结果证实吸烟是急性冠心病事件和急性缺血性卒中的独立危险因素之一。多因素分析显示，吸烟者的急性冠心病事件、缺血性脑卒中事件和出血性脑卒中事件的发病危险分别是不吸烟者的1.75倍、1.37倍和1.21倍。

美国每5个成人就有1人吸烟。2010年大约有6 960万大于12岁的美国居民是现在吸烟者，比例约为27.4%，较2007年的28.6%有所下降。2011年美国成人现在吸烟率男女性分别为21.3%和16.7%，平均为19%左右，较1998年的24.1%明显下降，美国44个州及哥伦比亚地区成人吸烟率明显下降。美国非吸烟人群血清尼古丁代谢产物continine的检测阳性率由52.5%

（1999—2000 年）降低到 40.1%（2007—2008 年），其中在儿童少年人群（3~19 岁）较成年人（>20 岁）下降较为明显。美国学生（9~12 年级）大约 23.4% 有吸烟史，其中男学生居多，12~17 岁青少年吸烟率由 2002 年的 13% 下降至 2010 年的 8.3%。2005 年，由吸烟导致的死亡约占美国成人死亡原因的 19.1%，其中大约有 1/3 的死亡与心血管疾病相关。2000—2004 年，吸烟导致每年约有 443 595 个美国人死亡，其中男性 269 655 人，女性 173 940 人；吸烟相关性死亡人群中约有 49 000 例死亡病例（11%）与吸食“二手烟”相关；每年怀孕妇女吸烟可导致 776 例婴儿死亡。据统计，美国男性吸烟人群较非吸烟人群寿命缩短约 13.2 年，女性寿命缩短约 14.5 年。

2. **缺乏体力活动** 《中国心血管病报告 2011》中指出，我国居民体力活动水平呈明显下降趋势，18~55 岁居民体力活动主要来源于职业活动和家务活动，除休闲时的体力活动稍有增加外，其他形式的体力活动均呈下降趋势，与 1997 年相比，2006 年男性总体力活动量减少了 27.8%，女性减少了 36.9%。

2011 年的统计数据表明，约有 2/3 的美国成人休闲时缺乏身体活动，其中女性（33.2%）明显高于男性（29.9%），且随着年龄的增大这个比例显著上升。小于 18 岁的年轻人群中不参加规律体力活动者比例很高，且其比例随年龄增长而不断升高，17.7% 的女孩和 10% 的男孩均有连续 7 天内没有参加过 60 分钟左右的中等至高强度身体活动的情况。

3. **超重和肥胖** 《中国心血管病报告 2011》中指出，基于 2002 年的调查数据，我国居民中超重者（BMI 24~27.9kg/m^2）约 2.0 亿人，肥胖者（BMI≥28kg/m^2）约 6 000 万。如按 2006 年我国人口估计，18 岁以上超重者和肥胖者分别达到 2.4 亿和 7 000 万，呈明显增加趋势。

2010 年，美国成人超重或肥胖人口约有 1.5 亿，约占 68.2%；约有 34.6% 的美国成人达到肥胖的标准（BMI 30kg/m^2）。31.8% 的儿童或青少年人群超重或肥胖（约 2 390 万人）。

4. **不健康膳食** 《中国心血管病报告 2011》中指出，自 2002 年以来，我国居民膳食整体结构已发生明显变化，但一些膳食特点明显不利于心血管疾病的预防，如谷类食物摄入量下降，脂肪摄入增加，水果蔬菜摄入量较低，食盐摄入量大大超过膳食指南推荐每天小于 6g 的标准。

在美国，情况与中国类似，谷物、水果及蔬菜摄入量明显不足，而脂肪和甜食的摄入量明显过量。此外，只有 8%~11% 的白人，9%~11% 的黑人以及 13%~19% 的墨西哥人每日钠的摄入量小于 2.3g。2005 年，美国推荐高血压人群、中老年人群以及黑人每日钠的摄入量应该少于 1.5g。

（四）心血管疾病防治

1. **冠心病**　《中国心血管病报告 2011》中指出，2008 年中国城市缺血性心脏病的患病率为 15.9‰，农村地区为 4.8‰，城乡合计为 7.7‰，与 2003 年调查数据相比明显上升。2009 年中国城市居民冠心病死亡粗率为 94.96/10 万，农村居民冠心病死亡粗率为 71.27/10 万，与 2008 年的数据相比有所上升。总体来看，城市地区冠心病死亡粗率高于农村地区，男性高于女性。在冠心病介入治疗方面，近 3 年我国冠脉介入数量有了大幅度的增长，同时开展了一系列的支架介入治疗安全性与有效性的循证评价研究。冠心病药物治疗及二级预防方面，2008 年的研究表明，中国内地慢性稳定型心绞痛的治疗大体上遵循指南，但与指南要求和优化治疗相比仍存在差距，β 受体阻滞剂和他汀类药物的应用明显不足。老年冠心病患者的血压、血脂和血糖达标率均较低，尤其在血压、血脂达标率亟待提高。

2010 年美国成人冠心病患病率约为 6.4%，男女性患病率分别为 7.9% 和 5.1%。心肌梗死的患病率约为 2.9%，男女性分别为 4.2% 和 1.7%。每 34 秒就有一个美国人发生心肌梗死。2011 年美国约有 63.5 万人初发冠脉事件（首次入院的心肌梗死或冠心病死亡），约 28 万人再发冠脉事件。首次心肌梗死的发病年龄男性平均为 64.7 岁，女性为 72.2 岁。2009 年美国因冠心病死亡人数为 386 324 人，平均每 6 个死亡患者中就有 1 人是冠心病。1999—2009 年，美国因冠心病年死亡率降低 40.3%，实际死亡人数降低约 27.1%。2010 年，美国共有 95.4 万住院患者行 PCI 术，39.7 万人行 CABG 术。

2. **脑卒中**　《中国心血管病报告 2011》中指出，2008 年我国城市居民脑血管疾病患病率为 13.6‰，农村居民为 8.3‰。2009 年的城市居民脑血管疾病死亡率为 126.27/10 万，农村为 152.09/10 万。近年来，脑血管疾病死亡率不断增加，男性高于女性，农村高于城市地区。在中国局部地区的研究表明，拉萨和香港的脑卒中患病率与死亡率均高于中国其他地区，且明显高于欧美等发达国家。在缺血性脑卒中治疗方面的研究表明，随着年龄增长，溶栓、华法林、皮质激素及降脂药使用率的下降，残疾和并发症发生率升高。

美国每年大约有 79.5 万人新发或复发脑卒中，其中大约有 61 万人为首次中风患者。87% 为缺血性脑卒中，每 40 秒就会发生 1 例脑卒中。2007—2010 年的研究数据表明，约有 680 万成人（≥20 岁）有脑卒中史，这四年间的脑卒中的患病率约为 2.8%。老年人、黑人、受教育不足人群以及美国东南部居民脑卒中发病率较高。2009 年的数据表明，美国每 19 例死亡患者中就有 1 例脑卒中患者。2009 年美国脑卒中死亡率约为 38.9/10 万人。1999—2009 年，美国脑卒中年死亡率下降了 36.9%，实际死亡率下降了 22.9%。2010 年，美国约有 10 万人接受了动脉内膜切除术（endarterectomy），颈动脉内膜切除术是预防脑卒中最常用的外科治疗。1998—2004 年美国医保人群接受颈动脉内膜切除术的人数略有下降，但行颈动脉支架手术人群大幅度上升，1998 年行颈动脉支架术的比例还不足 3%，而 2008 年已经增至 13% 左右。

（五）心血管疾病负担

《中国心血管病报告 2011》中指出，世界银行预测，2010—2030 年中国心肌梗死、脑卒中、糖尿病和慢性阻塞性肺病负担（生命年损失）增幅将超过 50%，其中心肌梗死和脑卒中的比重将过半。中国的心血管病死亡率明显高于日本和欧美等发达国家，如不采取积极应对措施，2005—2015 年，心血管病、脑卒中和糖尿病将给中国造成约 5 500 亿美元的经济损失。

美国每年直接或间接因心血管疾病造成的医疗费用约为 3 126 亿美元，明显高于因肿瘤引起的医疗费用的增加（2 280 亿美金）。据预测，至 2030 年，约有 40.8% 的美国人患有心血管疾病，2013 年至 2030 年，因心血管疾病直接带来的医疗费用将由目前的 3 200 亿美金增至 8 180 亿美金，非直接费用会由 2013 年的 2 030 亿美金增至 2030 年的 3 080 亿美金，增幅将高达 52% 左右。

（六）思考及展望

2012 年国际著名医学期刊 *The Lancet* 杂志刊登研究指出，至 2010 年，男性出生时的预期寿命与 1970 年相比已上升了 11.1 年，女性上升了 12.1 年。但尽管寿命延长，人类却更多地受到疾病的侵扰，罹患如心血管疾病和癌症等非传染性疾病（non-communicable diseases，NCD）的患者越来越多，真正与贫困相关的疾病风险在全球层面上转变为与一系列跟非传染性疾病和人类生活方式更密切相关的风险。心血管疾病是一种最常见的 NCD，已成为全球范围内危害人民健康，妨碍社会和经济发展的严重公共卫生和社会问题。根据中国冠心病政策模型预测，2010—2030 年若仅考虑人口老龄化和人口增加的因素，中国 35~84 岁人群心血管疾病（心绞痛、心肌梗死、冠心病猝死和脑卒中）事件发生数增加将超过 50%；若考虑血压（收缩压年上升 0.17~0.21mmHg）、总胆固醇（总胆固醇上升至 5.4mmol/L）、糖尿病（糖尿病患病率上升 15%）、吸烟（下降）的因素，心血管病事件数将额外增加 23% 左右。2010 年到 2030 年中国心血管病事件数将增加约 2 130 万，死亡人数增加约 770 万左右。由上可知，目前我国心血管疾病的患病率及死亡率均处于持续上升阶段，而美国近 10 年来的统计数据表明其心血管疾病的患病率及死亡率均呈现明显下降趋势，但其比例较其他疾病为多，美国亦承受心血管疾病重荷。

心血管疾病具有可防、可治的特点，自美国 Framingham 心脏病研究 1961 年首次提出“危险因素”的概念以来，积极控制危险因素成为近半个世纪全球心血管病防治的重心。美国曾经也是心血管疾病的高发国，然而近年来其发病率及死亡率却大幅度降低，其心血管一级预防功不可没，其他国家的实践经验也表明，控制危险因素能够大幅度降低心血管疾病的患病率和死亡率。中国学者通过研究证实高血压、吸烟、超重或肥胖、高胆固醇血症是我国成年男性心血管疾病发病的主要危险因素。心血管疾病的这四个主要危险因素的人群归因危险度合计超过 70%。高血压和吸烟是中国成年男性心血管疾病最重要的危险因素，血压在中国人群中对心血管疾病发病风险的强度要比在西方人群中大。继续加强对这些危险因素的预防和干预，特别是控制血压和戒烟是减少我国男性人群心血管疾病的发病最有效的途径。从以上数据对比可以看出，无论是对危险因素的防控、主要心血管疾病的防治及健康教育方面，我国与美国均存在巨大落差。美国居民对至少 1 种脑卒中危险因素的知晓率已由 1995 年的 59% 增长到 2000 年的 71%，对 3 种脑卒中危险因素的知晓率虽较低但仍逐年增长（1995 年为 5.4%，2000 年为 12%，2005 年为 15.7%）。而中国居民对于心脑血管危险因素的知晓率还很低，因此需要积极加强对于心血管危险因素的控制，应由政府主导、医疗机构及医务人员积极配合开展健康教育，向患者、公众及媒体普及正确的心血管危险因素及不良生活方式的防治常识。中国男性医师的吸烟率与其他国家相比尚处在较高水平，医务人员需要身体力行、示范作用，如积极戒烟、减肥、合理膳食、积极运动等，用自己的健康行为去影响周围更多的人。

另外，需要向社会大众普及心血管急救常识及常用急救方法，调查表明 79% 的美国民众知晓如何进行医学急救，98% 会使用自动体外除颤器（automated external defibrillator，AED）对突发心脏骤停患者进行体外除颤以恢复正常心律，60% 熟悉心肺复苏术的操作，这都为美国心血管疾病死亡率的降低做出了积极贡献。

值得关注的是，从统计报告可以看出，无论是中国还是美国，儿童青少年超重或肥胖的比例都在不断上升，研究表明肥胖带来的高血压、高血脂等健康风险在青少年身上已有明显体现，肥胖青少年在多项健康风险指标上都超过体重正常的青少年，如血压平均高出 7.49mmHg，此外血脂、血糖水平也更高，这都为未来心血管疾病的发生留下隐患。人们要重视让青少年养成健康饮食和定期锻炼的习惯，不要让他们带着潜在的心血管健康风险长大。

随着我国中医药学与西医药学的发展以及两种医药学在真实医疗环境中

的相互交叉、渗透，中西医结合医学应运而生，成为我国独具特色的医疗体系之一。我国政府也依据科学发展规律及中国国情制定了坚持中西医结合和促进中西医结合的方针和政策。中医药学是世界传统医学的杰出代表，而中西医结合体现了不同文化包容发展的精神，是传统与现代相结合的整合医学的典范。调查表明，中国超过 71.2% 的患者会选择中西医结合的治疗方法，结合医学在我国医疗卫生体系中发挥了不可替代的作用。我国已制定了《中国慢性病防治工作规划（2012—2015 年）》，其中对于心血管疾病防治占据了很重要的位置，我们应该充分发挥中西医结合医学的优势与潜力，在心血管疾病一级预防和二级预防方面做到有所为有所不为、扬长避短，为降低我国心血管疾病的患病率与死亡率做出贡献。

十三、动脉粥样硬化的古典与现在

2013 年 11 月 26 日于南京

动脉粥样硬化被认为是发生在现代人群中的一种疾病，其发生、发展与现代的生活方式密切相关。然而最新证据表明，动脉粥样硬化作为一种疾病，在不同文化背景、不同生活方式的远古人群中早已广泛流行，这提示我们对动脉粥样硬化的发病原因还需要进一步地探讨和反思。

1852 年，奥地利生理学家 Czermak JN 在解剖一具埃及老年女性木乃伊时发现其主动脉存在动脉粥样硬化斑块，这是人们首次发现古埃及人存在动脉粥样硬化的证据。1911 年，Ruffer MA 通过对 3 000 年前的木乃伊进行解剖，发现其主动脉及其他大动脉存在粥样硬化的组织学改变。1931 年，Long AR 对纽约大都会博物院收藏的木乃伊 Teye 夫人（公元前 1070—前 945 年）进行心脏检查，发现其冠状动脉内膜增厚和钙化、心肌纤维化及心肌梗死，这为其冠状动脉粥样硬化的诊断提供了组织学证据。

2009 年，加利福尼亚大学的 Allam AH 等用 CT 检查了 22 具保存于埃及国家博物馆中的木乃伊，对他们生前动脉粥样硬化病变的情况做了调查。经鉴定发现这些木乃伊的生存年代是公元前 1881—公元 334 年，其中 16 具的生前身份得到了确认，均为法老王宫里的侍者，属于上层社会人士。CT 检查发现其中 15 具木乃伊的主动脉和外周血管组织显影，有 4 具木乃伊的心脏显影，这 16 具可评估的木乃伊中，有 5 具（31%）明确存在动脉粥样硬化，另外 4 具（25%）可能存在动脉硬化。由此证实动脉粥样硬化是一种古老的疾病，并不是工业化以后才出现的现代疾病，古代人类就已经存在促使动脉粥样硬化发生和发展的遗传易感性和环境因素。

2011年，Allam AH等在西门子Paleocardiology基金会、埃及国民银行、圣路加医院基金会的资助下开展了“何纳斯研究”（The Horus Study），对52具古希腊-罗马时期的古埃及木乃伊进行全身CT扫描，由7位影像科医生共同阅片，获得共识，以识别心脏结构和动脉钙化。在本项研究中，木乃伊生活的时间跨度超过2 000年，几乎每个血管床均有动脉粥样硬化发生，提示动脉粥样硬化在古埃及人群中已较广泛流行。

2013年，美国密苏里大学堪萨斯城校区医学院的Thompson RC首次对来自4个不同地区时间跨度4 000年的137具木乃伊进行全身CT扫描，这是迄今为止唯一的评估4个不同地域的前工业化时代人群动脉粥样硬化发生情况的研究。该研究结果第一次明确在人类历史长河中，生活在不同地区，具有不同的生活方式、饮食结构和基因背景的古代人种，动脉粥样硬化均很普遍，这或许提示动脉粥样硬化的发生与生活方式并无直接的关系，而是存在易感因素等问题。研究结果发现动脉粥样硬化的发生与年龄明显相关，这或许揭示了动脉粥样硬化作为一种增龄性疾病的本质。

1972年我国长沙马王堆汉墓出土了中国现存最早的冠心病女尸，该患者生活在2 100年以前，病理检查证实该患者左冠状动脉管腔狭窄超过3/4，通过电镜观察到该患者左心室心尖部存在心肌梗死后的瘢痕组织，可证实该患者存在严重的动脉粥样硬化。

以上研究结果提示动脉粥样硬化或许是人类老龄化即生理性衰老的一种表现形式，而并非绝对由于特殊饮食或生活方式所致，这给动脉粥样硬化的发病机制和防治研究提出了进一步挑战。

十四、现代活血化瘀学派的传承创新发展轨迹

2015年在庆祝中国中医科学院建院60周年会议

1. 发展简史

（1）高血压研究小组成立（西苑医院与中国医学科学院阜外医院，1956）。

（2）与中国医学科学院阜外医院协作研究心血管病起步（1959）。

（3）首篇动脉粥样硬化中医治疗经验论文发表（1962）。

（4）周恩来同志指示成立北京地区冠心病协作组，阜外医院吴英恺院士、黄宛教授领衔，西苑医院为副组长单位（16家医院合作研究活血化瘀复方冠心Ⅱ号，1972）。

（5）中日、中日韩等国活血化瘀国际会议（1992，1994，2003，图 2-14-1）和首届世界中西医结合大会（1997，图 2-14-2），海峡两岸活血化瘀学术会议（1994）召开。

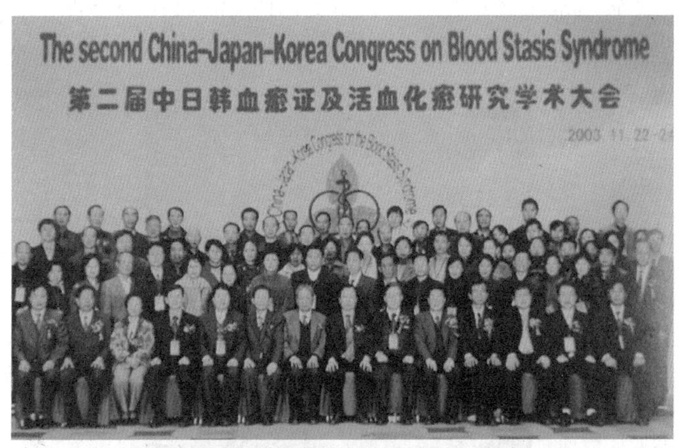

图 2-14-1　第二届中日韩血瘀证及活血化瘀研究学术大会（2003 年，北京）

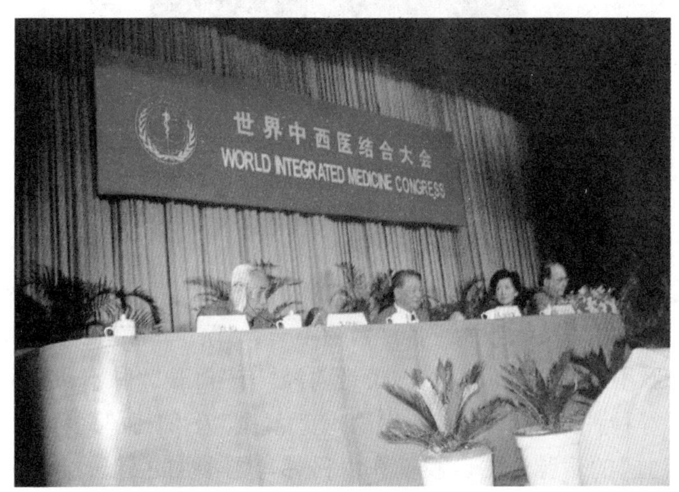

图 2-14-2　第一次世界中西医结合大会（自左至右为季钟朴、陈可冀、Yuan-Yuan Chiu、James Gordon，1997 年，北京）

（6）中医研究院西苑医院心血管病研究室成立（1978）。

（7）创建中国中西医结合活血化瘀专业委员会（1981）。

（8）受邀到 NIH-NCCAM、牛津大学、加州大学、日本富山医科药科大学、韩国汉城大学、庆熙大学等国家和地区作活血化瘀研究讲演。

（9）中国中医科学院心血管病研究所成立（2013）。

2. **学派形成** 学派林立，是世界性的现象。它涵盖了数、理、化、天、地、生等各个学科领域。中医药学与现代医药学也毫不例外，英人李约瑟（Joseph Needham，1900—1995）（图 2-14-3）更有“阴阳学说为古代中国人能够构想的终极原理”，故不同学派之产生，一干多支，现代活血化瘀学派三代人历 50 余年临床实践与研究已在行进路上。

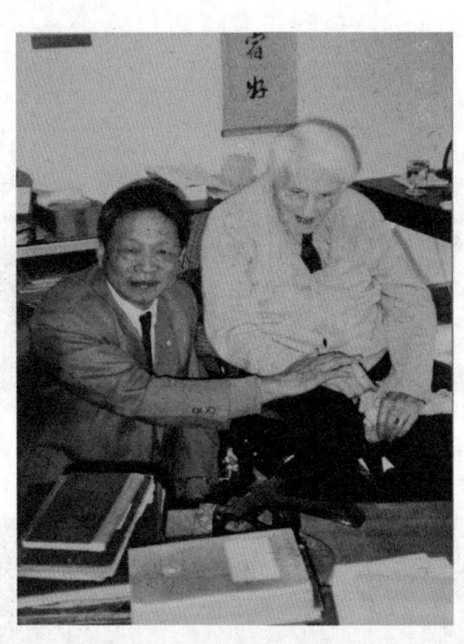

图 2-14-3 1994 年 10 月陈可冀院士在英国讲学时，访晤病中的中国科学院外籍院士李约瑟博士

3. **学宗三家** 《黄帝内经》《金匮要略》《医林改错》。

4. **病名统一** 活血化瘀治法实为防治血瘀证（blood-stasis syndrome，BSS）而设。明代以前，血瘀证名目繁杂不一。“瘀”字首见于《楚辞》。是“血行失度，血脉不畅或不通”之意。《黄帝内经》有“血凝”“脉不通”“血凝泣”“污血”“出血”等种种命名。《伤寒杂病论》有“蓄血”及“干血”之称。《金匮要略》则专立“瘀血”的病脉证治。我们在中日韩等国参加之国际会议上提倡统称“血瘀证”，获认同。

5. **理论创新** 气血（代表阴阳）欠两和，则血管内外均可发为血瘀，尤其强调倡导气血两和、通补兼施理论。其实，清代王清任（1768—1831）之所以独擅其秀，有血府逐瘀汤、补阳还五汤、少腹逐瘀汤、通窍活血汤之创造，应与此类似思维相关。我们在理论上在传承基础上进一步创新发展。

6. **十瘀分类** 根据临床实践体会，我们提出十瘀分类，即急瘀、慢瘀、寒瘀、热瘀、伤瘀、老瘀、毒瘀、痰瘀、气瘀、前瘀（潜瘀）。

7. **多病有瘀** 涉及血瘀证的病种涵盖多系统疾病，异病可望同治；包括心、脑、肾，血液、消化、呼吸、肝胆、内分泌、结缔组织、代谢系统、免疫系统和妇科、儿科、皮肤科、伤科、骨科、五官科、肿瘤等等。

8. **十纲辨证** 八纲辨证加气血辨证较全面，传统所谓阴阳二纲，气血似可统之。

9. **现代分类** 血瘀证因宏观及微观生物流变性改变的高低与大小之不同，可有两大类型，发病机制与治疗法则也因而各异。

10. **辨证标准** 确立了血瘀证宏观之舌脉紫黯、特征性疼痛、肿块、血管或青筋异常及各类出血等项目作为辨证标准，并确立了涵盖纤溶活性、血小板功能、体外血栓形成时间等定性定量结合标准评分量表，为行业内普遍采用。随后又制定了 ACS 瘀毒临床辨证标准。

11. **活血化瘀药分类** 归结为和血药、活血药、破血药三大类，因证组方用于临床。

12. **临床成效** 冠心病三通两补以活血化瘀为先，对心绞痛、心肌梗死、心力衰竭及围 PCI 术、脑卒中，均取得很实用的价值。

13. **标志性医方** 冠心 2 号（精制冠心颗粒、片、胶囊）、精制血府胶囊、愈梗通瘀汤方、愈心痛方、川芎嗪注射液及片剂、棓丙酯、芎芍制剂。

14. **血瘀证发病机制及方药作用机制的系统研究** 对活血化瘀治法之“活其血脉、消其瘀滞”做了系统研究；对冠心 2 号、血府逐瘀汤、川芎嗪、棓丙酯、愈心痛及愈梗通瘀汤等进行抗血小板、保护血管内皮、改善心肌重塑、改善微循环以及其分子生物学机制等药效研究；发展了一系列血瘀证动物实验模型。

15. **三代人坚持 50 余年研究** 培养博士研究生、博士后研究人员、师承学生 200 余人。有毕业后在海外继续从业的，包括在美国、加拿大、新加坡、韩国、澳大利亚等多个国家。

16. **代表性著作** 《血瘀证与活血化瘀研究》（陈可冀、张之南等主编，1987，上海科学技术出版社），《心血管病与与活血化瘀》（陈可冀主编，2009，北京科学技术出版社），《中西医结合心血管病基础与临床》（陈可冀主编，史大卓、徐浩副主编，2014，北京大学医学出版社）等。

17. **学派代表人员** 在名中医郭士魁研究员活血化瘀临床经验基础上，整个团队先后 200 余人数十年精诚努力，团结合作，形成现代活血化瘀学派。

18. **国家奖励** 血瘀证与活血化瘀研究（获国家科学技术进步奖一等奖，

2003）、冠心Ⅱ号证效动力学（冠心 2 号方）研究（获国家科学技术奖进步奖二等奖，2000）。

19. **活血化瘀集体**　名中医郭士魁为全国劳模（1980）（图 2-14-4）。中组部、中宣部、人力资源社会保障部及科技部联合奖励中国中医科学院心血管病中心活血化瘀研究团队为全国杰出专业技术先进集体（2014）（图 2-14-5），陈可冀为国家杰出专业技术先进个人（2014）。

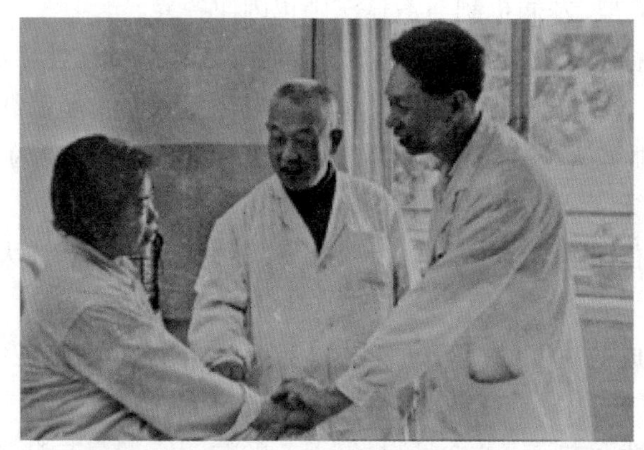

图 2-14-4　与著名中医郭士魁会诊心脏病患者（1970 年，西苑医院）

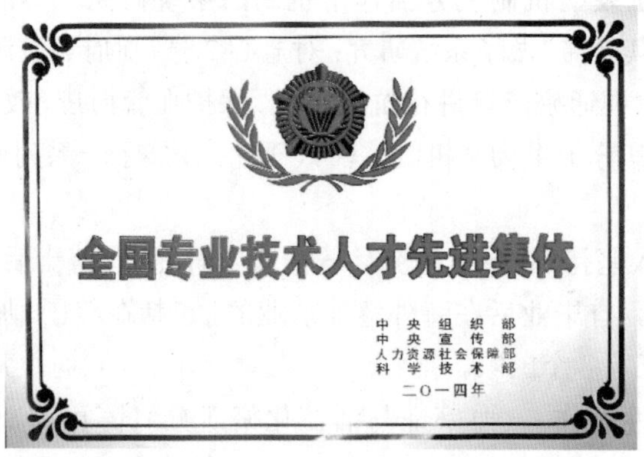

图 2-14-5　全国杰出专业技术先进集体

20. **团队文化名言**　“团结、传承、创新、发展”，“天时不如地利，地利不如人和”（先秦·孟子）。

21. **前途展望**　现代活血化瘀学派，是中医药学与现代医学融汇的一朵奇葩，是中西医学临床及基础医学的结合点、切入点，能为临床提高疗效做出贡献。

十五、活血化瘀临床研究的心路历程

2017 年 06 月 14 日于杭州

我国传统活血化瘀疗法的理论、适应证，以及常用的复方及药物及其机制的研究，是一项至为系统而庞杂的研究工程。我们毕其一生也只是做了一些力所可及的部分工作。

（一）个人情趣

1958 年，适逢全国兴起科学技术大协作浪潮，中国中医研究院指派赵锡武、郭士魁和我等 6 名医生投入到中国医学科学院阜外医院（心血管病研究所）协作研究高血压病及冠心病的中医药临床研究，历时多年。我们几位年轻一些的医生还直接参加病房和门诊等具体工作，我当年才刚刚 28 岁，除临床实践外，还承担两个单位之间的协作沟通工作，有机会经常接触吴英恺、黄宛、方圻及蔡如升等知名教授（图 2-15-1，图 2-15-2），讨论工作安排，陈在嘉及刘力生医生也不例外，当年她们二位也还都年轻。黄宛教授也就刚刚 40 岁。郭士魁医生当年才 43 岁，他热爱专业，责任心强，为人诚挚友好，和他在一起会令人感到亲如家人，两个单位互相协作的关系很好。我们在接触大量冠心病心绞痛患者中，注意到应用活血化瘀方药确有助于缓解疼痛，减

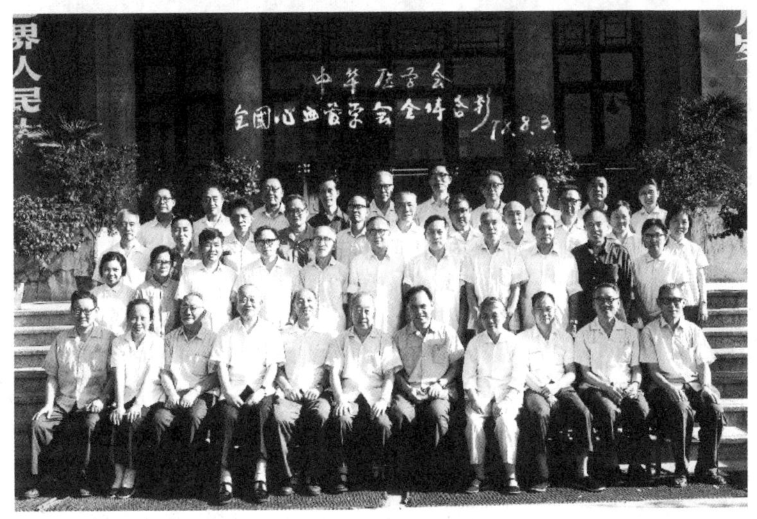

图 2-15-1　中华医学会心血管学会第一届理事会合影，前排中为会长吴英恺院士，前排右 1-3 为苏鸿熙、黄宛、石美鑫教授，后排左 5 为方圻教授，3 排左 3 为陈可冀院士（1978 年，太原）

少硝酸酯类药物的用量，有的患者每周舌下含用约百片（一瓶），经连续服用血府逐瘀汤类方药加减治疗后，可减少其消耗量约 3/4；联想到传统理论“气血流通，百病自已”的认识，与现代改善心肌供血思路之间具有极好的可通约性，也是中西医结合极为容易沟通的切入点，我们于 1961 年发表了这方面治疗经验的相关论文，指出活血化瘀疗法的经典理论意义和实际应用价值。以后又陆续积累案例，进行重复验证。并从卷帙浩繁的经典文献中探讨历朝该治法的嬗变发展规律，丰富治疗方法，兴趣盎然，阜外医生及中国医学科学院专家们也蛮有兴趣，我在阜外医院讲堂做过数次相关专题讲座。对此专题，我则情不自已，数十年以来，奠定了活血化瘀的临床研究基础，稳定了毕生不可动摇的研究方向。

中華心血管病杂志第一届编辑委员会第一次全体会议 1982.9.扬州

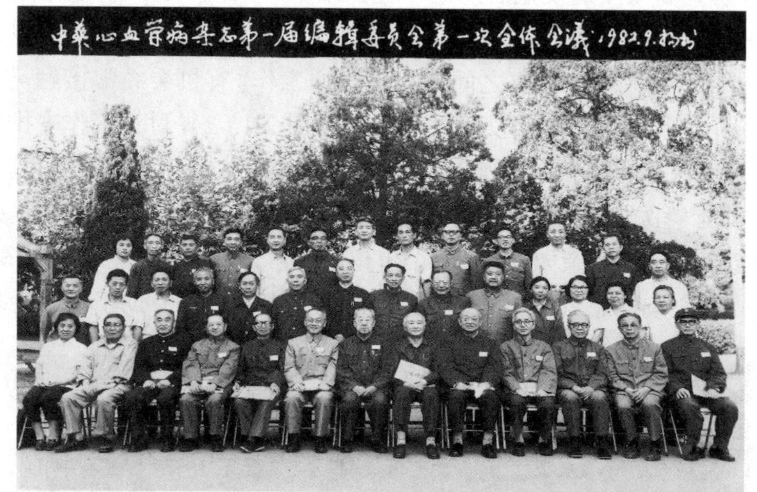

图 2-15-2　陈可冀（2 排左 3）担任《中华心血管病杂志》第 1~4 届副总编，第 1 届总编吴英恺院士（前排左 7），副总编黄宛（前排左 6），陶寿淇（前排右 4），方圻（前排右 3），翁心植（前排左 4）（1982 年，扬州会议）

（二）社会需求

科学研究选题必须适合当代社会需求和传统医学自身的优势，这是我们这一专业科学研究工作成功的目标指向和意义所在。1971—1972 年间，根据周恩来同志的指示，北京地区成立了防治冠心病协作组，加强对该病的防治研究，阜外医院院长吴英恺院士为组长，当年他已六十岁，很有魄力；西苑医院和解放军总医院为副组长单位。北京地区包括北京协和医院，北京友谊医院等十多家医院参加协作，阵容强大，中国协和医科大学的张锡钧院士和金荫昌教授，北京友谊医院顾复生教授等也都具体介入这项研究工作。经过反复集体讨论与修订，最后选定以活血化瘀复方冠心Ⅱ号（由川芎、红花、丹参、赤芍、降香组成）为主要研究目标。经多中心合作观察，证明对630例冠心病治疗的有效率达80%以上，我是该文研究结果论文的主要执笔者之一。同时基础研究专家还协作观察到该复方临床提高纤溶活性水平等作用，此项研究获全国科学大会奖，其治疗思路得到社会认同，为全社会提供抗冠心病的活血化瘀思路与方向，形成所谓活血化瘀现象。使得活血化瘀理论研究、药物研究及开发研究，从此得以蓬勃发展。

（三）创新进步

冠心Ⅱ号的面世，社会及业界反应甚好。但我们认为由于制剂的工艺尚有不足，患者服用量较大。当年经我与陈在嘉教授、寇文熔教授研究，决定改进提取有效部位，改制成“精制冠心片”，经阜外医院、同仁医院及西苑医院等几家医院合作采用随机双盲安慰剂交叉对照临床试验，进一步确认了其疗效，减少了服用量。此试验结果发表于《中华心血管病杂志》（1982），编者按语高度赞扬这一临床研究及方法学的进步，被当今循证医学家誉为我国中医药领域的第一篇RCT临床研究。此药后制成“精制冠心颗粒（片）”，为中华人民共和国药典收录。

冠心Ⅱ号属养血理气活血化瘀中成药，当年有人非议认为活血化瘀应先益气。但我们认为理气定痛属“标而本之”，亦一理想治疗思路。我们特别重视川芎这味药，经与当年的北京制药研究所合作，提取并研制成功川芎嗪，并首先临床应用于缺血性脑血管病，取得良好效果，后又经十余家医院进一步重复证实，现在是国家基本药物，我们的基础研究还确证了其具有抗血栓素A_2生成的作用。我们对冠心Ⅱ号另一组成药赤芍的有效部位赤芍精（儿茶精）的抗血小板作用做了系统的研究，我于1978年招收的研究生很好地完成此项研究，获得邝安堃教授的好评。赤芍801（上市产品名棓丙酯），是现在抗血栓的有效药物之一。

（四）面对困境

心血管介入医学的进步，使得药物治疗似乎显得苍白无力。介入治疗虽可见效于即刻，但术后发生罪犯血管病变处又有一些病例再狭窄，成了介入治疗术后的瓶颈。20世纪80年代后期，我和北京大学第三医院陈明哲教授一同参加中华医学会在南京召开的《中华医学杂志》（*Chinese Medical Journal*）（英文版）编委会，我们商定合作进行采用中医药防治介入后再狭窄的研究，同时招收博士研究生做具体工作。鉴于介入损伤血管类似于血管损伤血瘀证的思路，我的团队选用血府逐瘀汤为基础观察其对内皮细胞及平滑肌细胞与血小板功能的影响，证明有效，获国家中医药管理局科技进步奖一等奖。这项研究一直延续到现在，近 20 年，证明了川芎酚与赤芍苷的有效性，工作深入到分子机制，6 家三甲医院多中心 RCT 研究证明可减少半数患者术后免于再行血运重建术。这是一种来自实际问题，源于中医思维，解决临床问题的艰难经历。由于课题组的集体努力，临床及基础系统研究了血瘀证本质，制定了血瘀证定量标准，对活血化瘀药进行合理分类，阐明活血药基本作用通路，血瘀证及活血化瘀研究 2003 年获国家科学技术进步奖一等奖。

（五）中华文明

中华文明历史久远，有非常丰富的内涵，它不仅推进了中国生产力的发展和社会进步，也极大地促进了传统中医药的发展。文明与文化有不同的概念，文明要在价值观上有所具体体现。在中医药发展史上，为针对临床各类血瘀证的治疗，所创建的一系列活血化瘀理论，以及总结出的一系列和血、活血及破血等诸类药物，以及理气活血、益气活血、痰瘀并治等多彩的复方，丰富而实用。这些治法方药在现代科学技术突飞猛进的今天，我们这一代人有责任将这些前人成就、文明进步，做出有力的传承，接上地气，融入现实，找准定位，不求大而全，但谋专而特，实现转化，跨越学科界限，剑指临床医学界难题，制定国际认同的标准、规范，克服局限性，为解决实际临床问题，丰富发展活血化瘀理论与实践，应该做出新的奉献。

十六、治疗心血管病中药药对的现代研究

2017 年 8 月 12 日于北京

中药处方临床应用药对的历史由来已久。《神农本草经》有“七情和合”之论，认为临床用药应注意采用“相须”“相使”的配伍，避免“相反”“相恶”的合用。北齐徐治才的《雷公药对》及清代严西亭的《得配本草》等著作，都有很细致的阐述。

治疗心血管疾病的处方中，应用药对的经验很多，如当归补血汤、失笑散、金铃子散、二至丸、桑麻丸等，均以两味药成方。组方药味多的也更有以两对、三对药物不等组成，反映出多种微妙的治疗经验。药对亦称对药，取其药少力专，可起到增效减毒之功效的目的。西方近些年治疗心血管病如高血压病，也常提倡两两有协同功效的药物互相匹配，以提高疗效，减少不良反应，其多种药物处方配伍治疗高血压病，就很成功，虽然褒贬不一，但却很

受欢迎。《中国药典》(2015 版)收载中成药复方 1 494 种，其中治疗心血管病的有 133 种，占 8.90%；其中丹七片、参芎片、参芎胶囊，以及目前公众常用的丹红注射液、芎芍胶囊等等，都是两两药对配伍精当的处方，符合传统医学理念。

常用心血管病药对的临床应用可包括川芎 - 赤芍，桃仁 - 红花、黄芪 - 丹参、人参 - 延胡索、瓜蒌 - 薤白、丹参 - 降香、血竭 - 益母草、丹参 - 红花、丹参 - 三七，等等。复方如芎芍胶囊、愈梗通瘀汤、抗心梗合剂、愈心痛胶囊及精制冠心片(冠心 2 号)等，均可察知其配伍思路。抗心梗合剂中的六味药包含了 3 种药对：即黄芪 - 赤芍、党参 - 郁金、黄精 - 川芎，均为益气对活血的思路。

黄芪 - 当归药对始载于李东垣的《内外伤辨惑论》，由黄芪与当归按 5∶1 配伍而成的当归补血汤，为经典的益气养血复方，为缺血性心血管疾病及心力衰竭临床治疗所常用。以鸡胚绒毛尿囊膜(chorioallantoic membrane，CAM)为模型观察黄芪 - 当归促血管新生作用，给药组血管密集程度较对照组明显增加。以人脐静脉内皮细胞为模型观察黄芪 - 当归促血管新生的作用，显示具有促进人脐静脉内皮细胞增殖的作用，其机制可能是通过上调 VEGF mRNA 的表达、增加 S 期内皮细胞比例而发挥作用。随着时间延长，各给药组均显示出不同程度的促生长效应，尤以二药配伍作用最强，表明黄芪 - 当归配伍应用具有协同效应。对心肌梗死大鼠实验研究也表明，黄芪 - 当归可以促进缺血心肌 VEGF 的表达，且不同程度地促进 PI3K 以及 Akt 蛋白表达，以发挥其促血管新生作用。黄芪 - 当归对衰老心肌梗死大鼠缺血心肌也具有保护作用，实验表明对左室梗塞边缘区 VEGF 表达量有良好的影响，其机制与促进 PI3K 基因表达、启动下游 AKT 或 MAPK 激活有关。

愈心痛复方由人参、三七、延胡索组成，是本人根据岳美中、郭士魁经验化裁的处方，临床证实有明确的抗心肌缺血治疗心绞痛作用。三七、人参大剂量组及合用组在血管生成表现形式及血管计数方面均优于 NS 对照组，表明益气活血中药及其配伍对血管生成有一定的促进作用。三七、人参提取物合用中、小剂量组可使培养内皮细胞 VEGF mRNA 的表达量明显增加(P<0.01)。心肌梗死 2 周后大鼠缺血心肌中微血管密度，各用药组与模型组相比，均有显著性差异；中药大、中、小剂量组与倍他乐克组相比，效应类似，差异无显著性；中药效果且有随剂量增加疗效加强的趋势。大鼠心肌梗死模型术后 2 周，血清 VEGF 浓度和大鼠心肌切片中 VEGF 的阳性表达面积，倍他乐克组和中药大、中、小剂量组均显著高于模型组(P<0.05)。

瓜蒌 - 薤白也是一组对药，源自《金匮要略》胸痹心痛病脉证治篇的载述，是临床治疗冠心病极为常用的方剂。实验表明对大鼠急性心肌缺血有较好的保护作用，且效果较分别单独应用更为显著。我们以结扎大鼠冠状动脉左前降支建立急性心肌缺血模型，探讨了瓜蒌-薤白对急性心肌缺血的保护作用及其机制。结果提示瓜蒌-薤白对大鼠急性心肌缺血模型心电图的S-T段抬高具有明显对抗作用，可降低血清中LDH、CK活性及MDA含量，升高血清SOD活性，明显缩小心肌梗死范围、保护心肌组织。实验表明，瓜蒌-薤白对急性心肌缺血有良好的保护作用，且效果较单独应用更为显著。

川芎-赤芍药对源自王清任《医林改错》的五首逐瘀汤（血府逐瘀汤、通窍活血汤、膈下逐瘀汤、少腹逐瘀汤、身痛逐瘀汤），尤其注意从血府逐瘀汤的临床经验演变发展而来。王清任对前四首复方均以川芎-赤芍为基础药物发展系列活血化瘀治法。我们经多中心RCT研究，证明可减少冠心病PCI术后血运重建的发生率，并可延长其生存时间。以此二药活性成分（川芎总酚和赤芍总苷）观察对ApoE小鼠AS斑块稳定性的影响，结果提示，ApoE小鼠喂高脂饮食26周后，川芎、赤芍都有降TC和增加纤维帽厚度作用，川芎尚可降低TG、减少脂质核面积（脂质中心/斑块面积）和巨噬细胞浸润的作用。川芎-赤芍兼具以上作用，且能升高HDL-C、降低TC/HDL-C、减少炎症反应、增加斑块中胶原面积。研究表明，川芎-赤芍干预动脉粥样硬化的环节不尽相同，川芎、赤芍有效部位配伍对不稳定斑块干预作用更为明显。

为了更明确说明川芎-赤芍药效作用的物质基础、机制和靶点，通过网络药理学和药效学相结合的药物靶标预测及网络分析方法，探讨了川芎-赤芍药对促血管新生的药效物质基础、作用机制和靶标。通过数据库分析、比对，获得了川芎-赤芍药对的化学成分与靶标信息，初步构建了川芎-赤芍的化学成分-靶标-疾病网络，认为ESRα、HIF-1α为关键靶蛋白。

网络药理学预测川芎嗪-芍药苷（TMP+PF）的蛋白结合靶标为ESR和HIF。为了验证小分子药物成分TMP、PF（配体）与蛋白靶标的结合能力，借助AutoDock进行构象搜索及评价，进一步对TMP、PF与预测靶标结果进行分子对接模拟。结合自由能（ΔG_{bind}）≤−5.0kcal/mol表明小分子配体与受体有高亲和力，因此预测TMP和PF的ESRα、HIF-1α两个关键性靶点与血管新生关系密切。

第三章　老年医学临床与研究

一、常见老年病的中医药治疗经验

2005 年 7 月 20 日于北京

（一）老年人症状特点

人到老年，元气不继，五脏渐损，体格趋衰，症状纷至。《黄帝内经》早有描述，言之甚详。衰老时的表现包括鬓发斑白或脱落，目昏不明，齿槁，荣华颓落，言语善误，皮肤枯皱，体重腿软，行步不正，喜卧懒动，不能生育，等等。赵松雪《刀圭间话》的“老态”诗云：“老态年来日日添，黑花飞眼雪生髯，扶衰每藉齐眉杖，食肉先寻剔齿签。右臂拘挛巾不裹，中肠惨戚泪长淹，移床独坐南窗下，畏冷思亲爱日檐。”诗虽鄙俚，曲尽老态。

已故名老中医岳美中（图 3-1-1）总结老年症状常见的“八大怪”，即只记远事，不记近事；笑时有泪，哭时无泪；喜欢孙子，不喜欢儿子；喜欢硬食，不喜欢软食；眼昏花，看不清近处；耳朵聋，好打听闲事；遇怪人，没观察就问；想尿远，反溺在鞋上。这些怪症，如无特殊痛苦，常不作特殊处理。

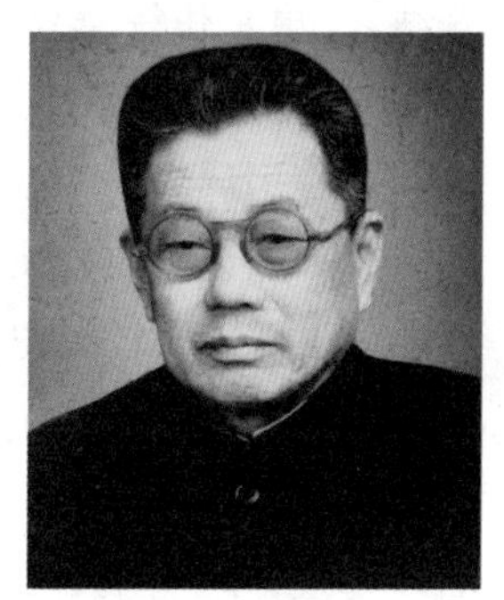

图 3-1-1　岳美中老师（1900—1982 年）

就老年人证候的辨证特点言，多以气血亏虚，精液不足，阴阳失调，营卫不和，脏腑虚弱及虚实夹杂为多见，故老年症状辨识，常以八纲辨证、气血辨证及脏腑辨证为重点。

老年人阴虚者居多，气虚阳虚者亦复不少。老年人气虚血虚又互为影响，若气虚生化之源不足，化生血液渐少，可致血虚。精不足者则可见清窍失养（头晕、耳聋、耳鸣、脱发）；神失所养（健忘、萎靡、痴呆）；肾失封藏（腰膝无力、阳痿）等。

（二）老年病施治原则

老年人脏腑功能低下，易虚易实，易生寒热，心理状态也有类似孩儿之事，故世有“老小孩”之说，治疗应当入细。

1. **药量要小**　一般说，70 岁以后，方药用量应当减半。视体质情况，弱者每药一二钱即可，发汗药更不宜超过 3 钱，泻下药不应超过 1~2 钱。老年人偏气虚阳虚者不少，芪附量稍大无妨。苦寒药芩连胆草类，一般不宜过钱。大枣甘草虽补脾胃，但甘生中满，过量不当。

2. **药宜平和**　这就是择用温良而慎用攻伐，以免虚虚实实。切忌孟浪投用剧毒之品，如川草乌、马钱子、斑蝥、砒霜、巴豆、大戟、甘遂、芫花等，克伐脏腑则正气难复，反促命期。故应汗而不伤，下而不损，湿而不燥，寒而不凝，消而不伐，补而不滞。

3. **首重脾胃**　先天生后天，后天养先天；调理饮食，促进消化功能康复，保持二便通畅，至关重要。发汗治疗不宜进酸性食物而收敛；进补不宜滥食萝卜破气和嗜茶解药；健脾和胃治疗时不宜黏滑油腻以免生痰助湿。治脾胃病清淡补脾可矣，辅以小量行气消食更妙。

4. **方法多样**　老年病常多脏腑兼病，虚实夹杂，治疗理当因势利导，不拘泥于药物，可按摩、气功、针灸、食疗等合理兼用。宋代陈直老人倡药物和食物混合使用，很有道理，既有利于愈病，也有益于不伐正气，不损伤脾胃。治养结合，更是传统康复的特色。

（三）老年冠心病

冠心病属中医“心痛”“胸痹”“厥心痛”“真心痛”范畴。老年冠心病心肾气虚或阳虚证候比较突出，血瘀证象比较突出，肝气抑郁证象比较突出，脾胃痰浊内阻证象比较突出，可单见，也可兼见。

1. 心绞痛常用治疗

心痛丸（沉香、檀香、公丁香、香附、乳香、白胶香、荜茇、麝香、苏合香油），每发作时嚼服 1~2 钱。

宽胸丸（荜茇、细辛、檀香、冰片、良姜、延胡索），痛时嚼服 1~2 丸。

苏冰滴丸（苏合香、冰片），痛时服 2~4 小粒，也可每日 3 次，每次 2~4 粒。

冠心 2 号（丹参、赤芍、红花、降香、川芎），煎服，或用冠心 2 号片每日口服 3 次，每次 5 片。保元汤（黄芪、红参、炙草、肉桂），煎服。

疏肝解郁汤（柴胡、郁金、青皮、香附、丹参、川芎、红花、金铃子、延胡索），煎服。瓜蒌薤白半夏汤合温胆汤，煎服，便秘加大黄或番泻叶。

针灸疗法：体针选穴膻中、神门、内关、间使、鸠尾、心俞、厥阴俞、通里等。灸法选三阴交、足三里和内关等。耳针选心、皮质下、肾、肾上腺及神门等。

2. 心肌梗死治疗

独参汤（红人参或西洋参 3 钱），煎服。

参附汤（红人参、制附子各 3 钱），煎服。

生脉散，煎服。

补阳还五汤、血府逐瘀汤、失笑散合方加减煎服。

益气活血复方（黄芪、党参、黄精、丹参、郁金、赤芍），煎服。

痰浊重者，复方大承气汤（大黄、芒硝、厚朴、枳壳、桃仁、赤芍、莱菔子），煎服。

心衰者，复方北五加皮汤，或真武汤合苓桂术甘汤加减。

（四）老年高血压

文献中有关“眩晕”“头痛”“不寐”“健忘”“虚烦”“中风”“耳鸣”“麻木”“怔忡”“惊悸”“水肿”“腰痛”“虚劳”，可能与本病有关。

1. 分型辨治

肝阳上亢：天麻钩藤饮（天麻、钩藤、桑寄生、山药、石决明、夜交藤、益母草、黄芩、牛膝、茯神、杜仲），镇肝熄风汤（牛膝、赭石、龙骨、牡蛎、龟板、白芍、玄参、川楝子、麦芽、茵陈、甘草）。

肝肾阴虚：左归丸（熟地黄、山萸肉、菟丝子、山药、枸杞子、牛膝、龟板胶、鹿角胶）；虚火旺者可用知柏地黄丸。

命门火衰：右归丸（熟地黄、山药、山萸肉、枸杞、菟丝子、当归、肉桂、附子、鹿角胶、杜仲）。肾气丸亦可。

中气不足：补中益气汤或顺气和中汤（前方加白芍、川芎、细辛、蔓荆子）。

心脾两虚：归脾汤或八珍汤。

痰湿中阻：半夏白术天麻汤；痰郁化火者温胆汤加芩连。

气滞血瘀：丹参饮或血府逐瘀汤。

2. 中成药

脑立清（猪胆汁、清半夏、磁石、赭石、牛膝、生酒曲、熟酒曲、珍珠母、薄荷脑、冰片），每次 10 粒，每日 2 次。

牛黄降压丸（羚羊角、珍珠、牛黄、冰片、黄芪、郁金等），每日 1~3 次，每次 3g。

愈风宁心片（葛根为主），每次 4~6 片，每日 3 次。

天麻定眩宁（天麻、杜仲、野菊花、川芎等），每次 5 片，每日 3 次。

降压冲剂（臭梧桐根、钩藤、吴茱萸、罗布麻、野菊花、槐米等），每次 1 包，每日 2~3 次。

其他：复方羚羊角片、长生降压液、汉防己甲素。

3. **非药物治疗**

气功及太极拳。

针刺疗法。

食疗：首乌山楂汤，荷叶粥，海带草决明汤，海蜇荸荠汤，冰糖酸醋汤，养生粥，附片羊肉粥，参芪烧牛肉等酌情因证而用。

（五）老年高脂血症

属痰湿、浊阻、血瘀及肥胖等范畴。

1. **养阴补肾、健脾利湿、清化痰热、活血祛瘀为常用治法**。

滋阴补肾法：可用首乌延寿丹或首乌片。

清热利湿法：可用复方泽荷饮（泽泻、荷叶、草决明、茯苓、车前草、黄芩等）。

除湿祛痰法：温胆汤、白金丸等。

清肝泻火法：可用钩藤、菊花、葛根、黄芩、草决明、大黄、生地等。

活血祛瘀法：冠心2号方加茺蔚子。

2. **中成药**　首乌延寿丹（制首乌、豨莶草、杜仲、牛膝、女贞子、桑叶、金银花、生地黄、桑椹、金樱子、旱莲草、黑芝麻）；白金丸（白矾、郁金）；脉安冲剂（生山楂、麦芽）；三参酒（人参、丹参、五加参）；月见草胶丸；血府逐瘀汤制成膏剂；大柴胡汤（丸、片）；大黄䗪虫丸。

3. **单味药**　大黄、草决明、山楂、大蒜、洋葱、首乌、没药、乌龙茶、花粉、柴胡、女贞子、泽泻、灵芝、蒲黄、虫草、人参、皂苷等。

（六）老年人肥胖症

《内经》有脂人、膏人、肉人之分，其中膏形人有腹皮宽纵，肥脂下垂，当属典型肥胖者。中老年人中患病率较高。

1. **分型辨治**

浊阻：防己黄芪汤合苓桂术甘汤。

湿热：防风通圣散。

郁结：大柴胡汤。

血瘀：桃红四物汤合桂枝茯苓丸。

阳虚：真武汤合防己黄芪汤。

2. **单验方**　温胆汤合导痰汤；（三花减肥茶、代代花、茉莉花、荷叶、川芎）；荷叶汤（荷叶、苍术、白术、黄柏、牛膝、薏苡仁、黄芪、桂枝、木瓜、茯苓、泽泻、山楂、车前草、虎杖、夏枯草、甘草）；降脂乐（首乌、夏枯草、冬瓜皮、陈皮)；七消丸(地黄、乌梅、木瓜、白芍、北沙参、白术、香附)。

3. **单味药**　生大黄、荷叶、虎杖、苍术、泽泻、茵陈、草决明、半夏、番泻叶、柴胡、银花、姜黄、薏仁、丹参、赤芍、茺蔚子、山楂、香附、三棱、五灵脂、女贞子、首乌、山茱萸、桑寄生、灵芝草等。

(七)短暂性脑缺血发作

颈内动脉系统者可有失语及不同程度瘫痪，属中风范畴。椎 - 基底动脉系统者可仅有眩晕、恶心呕吐、共济失调、吞咽困难，属眩晕范畴，有瘫痪，属中风范畴。

1. **分型辨治**

脉络空虚，气血瘀阻：大秦艽汤加减。

气虚血瘀：补阳还五汤加减。

肝肾阴虚，肝阳上亢：一贯煎加减。

痰湿中阻，风痰上扰：半夏白术天麻汤加减。

2. **中成药**　人参再造丸、大活络丹、牛黄清心丸、消栓再造丸、消栓通络片、活血通脉片、复方丹参片、华佗再造丸。

3. **针灸**　通经活络驱风取肩井、曲池、手三里、外关、合谷、环跳、风市、阳陵泉、足三里、绝骨诸穴。舌强语謇加哑门、廉泉，口眼㖞斜加翳风、下关、地仓透颊车、合谷、太冲、阳白。

4. **其他**　川芎嗪静脉应用；复方丹参注射液静脉应用。

(八)老年期痴呆

包括阿尔茨海默病及血管性痴呆。中医学称为呆病或痴呆。

1. **分型辨治**

瘀阻脑窍：通窍活血汤加减。

痰阻心窍：洗心汤加减。

髓海不足：左归丸加减。

心脾两虚：归脾汤加减。

肝肾阴虚夹风：三甲复脉汤合止痉散(全蝎 6 只，蜈蚣 3 条，研末，每次服 1.5g，每日 1~2 次)。

2. **著名医方**

陈士铎转呆汤(柴胡、陈皮、菖蒲、茯神、杏仁、当归、白芍、丹参、麦冬、花粉、桃仁、党参、姜半夏、神曲、香附、甘草)，适于肝郁气滞，痰瘀血结者。

还神至圣汤(人参、白术、茯神、生枣仁、广木香、天南星、荆芥、甘草、良姜、附子、枳壳、菖蒲)适于肝郁痰积于中。

《医方集解》还少丹（熟地、枸杞、山萸肉、肉苁蓉、远志、巴戟天、小茴香、杜仲、牛膝、枳实、茯苓、山药、大枣、五味子、石菖蒲），适于脾肾亏损者。

3. **改善智能方药**

单味药：人参、党参、刺五加、五味子、石菖蒲、淫羊藿、女贞子、菟丝子、杜仲、鹿茸、远志、珍珠母等。

复方：龟龄集、三鞭丸、清宫寿桃丸、清宫长春丹。

（九）震颤麻痹

即帕金森病，属中医“颤振”及“跌蹶”范畴。

1. **分型辨治**

肝肾不足，血虚风动：可用天麻钩藤饮加减，蜈蚣、菖蒲、首乌、茯神、枣仁可酌情选用。

肝郁血虚，痰热生风：可用涤痰汤，瓜蒌、连翘、蜈蚣可酌情加用。

气血两虚，血瘀风动：可用定振丸加减。

2. **单验方**　天麻丸；止痉散；杞菊地黄汤；大定风珠；八珍丸；人参养荣丸；化痰醒脑丸。

（十）重症肌无力

属“痿症”范畴。单纯眼睑下垂型称“上包下垂”，“睢目”“目睑下垂”“睑废”等。

1. **分型辨治**

中气不足：补中益气汤加补肾药如紫河车、补骨脂、仙灵脾等。

肝肾阴亏，气血两虚：杞菊地黄汤合四君子汤加减。

脾肾阳虚：四君子汤合右归丸加减。

2. **单验方**　补中益气丸；胎盘片；黄芪、苍术煎代茶；鹿角片酒浸服；虎潜丸；加味金刚丸；振颓丸；益髓汤；四妙丸加味；马钱子制剂；保元汤加味；牵正散酌用。

（十一）老年肺炎

属中医“风温犯肺”“肺热咳嗽”范畴。其特点为老年人全身和局部反应性降低，潜在病证及并发症多。

1. **分型辨治**

气阴两虚、风热犯肺：麦冬清肺饮加减，清热可加黄芩、石膏、瓜蒌；倦怠乏力纳呆可合六君子汤。

邪陷心包：清宫汤。

正气外脱：生脉散合参附汤加减。

2. **参考方药**　加味三甲复脉汤；竹叶石膏汤；四逆加人参汤；党参、鱼腥草、蒲公英、败酱草、苏叶煎服。

3. **其他**　紫外线胸背部腧穴照射，恢复期可用超短波，促进炎症吸收。

（十二）老年感冒

属“虚人外感”“冒风”“伤风”范畴。

1. **分型辨治**　多为虚体感邪：《局方》参苏饮；或补中益气汤加苏叶。小柴胡汤加减亦用。预防感冒玉屏风散小量频服亦宜。偏阴虚者沙参麦冬汤加白薇、贝母等。偏气虚者参苏饮合黄芪桂枝五物汤。偏阳虚者桂枝加附子汤加减。偏血虚者葱白七味汤加减。

2. **中成药**　午时茶；感冒退热冲剂。

（十三）老年慢性支气管炎

属咳嗽、痰饮、喘证范畴。病程长、发展快、病情重，常反复发作。

1. **分型辨治**

急性发作期：痰浊壅肺，咳喘咳痰为主，当祛痰宣肺，不可闭门留寇。痰热壅肺者，清金化痰汤加减，也可用麻杏石甘汤或定喘汤。寒痰阻肺者，可用小青龙汤加减，或苏子降气汤加减。

慢性迁延期：肺虚痰恋者，补肺汤加减；肺虚痰滞者，六君子汤加减；肾虚喘促者，七味都气丸或金匮肾气丸加减；肾阳不足，温化无权，加半夏、陈皮、苏子。

缓解期：补虚以标本兼顾。可用咳喘固本丸，肺脾肾同治。

2. **其他**

阴虚者，雪梨 1~2 个，川贝粉 9g 炖服。年久者，百部根捣取自然汁，和白蜜等分，熬膏，日数次服用。

热证者，黄芩、芦根、鱼腥草水煎服。

（十四）老年肺气肿

属“肺胀”“支饮”“咳喘”范畴。一般从肺肾求之。

分型辨治

脾肾阳虚：金匮肾气丸合理中汤。

肺肾阳虚：生脉饮合六味地黄丸。

肺脾气虚：六君子汤送补中益气丸。

水饮塞肺：射干麻黄汤。

痰浊阻肺：三子养亲汤。

风寒束表：参苏饮。

风热犯肺：桑菊饮。

（十五）老年胃溃疡病与胃炎

同属“胃脘痛”范畴。纯寒纯热不多，常寒热错杂，故当寒温并用为好。

1. 分型辨治

寒热兼见：半夏泻心汤、黄连汤、连理汤等。

瘀血阻络：老年多见，可从失笑散合丹参饮合方加减。黑便者，加大黄、白及、三七粉。

脾胃虚寒：黄芪建中汤加减，良附丸亦佳，吐酸水者，去饴糖，加乌贼骨、瓦楞子。

胃阴不足：益胃汤加减。

湿热中阻：平胃散加减，兼食积者，加神曲、麦芽。

肝胃不和：柴胡疏肝散加减，也可以化肝煎合左金丸以泄热和胃。

2. 萎缩性胃炎伴有肠上皮化生者 可“以痈论治”，用菝葜、白花蛇舌草、壁虎、僵蚕、红藤、薏苡仁等。

3. 胆汁反流性胃炎 可用四逆散合四君子汤。

（十六）老年便秘

以气秘、血秘、虚秘和寒秘为多见。

分型辨治

气虚便秘：黄芪汤，也可加柴胡升麻。

血虚便秘：润肠丸，也可用五仁丸。

阴虚便秘：可用左归饮加味。

阳虚便秘：济川煎、苁蓉通便液。

气滞便秘：六磨汤，需清热泻火者加龙胆草、黄芩。

郁热便秘：麻子仁丸，或更衣丸。

（十七）老年病毒性肝炎

属“黄疸”“急黄”“胁痛”“聚积”等范畴。老年人肝炎黄疸发生率较高，程度较深，持续时间长，恢复较慢。

1. 分型辨治

黄疸型：湿重于热者。茵陈五苓散加减，热重于湿者，茵陈蒿汤加味；湿热并重者，甘露消毒丹加减，急黄选犀角散合黄连解毒汤。

非黄疸型：湿热困脾者，二陈汤合平胃散加减；肝郁脾虚者，逍遥散加减；肝肾阴虚者，一贯煎加减；脾肾阳虚者，附子理中汤加减；气滞血瘀者，膈下逐瘀汤加减。

2. **原则**　清热不过寒，祛湿不太燥，疏泄不太过，祛瘀不太破，补脾不至壅，养阴不过腻。

3. **其他**　虎茵汤（虎杖、茵陈、大枣）；青叶胆（30g）；清热退黄散（青黛、明矾、黄连、血余炭）；龙胆泻肝丸；大黄虫丸；鳖甲煎丸。

4. **带毒者治疗**　选用以下药物组方：大黄、贯众、金钱草、虎杖、胡黄连、柴胡、寄生、紫花地丁、女贞子、旱莲草、白花蛇舌草、连翘、三七、首乌、败酱草等。

（十八）老年前列腺肥大

属“癃闭”“淋闭”“小便不通”范畴。表现部位在“膀胱”，因“腑以通为用”，故大法在于通。

1. **分型辨治**

瘀血内阻：桃红四物汤加减。

肝郁气滞：沉香散加减。

湿热蕴结：八正散加减。

肾阳不足：济生肾气汤加减。

肾阳亏损：六味地黄汤加减。

中气不足：补中益气汤加减。

2. **其他**　一味瓜蒌汤坐浴，调三焦。独头蒜、栀子、盐、捣烂，摊贴中下腹部；针灸疗法。

（十九）老年骨质疏松症

属“骨痿”范畴。补肾法可以取效。可增加骨矿密度和骨矿含量。

1. **分型辨治**

肾阴虚者用左归丸加减（熟地、山药、枸杞、山茱萸、牛膝、菟丝子、龟板胶、鹿角胶、桑寄生、龙骨、砂仁等）。

肾阳虚者用右归丸加减（熟地、山药、山茱萸、附子、菟丝子、鹿角胶、狗脊、补骨脂）等。

2. **食物**　鳝鱼、鳗鱼、牡蛎可用。

（二十）老年皮肤瘙痒症

属“痒风”“阴痒”等范畴。

1. **全身性**　营卫失和者，桂枝汤加减；血虚肝旺者，当归饮子加减。

2. **局限性**　热下注者，三妙丸加减。

3. **其他**　养血润肤饮，全虫方，紫禁城老年皂。

（二十一）更年期综合征

因肾虚可致多脏腑功能失调。

1. 分型辨治

肾阴虚肝失所养，肝阳亢：杞菊地黄汤、二至丸加镇肝药。

脾肾阳虚：右归丸为主。

冲任失调：二仙汤为主。

血瘀阻络：血府逐瘀汤，少腹逐瘀汤为主。

2. 其他　牛黄清心丸；牛黄上清丸；羚羊角末。

二、我国老年学研究中的若干重大问题和思考

2006年10月14日于济南

老年潮（coming age wave）是全社会都十分关切的事，何况“黑发当思白发时”，人们无论如何都会在闲暇时想到“我还有多少日子好活？”至于老年学学术界，则更应思考为占全人口10%的老年人作出贡献，为将要变成白发的老年人们作出贡献，这里有人口学问题，有社会学问题，也有自然科学问题和具体的医药问题；而且它还同时是全球性的问题，有一个全球性的战略（global strategy）问题。

（一）人的自然寿命（寿命极限，life span）究竟多长

人类个体自然寿命究竟多长？东西方都有不少传说，如中国古代传说东方朔寿至38 000岁，彭祖880岁等等。西方《圣经》传说Methuselah寿至969岁，Noah寿至950岁，Enoch寿至365岁，Abraham寿至175岁，等等。这些都是人们的愿望；当代也有报告寿命长达160岁的，但未被人口学家及老年学家所认同。

自然寿限推算方法有以人的生长期（20~25年）的5~7倍、性成熟期（14~15年）的8~10倍及胚胎细胞分裂次数（50）及周期（每次分裂周期2.4年）来估算的，也有以人的怀孕期与发育结构改变来推算的，认为人的寿命最高点为167岁。大家比较公认的是120岁左右，很有意思的是这和我国古典著作《尚书·洪范》：“以百二十岁为寿”的记载及《黄帝内经》：“尽终其天年，度百岁乃去”等的记述相似。

人的自然寿命的极限研究难度在于较难进行跨代际的、纵向的、大样本的、长时间的跟踪观察，中国应该有自己的科学的自然寿命或《内经》所谓的“天年”的真实数据。黑发变白发终究是自然规律，但四代同堂还是有的，真正的科学调查的数据现仍阙如，应该有科学的回答。

（二）长寿基因（longevity genes）的是是非非

多数老年生物学家认为每个个体的自然寿限是由遗传决定的，如将各类

意外早死事件排除，人的生存年限当与个体遗传学衰老变化休戚相关。

长时期以来，老年学界用了很长时间对现实社会中确实在某些家庭中存在相当长寿的人群的真实机制争论不休，不少实验研究证实，人类基因及线粒体 DNA 上的某些区域对于延长寿命及预防衰老或病痛确实有益，实验证明某些单个基因可以戏剧性地延长某些动物的寿命，这就提出了一个十分严峻和现实的问题，究竟存在不存在长寿基因？有没有衰老基因？

美国波士顿儿童医院分子遗传学家 Louis M.Kunkel 和哈佛大学老年学家 Thomas Perls 等 2001 年 8 月在美国科学院院报报告对 137 对 90 岁以上的同胞兄妹的基因组学特点作了研究，在其染色体上共设置 400 个标记，通过 DNA 鉴定，发现在第 4 号染色体 D4S1565 位点上，有一条狭长的区域似有这种功能，其中可能包括几个长寿基因，Perls 说："这一区域可能含有一个或几个遗传火箭推进器（即长寿基因），"使衰老延缓，降低与年龄相关的易感性。Kunkel 认为长寿基因如何延缓衰老进程尽管不清楚，但确有此定位。

英国老年医学家 Thomas Kirkwood 持不同意见，认为该结论似缺乏统计学上的显著性。S.Jay Olshansky，Leonard Hayflick 及 Bruce A.Carnes 等 51 位美国著名老年学家及生物科学家联合撰文"No truth to the fountain of youth"，发表在 2002 年 6 月"*Scientific American*"上，认为动物和人体不存在可直接操控衰老的长寿基因。认为生物在成功地进行繁衍之后，细胞和细胞产物内部分子产物无序状态不断累积而终于导致死亡，不保证其长寿。指出生物种进化说明，不存在单一的衰老程序，衰老应是进化机制疏忽的结果，绝非刻意安排，不认为有什么"长寿基因"，其影响是间接的。

老年生物学界通常认为：一般生活方式，行为习惯及环境因素对寿命和健康会有影响，可能只影响大约 10 年，使人们活到 85 岁；若能再活 15~20 年，则基因是决定作用中的重要方面。

长寿基因和衰老基因的是是非非是老年学界应该面对的现实问题，我国科技界尤其是老年学界也应当从人类基因组学、蛋白质组学等多层面筛查和研究这一重大问题。

（三）人类衰老能否延缓

人类的整个一部文明史都在寻求能否延缓衰老，能否"返老还童"或"长生不死"，实际一点则是增强生命活力。它几乎困扰了整个人类的昨天和今天。20 世纪 70 年代以后，中外老年科学家进行了数量很大的在动物身上的抗衰老试验，一些果蝇实验证明其与同龄相比，可以增强其活力和寿限。美国加州大学尔湾分校发育生物学家 Michacl R.Rose 认为人类应当能够延缓衰老，然而却没有任何一种灵丹妙药能完成人体这一使命。在批判形形色色的怪异方法煽起“希望之火”之后，称抗衰老只能是对人体众多生化进程的调控。Hayflick认为社会和生物医学的进步可以使人们更健康长寿，但我们不应当为商界的谎言喝彩。但目前一个危险倾向是商业的谎言和种种推销，标榜所谓“新的发明”，其实大半是有害的。他认为生物医学并不是什么“万金油”，所谓“无往而不胜”。至于得用基因工程技术强求提高寿命年限，则可能危及正常发育发展过程。他指出人们的核心器官大脑是无法复制和替换的，凡认为大脑可移植之论均系科学上的幻想；认为抗氧化剂可以抗衰老之说也缺乏足够的科学证据。

延缓衰老或抗衰老的科学内涵应该着眼在提高人们的生命质量/生活质量（quality of life，QOL）上，即提高人们的活力（add life to years）；2002年世界卫生组织的口号是提倡“运动有益于健康（physical activity，move for health）”，是延缓衰老、增强活力的途径。关于体力活动，也要有正确的理解和适度，以避免产生“运动越激烈，老化越快”的现象。还应正确理解“人为什么不和乌龟一样长寿”，及有些“懒人长寿”（Why lazy people live longest?）的问题。各类传统的或现代的延缓衰老方法或药物，都应有科学的、实事求是的论据，至于对人体衰老进程（aging process）本身的实际影响如何，更不应任意作出没有依据的所谓有效的结论来。抗衰老药物目前比较受重视的有褪黑素（melatonin），脱氢表雄酮、维生素E及维生素C，这些药物有一定的保健功能，但不等同于能抗衰老。中药方面也有很多制剂，理论上有作用，市面上宣传力度甚大，但大多数缺乏有严格的设计的证据，不可以盲目提倡。

（四）激素替代疗法（hormone replacement therapy，HRT）还做不做

雌激素（estrogen）用于治疗妇女绝经期潮热、阴道干燥、夜间出汗等症状已有半个世纪的历史，以后又被用于骨质疏松症、抑郁症、尿失禁，智力减退和冠心病的预防等。到了世纪之交，美国大约有38%停经期妇女长期接受HRT，中国也普遍应用，只是剂量和疗程有所差别。证明对绝经症状如潮热（3~6月可消失），阴道干燥和夜间出汗有效，并减少妇女髋关节骨折。1975年*The New England Journal of Medicine*刊发的文章认为雌激素可增加妇女患宫颈癌，乃提倡加用孕激素（progestin）以抵消其影响。1998年，美国JAMA载文公布心脏和雌激素/孕激素替代疗法研究的结果，认为不能减少冠心病的发作。但由于肥胖及年龄较大的妇女服用者多，仍在应用。美国大约38%停经妇女长期接受HRT，600万人服用混合品，800万人服用孕激素，基本都用Wyeth药厂出品的Prempro（混合品）及Premarin（雌激素），其2001年营业额为21亿美元。

美国女性健康学会（Women's Health Initiative，WHI）一直对此疗法持争议意见。2002年6月美国医学会杂志（JAMA）发表了一篇论文，报告接受此项治疗的16 608名50~79岁绝经后有完整子宫的妇女，采用混合品（每日结合雌激素0.625mg，醋酸甲羟孕酮2.5mg）与安慰剂组对比，证明服药组卒中增加41%，心脏病发作增加29%，静脉血栓形成率加倍，总的心血管病增加22%，乳腺癌增加26%，但髋关节骨折减少1/3，总的骨折减少24%，大肠癌发生率减少37%，总死亡率无差异。因此NIH于2002年7月9日宣布建议停用此疗法。在公众中引起很大震动。

英国医学界一度对此持不同看法，认为其对中风、乳腺癌及冠心病发作的危险数据经校正处理，其95%可信限范围太大，作出结论为时过早。认为与当年美国对治疗艾滋病的AZT药物所作的宣布可延长寿命的不适当结论也与观察时间太短有关，后来英法合作研究表明AZT单用并无降低死亡率的作用。所以英国继续其WISDOM（Women's International Study of Long Duration Oestrogen after Menopause）的研究。我国医生认为在联合用药时，孕激素可削弱雌激素对内皮细胞介导的冠脉扩张效应，抵消了雌激素延缓动脉粥样斑块形成及血管重建作用，而且还增加乳腺上皮增生和乳腺癌的风险。北京协和医院于1996年在去势后雌性大鼠动物模型上加用孕激素，其雌孕激素比例为1∶8时，尚未能抑制增殖，加用孕激素10天，雌孕激素比例为1∶4时，即可抑制内膜增殖。二者比例为1∶0.5时，即能抑制内膜增殖。并认为雌激素0.3mg/d即可，不必达0.625mg/d。因而认为问题并不那么严重。麻省总医院妇产科医生认为短期应用没问题，不可一概而论。只是美国NIH对此为期3年的研究宣布停止之后，近期又决定继续跟踪。我国学者认为美国临床应用的雌孕激素比例不当，不能一概而论。

关于老年男性激素的替代治疗，医学界也有不同意见，有的专家认为，如血清睾酮低下，有相应靶器官或组织的改变，而血浆前列腺抗原（prostate antigen，PSA）不升高时，为改善免疫力、体力、造血功能和性功能，调节脂质代谢，可以应用，但有争议，需有待于进一步观察研究。

（五）老年学发展中高新技术的切入问题

人类基因组学和蛋白质组学的进步无疑将推进老年学科的进步包括衰老机制研究和疾病防治等各个方面。生物技术和新药，以及组织工程技术等的发展，都将对提高老年人生活质量作出贡献。

PET及功能性MRI的影像学方面的研究表明，老年人和青年人之间最大的代沟是在大脑的活动能力方面，并在早期诊断老年智力/记忆障碍等方面的诊断方面取得了进展。

分子生物学与微电子技术的结合，其产物为 DNA 芯片 / 各种蛋白质芯片等将被广泛用于老年病的诊断学、药效学及毒理学研究等方面。生物材料和组织工程技术的发展，将加速提高生物型人工器官的发展，包括人工血管、人工骨、人工关节、人工晶体、人工角膜及人工皮肤等。人工晶体移植术已使全球数以千万计的老年人得以重见光明，其产品也在不断改进中。干细胞生物工程可能对癌症及神经退行性病（包括震颤麻痹等）有改进作用。

组织工程是 1984 年 Wolter 首先提出，特指血管组织的体外结构，现在广义的概念是应用细胞生物学和工程学的原理，研发修复、改善操作组织和功能的生物替代物的一门新科学。这门新兴学科对细胞生物学、分子生物学、材料科学等众多学科都提出了很高的要求，是当代发展生命科学包括老年科学的重要方面。美国 NIH 已建立 4 个组织工程研究中心，我国于 1994 年开始起步，“863”及“973”计划中都有相关的课题。

除了软骨组织工程有进展外，近年来，在心脑血管病介入治疗中所用的涂层血管支架，给冠状动脉和颈动脉血管成形术后再狭窄的预防，带来了新的希望，因为当今从事这类医疗的医生和罹患该类疾病的患者较多，针对颈及腰椎间盘突出采用胶原酶溶合术，激光气化术等介入微创技术，已取得成功，效果显著。

衰老不等于疾病，但老了就容易得病，如何做到“老得好”（aging well），需要各有关高新技术的切入。因为“灯亮但电压低”（The lights may be on，but the voltage is low）。

（六）老年医学问题

一切针对衰老表现和老年病的临床措施都应立足于改善老年人的健康 / 生命质量上，预防 / 减少与增龄相关的疾病及残疾，维持健康和功能，并进而全社会合作，为增进老年人在社会进步中的作用，减少被社会孤立等现象作出努力。

在老年临床方面，应贯彻预防胜于治疗的思想，有计划地动态监测健康信息，早期诊断，早期治疗，防患于未然，减少合并症与并发症。

防治重点应放在维护老年脑功能和健康行为上，包括老年心脑血管病事件，感染性疾病，肿瘤，糖尿病，骨、肌肉、关节疾病，视力及听力方面疾病，以及前列腺病、抑郁症、痴呆、失眠及肥胖等常见病方面。

美国国立老年研究所所关注的老年疾病为：老年性痴呆及其他神经变性疾病，衰弱与跌倒，谵妄，尿失禁，睡眠障碍，严重抑郁症，多种疾病状态，心血管病，肿瘤，糖尿病，运动系统病，视听等感觉障碍，前列腺病，感染性病，可供我们结合国情作为参考。

改善老年人卫生行为，包括合理膳食 / 营养的指导，戒烟少酒，注意工作和家庭中的安全性、适当的体力活动、精神卫生及合理应用中西药等，卫生部门需要和社区及家庭结合改进。

（七）中医药在老年潮中的应用

中国历史悠久，老年医药学理论和经验丰富，养生学流派很多，值得取其精华而发展应用；宋代陈直撰写的《养老奉亲书》是一本代表作，我曾作了评注，由上海科学技术出版社于 20 世纪 80 年代出版（图 3-2-1）。著名老中医岳美中也总结有老年症状之“八大怪”，《黄帝内经》更有老年元气不继，五脏渐损，症状纷至等恰当描述。关于老年病辨证，强调八纲、气血、脏腑辨证并重，认为老年病特点虚损居多，兼浊阻及血瘀者常见。老年病施治原则：药量要偏小，药宜平和，首重脾胃，方法宜多样。我在调补中喜欢以资生丸加减，参苓白术散、温胆汤和逍遥散也喜欢用。老年冠心病温通药可用心痛丸及宽胸丸，冠心 2 号方及血府逐瘀汤，老年高血压常用天麻钩藤饮、半夏白术天麻汤及温胆汤加减；老年感冒常用参苏饮、补中益气汤加苏叶、小柴胡汤加减，预防用玉屏风散小量频服；老年便秘用补中益气汤加肉苁蓉、润肠丸或麻仁丸；老年骨质疏松症以补肾为主；女性更年期综合征常用牛黄清心丸、二至丸及二仙汤化裁等等辨证治疗。

若干思考

·中国应该有一个全面发展老年学科学技术研究的总体规划。当然，结合中国国情，不同阶段各有“有所为，有所不为”的问题。（图 3-2-2）

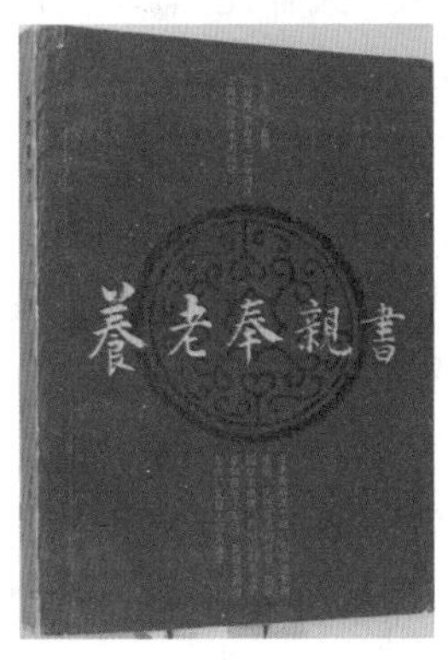

图 3-2-1　上海科学技术出版社出版（1995 年，与李春生医师共同校勘评注）

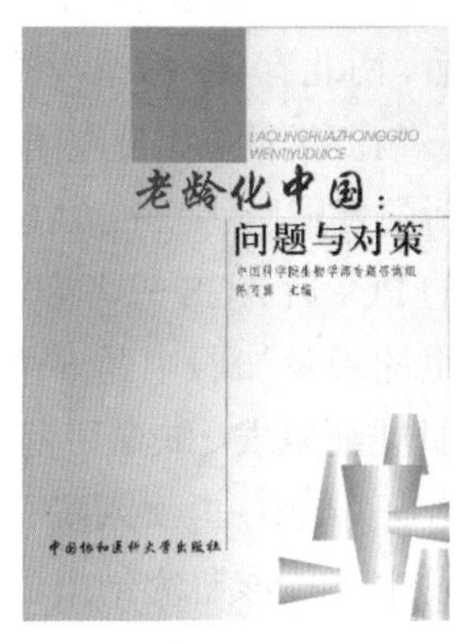

图 3-2-2《老龄化中国：问题与对策》（中国协和医科大学出版社出版）

·衰老进程和机制（How and why we age?）的基础理论研究应得到合理的重视

·国人老年健康标准及衰老指标的完善

·国人生命/生活质量量表的完善

·老年人合理膳食/营养及体力活动指南的普及教育

·老年人精神卫生状况及干预措施研究

·老年人信息检测（诊断）方法学及相关产品开发研究

·老年生物医学材料、功能性生物材料及康复保健器具的研发

·新药研究及传统医药研发

·构建老年学/衰老/老年生物学/老年医学中心

·老年人自我保健知识的普及教育

·卫生部门/社区/家庭结合的健康保障工程

·老年学研究队伍的建设

·国际合作，政策和资金保障

三、补益方药的临床实践与研究

2009年10月23日于台中市

补益方药的治法分类包括：①调补法：慢病或病后调理，补为主，调为辅；参苓白术丸、资生丸等。②平补法：治虚之寻常方法，不偏不呆；以草木为主的薯蓣丸。③清补法：补而兼清，清而不凉；竹叶石膏汤、麦门冬汤、清燥养荣汤。④温补法：阳虚者用，温而兼补；保元汤，黄芪建中汤，当归四逆汤。⑤峻补法：垂危大病极虚者用；十全大补汤、三甲复脉汤、大补元煎。⑥食补法：平时与病后，南北有异/应季反季、进食补注意习性。

“十一五”期间，我带领团队进行益气活血中药（心悦胶囊+川芎胶囊）干预PCI后急性冠脉综合征（ACS）患者的随机对照试验，纳入了来自国内13个分中心的PCI后ACS患者808例。所有参与者均接受常规治疗，而随机分配至治疗组的患者加服中药6个月。该研究的主要终点指标为心脏死亡、非致死性心肌梗死复发、缺血引起的血管再生发生率，次要复合终点指标为急性冠脉综合征（ACS）再次入院、中风、心力衰竭发生率；安全终点指标主要为出血事件发生率。该研究结果显示，治疗组主要终点事件和次要终点事件皆较对照组明显降低，且未增加治疗组的出血风险。该研究提供了冠心病PCI术后益气活血中药临床干预的有效性和安全性的高级别临床证据。

同时在清宫医疗经验的医药档案继承整理基础上，进行了诸如生脉散等清宫补益方药的现代科学研究和开发，包括对清宫寿桃丸延缓衰老作用的临床及实验研究、清宫八仙糕治疗老年人“脾虚”及改善小肠吸收功能的临床及实验研究、古方生脉散对心血管系统效应的临床研究、清宫仙药茶对实验性高脂血症影响的研究、清宫平安丹治疗晕动病的研究等。

四、人类寿命与慢性疾病的防治策略

2013 年 10 月 26 日于杭州

《内经》及其后的各种医学著作中，有关老年病防治的专论或专著，是研究中医老年病学的主要参考文献。例如，关于人的天然年寿的认识，《素问·上古天真论》及《灵枢·天年》均指出：“人之寿百岁而死”，《尚书·洪范》谓：“以百二十岁为寿”，这就和现代科学研究认为哺乳类生物寿命以生长期的 5~7 倍的寿命系数测算的结论基本一致。又如关于衰老机制的认识，《内经》强调与肾气盛衰有极为密切的关系，故《素问·上古天真论》有“女子七岁，肾气盛，齿更发长，二七而天癸至，任脉通，太冲脉盛，月事以时下，故有子……六七，三阳脉衰于上，面皆焦，发始白；七七……天癸竭，地道不通，故形坏而无子也”。“丈夫八岁，肾气实，发长齿更，二八，肾气盛，天癸至，精气溢泻，阴阳和，故能有子……五八，肾气衰，发堕齿槁……八八，天癸竭，精少，肾藏衰，形体皆极，则齿发去”的描述。

1961 年美国学者 Hayflick 首次报告人胚肺二倍体成纤维细胞在体外培养时具有有限的传代次数，人们将传代次数的极限值称为 Hayflick 极限。Hayflick 提出培养细胞的Ⅲ相是一种细胞水平上的“老年”表现。自此以后，二倍体细胞株作为“老年学”研究的体外模型受到广泛重视。Hayflick 认为每种动物细胞分裂次数不同，其寿命也不同。如小鼠的细胞分裂约 12 次，其寿命为 3 年；鸡的细胞分裂约 25 次，其寿命为 30 年；人的细胞分裂约 50 次，其寿命为 120 岁。这种事前安排好的分裂次数和分裂周期就是所谓遗传钟。根据遗传钟学说，如果设法增加细胞分裂次数或延长细胞分裂周期，就可达到长寿的目的。

WHO 关于健康寿命的看法为：15% 取决于遗传，10% 取决于社会因素，8% 取决于医疗条件，7% 取决于气候影响，60% 取决于自己。

面对生命，要做到人生四然：来是偶然，去是必然，尽其当然，顺其自然。

五、防治老年性痴呆，让我们行动起来

2013年11月18日

2010年全球有3 560万痴呆患者，预计2050年将超过1.15亿。其中最常见的痴呆类型是阿尔茨海默病，即老年性痴呆，约占痴呆病例的60%~70%。中国现已成为老年性痴呆第一大国。保守估计，我国现有600万~800万老年性痴呆患者，约占世界发病人数的1/4，将分别于2020年和2040年达到1 020万和2 250万。实际数字或许更惊人。一种多因异质型疾病，单一药物、单一靶点治疗老年性痴呆很难获得理想效果，多环节、多靶点的协同治疗可能是未来药物治疗和研发的趋势。从这一角度来说，中药因含有多种有效成分，可同时针对多个靶点发挥作用，符合该病多因素、多种病理机制的发病特点，有望成为新的药物来源。同时，整体观治疗原则使中医在治疗老年性痴呆方面具有一定的优势。建议政府将痴呆作为一个优先考虑的重大问题纳入公共卫生和社会保健议程，在医疗卫生或国家层面上为应对痴呆制定相关的战略、政策和计划。如大力加强痴呆相关知识的宣传和普及；做到早期诊断；提倡有效、持续的诊后卫生和社会保障服务；提倡健康的生活方式；引导公众知晓痴呆的潜在风险，预防胜于治疗；高度关注痴呆研究，增加各种来源的研究基金等。

（一）中国已成为老年性痴呆第一大国

联合国2011年发布《世界人口展望报告》称，如果生育率保持在预期水平，世界人口将在2050年前超过90亿，到本世纪末突破100亿大关；并预测2050年世界60岁以上的老年人口将达到20亿，每5人中将会有一个老人。2011年，我国60岁以上的人口已达到总人口的13.26%，预计2040年将超过4.3亿，占总人口的30%，即每3人里面就会有一个老人，平均每年增加1 000万老人。中国2011年人均GDP为5 450美元，世界排名第4，老年人口抚养比却高达19.67%，位居第2。中国是目前世界上唯一老年人过亿的国家，是世界上人口老龄化最快的国家之一。与发达国家相比，中国面临保持经济增长与人口老龄化加速的双重挑战，形势更为严峻，困难更大。

伴随全球人口快速老龄化，受痴呆影响的人群爆炸式增长。2012年世界卫生组织发布报告，2010年全球有3 560万痴呆患者，约占世界人口的0.5%。痴呆人数每20年增长一倍，预计2050年将超过1.15亿。

目前，58%的痴呆患者来自中低收入国家，2050年将高达71%。更为严

峻的是，2013 年 7 月《柳叶刀》杂志发表的一项研究称，未来中国的痴呆患病率可能被低估了至少 19%，全球痴呆的患病率也因此需重新计算。痴呆的社会和经济成本巨大，目前痴呆全球成本约为 6 040 亿美元 / 年，上升速度超过患病率，其中 89% 来自高收入国家，仅 11% 来自中低收入国家，包括中国。WHO 保守估测，2030 年痴呆全球成本将增加 85%。痴呆对患者、其家庭、社区以及国家卫生系统都造成了不良的影响，已不仅仅是一个公众健康危机，同时也是社会和财政方面的梦魇。2012 年，WHO 紧急呼吁各国将痴呆视为至关重要的重点公众健康问题。

最常见的痴呆类型是阿尔茨海默病，约占痴呆病例的 60%~70%，在中国被称为“老年性痴呆”。它是一种多因素造成的致死性的神经退行性疾病，病因尚不明确。该病有两大病理特征：一是在大脑皮质和海马神经元外形成大量淀粉样蛋白沉积（老年斑）；二是在大脑皮质和海马神经元内形成神经纤维缠结，胶质细胞的炎症反应和神经元死亡也随之相继发生。

2013 年最新研究指出，中国目前有超过 90% 的痴呆病例未被发现，农村地区尤为严重。与严峻现实相对应的是，我国民众对老年性痴呆的了解严重缺乏。绝大多数中国人习惯性认为，人老了记性变差是正常的，忽略了患痴呆的可能。在对 405 个有痴呆老人的家庭调查中，近 50% 的家庭不知道老人得的是痴呆，仅 2% 家庭的痴呆老人得到了正确的治疗。

老年性痴呆严重影响生活质量。患者缺乏控制自己的能力、识别能力和语言能力，在神志清楚的情况下，出现智力减退、行为及性格改变，随着时间延长逐渐加重。比如，变得健忘，尤其是刚发生的事，而对几十年前的事还能记忆犹新，但随着病情发展，对往事也会遗忘；逐渐变得没有时间概念，包括日期、月份、年份、季节等时间；不认家门，不认识配偶、子女甚至自己，在家里找不着厕所，买菜不会计算价钱；日常生活能力下降，如不能穿衣、大小便不能自理；表现特殊的怪异行为，如反复问同一个问题、重复做同一个动作、藏东西、喃喃自语、言之无物、喊叫、徘徊、幻听幻觉；性格改变，如多疑、暴躁易怒、抑郁等等。患者大脑可见明显体积萎缩、沟回增宽、脑室扩大和重量减轻，神经组织结构和功能发生严重破坏。现尚不清楚老年性痴呆的确切病因，但研究发现应与多种因素有关，如年龄老化、遗传因素、脑外伤、病毒感染、铝污染、吸烟等。该病早期多伴有抑郁，晚期多并发感染。确诊后，患者可存活数年至数十年，但将逐渐从一个有鲜活个性的生命，发展成为连至亲都无法辨认的僵化无助的患者，后果极为严重。

老年性痴呆还是一个进展性的需要照护的慢性疾病，在长期康复中会消耗大量财力、物力和人力。一项卫生经济学研究结果显示，我国老年性痴呆患者的直接医疗花费每月约为700元/例，如果患者合并精神症状或有攻击行为，照护成本等花费每月还要增加30%~40%。在另一项研究中，参与调查的老年性痴呆患者家庭月平均收入为3 210元，每月相关治疗花费则占家庭月收入的40%以上。此外，在我国，居家照护仍是最主要的方式，照护者多为患者家属，他们付出的情感及时间成本并没有折算在老年性痴呆对社会和家庭造成的社会与经济负担之中，因而实际数字更为巨大。

痴呆不仅仅影响患者本人的身心健康，还影响与患者有关的每个人，特别是照护者。据统计，全球有近一半的痴呆照护者患有功能性紊乱及其他相关疾病，我国痴呆照护者约有70%出现烦躁、沮丧、疲劳等痛苦感。

（二）中医治疗老年性痴呆或有优势

现有的老年性痴呆治疗方法包括药物、免疫、基因和神经心理治疗等，药物治疗仍是主体。药物治疗的原则是以最大化延缓痴呆的进程、改善患者和照护者的生活质量为目标。近年来，评价痴呆药物的疗效，除改善认知功能外，更重视对患者全面生活质量的影响。

目前尚无对因治疗或逆转病程的药物，某些药物仅能相对减缓患者病情的进展，部分改善其临床表现；其他措施如改善脑血流量、促进脑细胞功能恢复等，可以帮助改善症状，提高患者的生活质量，减轻照护者的身体及心理负担。临床药物现有胆碱能类药物（胆碱酯酶抑制剂）、兴奋性氨基酸受体拮抗剂、抗氧化药物、中药及抗精神病药物，如多奈哌齐、卡巴拉汀、盐酸美金刚、维生素E、银杏叶提取物（EGb761）等。其中胆碱能类药物是当今治疗轻、中度老年性痴呆的一线药物，兴奋性氨基酸受体拮抗剂盐酸美金刚是FDA批准的第一个用于治疗中、重度老年性痴呆的药物，此二类药物改善认知功能的效果最为肯定。然而，化学药自身无法克服的缺陷降低了临床应用的满意度，如：作用靶点单一；副作用较多，如恶心、头晕、头痛、便秘、迷乱；老年人多患有多种疾病，用药种类较多，导致合并用药不良作用风险增加；无法确认具体哪种药物对某一个体患者最有效；无法确定一种药物无效时，其他同类药物是否有效；无法确定何时需加用他药；等等。2013年，最新的两个老年性痴呆疫苗药物临床试验失败，预示该病的治疗任重道远。

作为一种多因异质型疾病，单一药物、单一靶点治疗老年性痴呆很难获得理想效果，多环节、多靶点的协同治疗可能是未来药物治疗和研发的趋势。从这一角度来说，中药因含有多种有效成分，可同时针对多个靶点发挥作用，符合该病多因素、多种病理机制的发病特点，有望成为新的药物来源，如从千层塔中提取分离得到的石杉碱甲，作为乙酰胆碱酯酶抑制剂已在临床应用；又如从知母中提取的知母皂苷、从三七中获得的三七皂苷、从姜黄中提取的姜黄素等，正处于研究阶段。

同时，整体观治疗原则使中医在治疗老年性痴呆方面具有一定的优势。老年性痴呆属中医学“善忘”“白痴”“呆证”“痴呆”“癫证”等的范畴。痴呆病名文献对其早有记载，如《黄帝内经》称之为“善忘”，《左传》称之为“白痴”，《针灸甲乙经》中有“呆痴”的概念，《针灸大成》则分别以“呆痴”和“痴呆”命名。明代大医张景岳在其巨著《景岳全书》中更专立“癫狂痴呆”一证进行论述。概言之，中医认为脑为元神之府，脑为髓海，与心、肝、肾功能密切相关，故将老年性痴呆的病因病机概括为肾精亏虚、心脾不足、肝阳上亢、痰浊壅盛四大证，并据此选方择药辨证施治。临床配伍常用的中药很广泛，包括补益药人参、西洋参、党参、鹿茸、刺五加、绞股蓝、灵芝、红景天、茯苓、黄芪、黄精、冬虫夏草、酸枣仁、柏子仁、枸杞子、肉苁蓉、麦冬、白芍、知母、何首乌、熟地、核桃仁、桑椹子等；活血化瘀药丹参、赤芍、葛根、川芎、银杏叶等；化痰开窍药石菖蒲、远志、天麻、钩藤等；其他还有月见草、泽兰、泽泻、白术等。常用复方如六味地黄丸、补中益气汤、归脾汤、天王补心丹补肾健脾养心；月见草油胶囊、复方丹参片、泽泻白术散、活血通脉片、愈风宁心片防治脑动脉硬化，改善脑血流，维持大脑正常代谢；地黄饮子合七宝美髯丹、左归饮合桃红四物汤化裁补益肝肾亏虚；珍珠母丸化裁治疗心肾不交；金匮肾气丸合当归芍药汤、地黄饮子合二至丸补脾益肾；逍遥散合涤痰汤加减治疗痰浊阻窍；复元活血汤、黄连解毒汤、黄连温胆汤、三甲散和通窍活血汤等也多见于处方。然而，尽管有一些临床循证医学证据，上述方药对老年性痴呆的疗效仍需严格的临床设计和数据支持。

此外，临床研究报告提示，针灸对老年性痴呆有一定疗效。音乐疗法、食疗也被认为可能起到辅助治疗的作用。

（三）急需制定相关战略、政策和计划

痴呆，特别是老年性痴呆，已经成为一枚全球性的“定时炸弹”，是21世纪最大的社会挑战之一，亟待从全球、国家、地区、家庭以及个人层面进行解决。然而，WHO 194个成员国中，目前只有8个国家制定了全国性的痴呆应对计划，亚太地区仅澳大利亚、日本和韩国制定了直接针对痴呆负担的公共卫生政策。我国政府亟须将痴呆作为一个优先考虑的重大问题纳入公共卫生和社会保健议程，在医疗卫生或国家层面上为应对痴呆制定相关的战略、政策和计划。以下几点建议仅供参考。

第一，全社会需大力加强痴呆相关知识的宣传和普及，提升公众对痴呆的认识和了解，善待痴呆患者。

这是应对老年性痴呆的基本策略。针对老年性痴呆患者及其非雇佣照护者的全球耻感调查报告显示，对于患者来说，痴呆带给他们的最大伤害是耻感和社会排斥，不仅仅针对患者本人，还包括他们的照护者和家庭。患者、照护者以及患者家庭，将可能因此更加疏远他人，以避免耻感和排斥，进一步造成与他人和社会的隔离。由于缺乏认知和了解，加之文化因素，我国公众对痴呆存在的各种偏见更为严重，极大阻碍了患者得到及时的诊断和照护，并对家庭、社会、医疗保险体系造成沉重的负担。全民性教育将有助于减少公众对痴呆的恐惧和偏见，有助于患者早期诊断和长期康复。此外，通过立法和监管手段明确痴呆患者及照护者的权利，也将有助于减少偏见。

第二，早期诊断是应对老年性痴呆的关键环节，从生理、心理、社会和经济角度来说都是如此。

老年性痴呆患者出现临床症状后仍可生存多年，及时就诊和早期干预可延缓病情发展、提高生存质量；给予适当支持，很多患者完全可以继续参与并贡献于社会。早期诊断，有助于应对老年性痴呆可能带来的各种家庭和心理问题，帮助患者计划未来的生活及其照护工作，帮助患者及家庭避免某些痛苦和危机。由于老年性痴呆患者的早期行为举止基本上与常人无异，社会技能也较完好，不易被发现，确诊时往往已是疾病后期，因此需要与患者有密切关系的家人、朋友等及时发现、尽早就诊，通过系统评估患者各方面的能力，明确这些异常表现是否由于大脑病变所引起，以便制定计划帮助患者尽可能保持独立和自理能力，减轻对他人的过分依赖。实现早期诊断，除提高公众认知外，还需加强针对高危人群的健康咨询，尤其需要加强针对医师的教育和专业培训，提高医师对老年性痴呆危险因素的认知，从而能够在发现相应症状后及时进行早期干预，延缓疾病进程。

第三，积极提倡有效、持续的诊后卫生和社会保障服务，建立多层次、不同等级的照料体系，提高痴呆患者及其照护者的生活质量。

在我国，基层医疗卫生机构和社区服务机构应发挥重要作用。在患者的社会支持方面，可以借鉴国外已有经验，包括政策的灵活性、支持渠道多元化等多个方面。如，将老年性痴呆纳入医疗保险和养老体系，通过养老金和保险计划等形式的普遍性社会支持保护这一弱势群体；将亲属间的护理照料列为医疗保险负担的一部分，给予资金支持；为居家照护者提供假期，其间由国家免费提供专人代为照顾患者；建立小规模的患者联谊会、小型的托管机构等组织，在普及老年性痴呆防治知识、提供照护技巧和服务方面提供有益的经验和资源。

第四，提倡健康的生活方式，鼓励老年人多活动、多用脑，坚持力所能及的体力和脑力劳动，适当参加社会活动。

日常生活中注意均衡营养，限制饱和脂肪酸和反式脂肪酸的摄入，多食用植物性食物，增加维生素 E 和维生素 B 的摄入，避免摄入含铁、铜的复合维生素，避免使用含铝的炊具、抗酸药、发酵粉或其他产品等，并注意饮食与体育锻炼相结合。

第五，引导公众知晓痴呆的潜在风险，预防胜于治疗。

目前关于痴呆可控危险因素的研究尚在起步阶段，但有证据表明，糖尿病、中年高血压、中年肥胖、吸烟和缺乏体力活动等诱发血管疾病的因素是痴呆的风险因素。一项很有说服力的研究指出，更好的心脑血管健康状况、更多的教育和更高水平的体力活动能降低痴呆的潜在风险。

第六，高度关注痴呆研究，增加各种来源的研究基金，鼓励学科间交流和国家间信息共享。

由于对痴呆的严峻形势缺乏了解，目前各国对痴呆的研究投入均严重不足。以英国为例，痴呆的社会成本几乎与癌症、心脏病和中风的成本总和相当，但针对痴呆的研究投入仅为癌症的 1/3、心脏病的 1/2。

中国已经拥有比世界上任何一个国家都多的痴呆患者。痴呆特别是老年性痴呆，已成为中国的一个紧迫的、长期的、全民的战役。

让我们立即行动！

六、关于老年人的合理用药问题

2016 年 9 月 24 日

现已被证实并形成共识，个体寿命与人们遗传因素及生活方式密切相关，但与及时预防和治疗中老年慢性病也有极其重要的关系。慢性病是老年人的重要威胁，第六次全国人口普查资料显示，我国 60 岁以上老年人口为 1.78 亿（13.26%），65 岁以上老年人口为 1.19 亿（8.9%）。60 岁以上人口慢性病的患病率在城市为 53.2%，在农村为 38.5%。据我们实际工作体会，慢性病中，影响寿命与生存质量而应受到及时治疗的有认知障碍疾病、肿瘤、心脑血管疾病以及糖尿病等内分泌代谢疾病、骨关节疾病、前列腺疾病、白内障及失聪等。

老年人常见的慢性疾病，从中医十纲辨证（八纲辨证加气血辨证）及脏腑辨证相关病机解析，一般均可归结为老衰所致的“阴阳失调、营卫不和、脏腑虚弱、多脏受损”，以致“易虚易实、易寒易热、虚实夹杂”等诸种表现。一般而论，阴虚多见，气虚及阳虚也不少；兼夹血瘀、浊阻、风疾者也甚多。病情庞杂，依从性差、反应迟钝。

老年人随着年岁的增长，疾病的治愈率低，病残率高，合并病或并发症多，所以常常用药种类多而杂。由于老年人各器官功能的衰退，尤其肝脏血流量减少，肝微粒体的药物氧化酶活力下降，药物经过肝脏时代谢能力低，使血液中药物浓度会有不同水平的升高而引起不良反应。肾脏是人体最重要的药物排泄器官，老年人较年轻人肾小球滤过率和肾小管分泌与重吸收率均下降，使老年人药物代谢动力学水平降低，药物清除半衰期延长，机体组织及血液中药物浓度会有不同水平的升高，因而容易导致毒性反应。所以老年人使用地高辛、普萘洛尔、氨基糖苷类抗生素等易引发药物损伤。

为了避免老年人遭受不应有的药害之苦，对于老年人来说，应注意加强自我保健，不要滥用药物，应有的放矢，治疗或预防用药尽可能简化，减少用药种类，不随意增减剂量。一般而言，65~70 岁的老年人，方药用量要减半，如发汗解表中药不宜超过 10g，泻下药不宜超过 3~6g，苦寒药如黄连、龙胆草等一般不要超过 8g。对于“老老人”(过 90 岁的老年人)，尤其要注意在生活质量上综合调理。

求有效但要平和，避免虚虚实实，治疗中注意调和。做到汗而不伤，温而不燥，下而不损，寒而不凝，补而不滞，消而不伐。剧毒药如巴豆、大戟、芫花、甘遂、斑蝥之类尽量不用。

治疗策略中，调理脾胃十分重要。中医药理论重“以后天养先天”，消食导滞与二便通畅十分重要。注意到食物中黏滑油腻过多可生痰助湿等问题。为了行气消食，适当用些芳香化浊药很有益处。

中药并不都安全，实际上“是药三分毒”，即使调补脾胃安神的大枣，过量也会“中满”。西洋参是常用的补益保健药，长期服用者每天量不宜大于 10g，否则可出现人参滥用综合征，出现烦躁、易激惹、睡眠障碍等表现。

中西医结合治疗时，同样要注意这些问题，如对降压药、降糖药、降脂药，以及抗血小板药物的应用，都得严格参照年龄，兼杂症及患者主观感受等，注意采取个体化治疗。

因此，老年人用药不仅要合理用药，还要及时调整剂量，掌握用药时机，时刻注意防范药害。

七、植物药在老年病中的应用

2017 年 3 月

植物是药材的丰富来源，植物药是人类有史以来的长达 50 个世纪中赖以治病的基本药物。植物药与中草药同源却概念不同。都是植物入药，前者仅应用生药，偏重单味药，是植物化学的产物；而后者讲究炮制，讲究药物四气五味君臣佐使，反映中医药理论。到了科学发达的现代社会，虽然人们已能人工合成许多药物，但是植物药的重要性仍然不减当年。西药为人类医疗保健作出的巨大贡献是毋庸置疑的，但在生产时也带来了严重的环境污染，成本也较高，有的药物副作用也较大，尤其对心脑血管疾病、糖尿病等慢性病的治疗，副作用常较明显。随着自我保健意识的提高，以天然植物为原料的药物在世界各国日益受到人们的注意。本文对植物药在老年性疾病中的应用进展作一回顾和展望。

加强衰老机制与延缓衰老的研究是新世纪老年医学与老年生物学重大研究课题之一。近年来对“衰老基因”“长寿基因”、氧自由基、细胞凋亡及染色体端粒进行了一些新的探索，取得了一些新的进展。植物药延缓衰老作用的研究也受到注意。研究较多的单味药和成分包括灵芝、首乌、人参、黄精、红景天、绞股蓝、怀牛膝、肉苁蓉、山药、黄芪、大黄、沙棘和大豆磷脂等，复方药物则多为一些补肾益气活血复方。植物药延缓衰老的机制涉及清除自由基、提高抗氧化能力、改善细胞免疫功能、调节体内性激素水平，促进胶原蛋白的合成、调节血脂及改善血液流变学等多个方面。

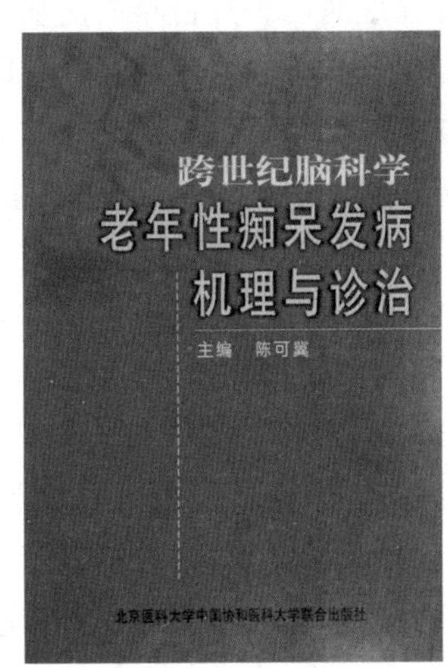

图 3-7-1 《跨世纪脑科学老年性痴呆发病机理与诊治》（北京医科大学、中国协和医科大学联合出版社出版，1998 年）

老年痴呆症是一慢性精神致残及致死性疾病（图 3-7-1）。该病的患病率与年龄呈正相关。据我国调查，60~69 岁为 1%~2%；70~79 岁为 4%~8%，80 岁以上为 15%~20%。据此推测我国至少有 500 万老年痴呆患者。美国等发达国家老年性痴呆在老年人死因中仅次于心脏病、肿瘤和中风，占据第四位，专家们甚至预言，本世纪危害人类健康的第一杀手将是老年痴呆症。研究表明，许多植物药（成分）可改善学习、记忆功能，如人参

(果、茎叶、根)皂苷(Rb_1, Rg)、西洋参总苷、党参总碱、鹿茸水提物、绞股蓝苷、草苁蓉水提剂、灵芝、刺五加、红景天素、酸枣仁总苷、柏子仁、白芍药苷、赤芍药水提物、黄皮酰胺、银杏制剂等。银杏(Ginkgo biloba)制剂是近年来的研究热点，动物实验表明，具有扩张血管、降低血清胆固醇、清除自由基、拮抗血小板激活因子、抗缺氧、改善记忆及神经保护作用。最近，美国及德国进行的两项研究表明，银杏制剂对阿尔茨海默病及血管性痴呆患者有益，其疗效明显优于安慰剂，与 FDA 认可的西药疗效相当，显示有良好的前景。匹兹堡大学医学院将进行一项为期 6 年的、耗资 1 500 万美元的多中心试验，以研究 Ginkgo biloba 提取物预防痴呆的有效性，这是关于 Ginkgo biloba 的一项重要研究，包括 4 个研究中心，有 3 000 名受试者进入试验。石杉碱甲是从草药蛇足石杉(Huperzia serrata)中分离而得的一种高选择性胆碱酯酶抑制剂，对脑皮层 AchE 的抑制比塔克林(tacrine)和多奈哌齐(donepezil)分别强 180 与 24 倍，经我国 10 余个临床中心 500 例双盲、配对、平行观察，证实可改善记忆障碍。

抑郁症是一种以情感病态变化为主要症状的精神性疾病，其主要表现为情绪低落、言语减少，精神、运动迟缓，常自责自罪，甚至企图自杀。近年来，由于人们生活方式改变及环境毒物增加，抑郁症的发病呈明显上升趋势，老年人尤为多见。现代化学合成药物长期服用后副作用大，许多患者常被迫中止治疗。因此，从天然植物中寻找、研制理想的抗抑郁药，愈来愈引起研究者的重视。贯叶金丝桃属植物是世界上分布最广的天然植物之一，用于治疗精神性疾病已有几百年的历史。其主要成分包括萘并二蒽酮类、黄酮类和贯叶金丝桃素等。临床验证从贯叶金丝桃中分离提取的组分用于治疗轻、中度抑郁症效果显著。一项对 1 757 个轻、中度至严重抑郁症患者的 23 项随机、双盲、对照试验 meta 分析表明，其抗抑郁作用与第一代、第二代合成抗抑郁剂的疗效相近，但耐受性及安全性均明显为优。其作用机制除选择性抑制 5-HT、NE 再摄取，抑制单胺氧化酶活性，降低 β 肾上腺素能及 5-HT 受体密度(与传统抗抑郁剂作用机制相似)外，尚可抑制 σ 受体与其配体结合，降低血浆 IL-6 水平。在德国该药已正式批准用于治疗抑郁症，其销量已超过所有抗抑郁药物，占德国市场上所有抗抑郁药的 20%，而且还有明显上升的趋势。目前，在美国金丝桃提取物用于治疗抑郁症正逐渐增多，应用前景十分看好。一项为期 3 年，耗资 430 万美元的研究，目前由美国国立替代医学中心发起，与美国国立精神健康研究所和 ODS 保险公司合作，包括 12 个临床研究中心，336 例成年抑郁症受试者，这项研究将是第一个关于贯叶金丝桃的严格临床试验，这个试验将足够大并持续足够长的时间以评估贯叶金丝桃是否能够起到有意义的治疗作用。

随着世界人口结构的老龄化，骨质疏松症（osteoporosis，OP）已成为全球公众关注的公共卫生热点，该病是以骨量降低和骨组织微细结构破坏为特征，导致骨脆性增加和容易发生骨折的全身性疾病。该病的致残率及致死率较高，是一严重威胁老年人健康长寿的多发病，我国约有 OP 患者 6 000 万 ~8 000 万。据北京调查，60 岁以上 OP 患病率男性为 33%，女性为 68.9%，80 岁以上女性患病率高达 85% 以上。目前西药治疗或副作用较大，或价格昂贵，患者常难以接受。天然植物药具有疗效确切、副作用小、价格低廉，适合长期服用的优势。目前多采用具有“补肾填精”作用的植物药为主，辅以“健脾养血”“活血化瘀”“祛风除湿”“强筋壮骨”诸类方药治疗，已取得一定的临床疗效，较之激素替代等疗法有自己的特色。研究较多的单味药为淫羊藿，该药具有激素样作用，可使雄性大鼠睾酮分泌增加，雌性大鼠卵巢、子宫增重，其注射液能促进鸡胚股骨生长；淫羊藿水提物能部分抑制去睾丸大鼠的骨高转换率而不减少骨矿化，可以增强成骨细胞功能，对糖皮质激素所致大鼠骨质疏松症也有一定治疗效果；淫羊藿总黄酮能明显提高去卵巢结合低钙饲料致骨质疏松模型大鼠股骨表观密度和骨密度，而不升高子宫系数及血清雌二醇，并有提高骨钙、骨磷的趋势。个别学者采用益骨胶囊（补肾活血液）治疗 OP，实验结果显示补肾活血液对不同方法诱导的模型大鼠 OP 有明显的抑制作用，以促进骨形成为主，这种作用可能通过影响激素水平、调整内分泌而有效地恢复骨代谢的失衡状态，在此基础上，进行了为期 6 个月的前瞻性、随机双盲、安慰剂对照和阳性对照的临床研究，结果发现补肾活血能缓解骨痛、与对照组相比，未见有椎体新发压缩性骨折；能提高腰椎和髋部的骨密度，骨形成相关的生化指标有不同程度的提高，骨吸收相关的指标有不同程度的降低。

恶性肿瘤亦是老年人的常见病，是导致死亡的首要原因。目前治疗仍以手术、放化疗和生物反应调节剂为主。近年来，植物药作为一种有效治疗或辅助治疗手段已广泛地用于临床实践，使恶性肿瘤在中国的治疗具有了中国特色，并逐渐受到世界范围的重视。植物药抗肿瘤的作用途径主要包括以下几个方面：直接抑瘤作用；增强机体免疫功能；对放、化疗的增效减毒作用；抑制肿瘤转移与复发；提高生存质量，延长生存期。采用中医辨证论治结合放化疗或手术治疗，常可减少毒副作用、延长生存期、改善生存质量。另外，从植物中提取有效的抗癌药物一直是受到广泛重视的研究领域。目前从传统中药及其他植物中提取的抗癌药很多，具有直接抗癌作用的有长春花碱、鬼臼乙叉苷、羟基喜树碱、榄香烯（莪术提取物）和紫杉醇等；具有调节机体免疫功能而发挥间接抗癌作用的有云芝多糖、香菇多糖、虫草多糖、黄芪水提物和女贞子水提物等。其中，紫杉醇（taxol）是近年的研究热点之一，它最早是从紫杉（Taxus brevifolia）树皮中分得的一种天然抗肿瘤剂，能促进微管聚合与防止微管解聚，最终导致对细胞分裂和处于分裂期细胞的功能所必需的微管正常功能重组的抑制及诱导微管排列的紊乱，调节免疫功能，促进肿瘤坏死因子的释放。对卵巢癌、乳腺癌、肺癌、食管癌皆有效。

随着人口的老龄化加剧，糖尿病的发病率逐年上升。植物药治疗糖尿病具有悠久的历史，这里应当强调的是，植物药的优势可能不在于降低血糖，而在于针对糖尿病的不同并发症如糖尿病肾病、糖尿病视网膜病变、糖尿病神经病变、糖尿病坏疽等给予相应的治疗，国内学者对此亦作了大量的工作。另外，植物药抗糖尿病的药理作用涉及多个途径，包括直接降血糖作用（如苦瓜、胡芦巴等），胰岛素增敏作用（如黄连素），α- 葡萄糖酐酶抑制剂（如桑枝、鸭跖草），醛糖还原酶抑制剂（如黄芩苷元、金丝桃苷），蛋白非酶糖化抑制作用（如葛根、柴胡、地黄及人参的水或醇提物）。复方制剂金芪降糖片近年研究较多，证实其可改善糖代谢、脂质代谢和胰岛素抵抗，增强免疫功能，增加机体抗氧化能力，降低 N- 乙酰 -β-D- 氨基葡萄糖苷酶活性，有利于早期微血管病变的防治。临床对 442 例（对照组 106 例）2 型糖尿病患者进行对比观察，有效率为 75%，对有气阴两虚并有内热证候的患者疗效较好。北京、上海等地 5 所医院对金芪降糖片及优降糖进行的 200 例双盲临床对比试验表明，金芪降糖片可通过改善外周组织对胰岛素的抵抗而明显加强优降糖的疗效，该药于 1992 年批准上市。

前列腺疾病也是老年人的常见病、多发病，分良性前列腺肥大（benign prostatic hypertrophy，BPH）和前列腺癌（prostatic cancer，PC）两种。几乎有 50% 的 60 岁以上男性老人患 BPH，西药治疗副作用大。近年来，德国采用植物药锯齿棕（Saw palmetto）治疗本病，其机制可能与胆固醇代谢的改变、抗雄激素作用及减少结合球蛋白有关。对涉及 2 939 人参加的 18 项研究进行 meta 分析表明，锯齿棕提取物治疗 BPH 的疗效与非那雄胺（finasteride）相当，副作用微小且价廉。美国国立替代医学中心与美国国立糖尿病、消化系统和肾脏疾病研究所合作，将支持一项大型的、严格设计的安慰剂对照的前瞻性研究以评价锯齿棕提取物对患有中度至重度前列腺肿大的男性患者症状和生存质量的作用。另外一个治疗 BPH 的常用植物药为舍尼通（前列泰，cernilton），为天然裸麦花粉 100% 破壳后提取物（瑞典名 poltit，美国、加拿大、墨西哥，中东名 prostat，欧洲名 cernitin，日本及东南亚名 cernilton），化学成分包括脂溶性 EA-10（植物生长激素 3β- 甾醇类）、水溶性 P-5（阿魏酸 γ- 多碳二胺类）。经 20 年欧、美、日地区的临床应用证明，连续服用前列泰 3 个月有效，6 个月时产生有统计学意义的症状的改善，主观症状改善率为 69%~96%，客观指标有 75%~85% 的改善率。前列腺癌在美国为男性癌症发病率第一的癌种，每年有 180 000 美国人患前列腺癌，约 40 000 美国人死于前列腺癌。PC-SPES 是由黄芩、大青叶、三七、菊花、灵芝、冬凌草、棕榈子和甘草八味中药组成的复方，20 世纪 80 年代末从中国引进美国开发用于前列腺癌的治疗，PC 即前列腺癌的英文缩写，SPES 为拉丁文“希望”之义。PC-SPES 于 1995 年获美国专利，1996 年底开始以食品添加剂身份投放美国市场，短短 3 年时间，PC-SPES 已广泛为美国前列腺癌患者接受，并几乎成了前列腺癌替代疗法的代名词。《旧金山纪事报》《华尔街日报》《波士顿环球报》相继在显要位置报道 PC-SPES 治疗前列腺癌的可喜疗效。2000 年 10 月 NIH 互补替代医学中心资助 Johns Hopkins 大学一个 8 百万美元为期 5 年的替代医学癌症研究课题，其中一个主要任务就是研究 PC-SPES 治疗前列腺癌的安全性和有效性。PC-SPES 的药理作用涉及抑制肿瘤细胞生长、诱导肿瘤细胞凋亡、阻止肿瘤细胞进入 S 期、辐射激活剂作用、减少雄性激素受体 AR 数量及雄性激素受体结合力、激活淋巴细胞提高免疫功能、降低肿瘤细胞克隆生成力、减少前列腺癌细胞内 PSA 水平和细胞释放 PSA 量等多个方面。

血脂康是近年来研究较多的新型血脂调节剂，采用高科技生物技术从特制红曲（Red yeast rice，*Monascus purpureus* Went.）中提炼精制而成，其中富含羟甲基戊二酰辅酶 A（hydroxy-methyl-glutaryl coenzyme A，HMG-CoA）还原酶抑制剂洛伐他汀及多种不饱和脂肪酸和人体必需氨基酸（图 3-7-2）。自问世以来受到国内医药界的广泛关注，近 5 年来通过大量的临床实践证实其疗效确切，与进口血脂调节剂作用相当，但副作用少，患者易于耐受。并经美国加州大学洛杉矶分校及南加州大学所重复验证。少数患者可有烧心，胃肠胀气和头晕，副作用发生率低于 2%。美国目前作为保健品上市，称 Cholestin。我国学者认为该制剂可考虑作为冠心病的二级预防用药。大蒜制剂的降血脂作用也已在许多临床试验中得到证实。两项 meta 分析结果亦支持这一结论。在德国，由于该药良好的降低低密度脂蛋白胆固醇（LDL-C）作用而获欧盟批准，成为销售量最大的非处方药之一。

近年来，我国茶制剂（茶色素、茶多酚）与心脑血管疾病的基础与临床研究取得了一批可喜的成果，证实了茶制剂在抗脂质过氧化及清除氧自由基等多方面的作用。茶多酚是茶叶中 30 余种多酚类物质总称，占茶叶干物质总量

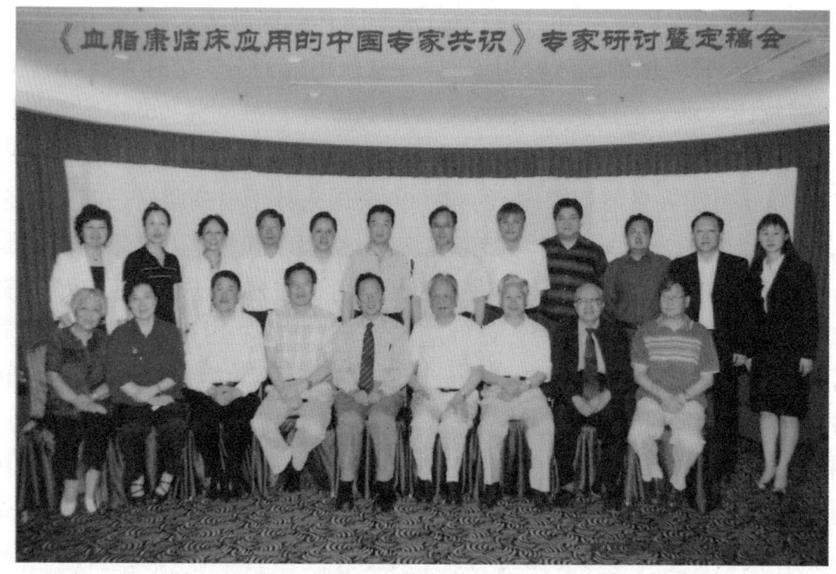

图 3-7-2 《血脂康临床应用的中国专家共识》研讨会专家合影，前左起寇文镕、潘长玉、黄峻、段震文、胡大一、陈可冀、陆仲良、徐成斌；后左起刘之椰、叶平、刘梅林；左 6、7 为吴宗贵、宁田海（2008 年）

的 20%~30%，是由黄烷醇类为主和少量黄酮及苷组成之复合体，其分子中带有多个活性羟基（-OH），可中止人体自由基链式反应，清除超氧阴离子和过氧化氢自由基可达 90% 以上，被认为优于维生素 E 及维生素 C，并可保护细胞膜和细胞器，抑制大肠对胆固醇的吸收。有研究认为，服用绿茶与胃癌发生有一定关系，但日本学者最近报道，自 1984 年 1 月起对日本 3 个城市 26 311 位居民进行了问卷调查，截止到 1992 年 12 月确认了 419 例胃癌，采用 Cox 回归方法分析结果显示，喝绿茶与胃癌的危险无相关性。

我们对古方血府逐瘀汤及其组成药川芎、赤芍有效部位的研究表明，其对冠心病介入治疗后再狭窄的预防，显示有一定前景。对川芎嗪的系列研究表明，该药对缺血性中风有较好的治疗作用。

人口的老龄化的加剧和老年性疾病的增加，为植物药的应用提供了发展机遇。在新的世纪里，我们除应继续加强对心脑血管疾病及恶性肿瘤的防治研究外，对未来可能发展成为严重威胁老年人健康长寿的疾病，如老年性痴呆、骨质疏松症及糖尿病等，也应加强研究，努力开发出疗效确切、副作用少的植物药制剂。植物药长期应用的安全性监测是值得重视的课题。开发增强生存质量的功能性保健品仍然不失为一个重要工作方向。

第四章　清宫医案研究

一、清宫医案蕴奇珍

2009年9月16日

清代宫廷遗留下来的原始医药档案共计有3万余件，其中包括皇帝与后妃等的脉案笺，进药、用药底簿，医方笺，皇帝的朱批及谕旨，太医院与御药房的配方簿，皇帝的起居注及内务府抄件，以及一些实录性的档案，如恭亲王的详细护理记录等（图4-1-1）。

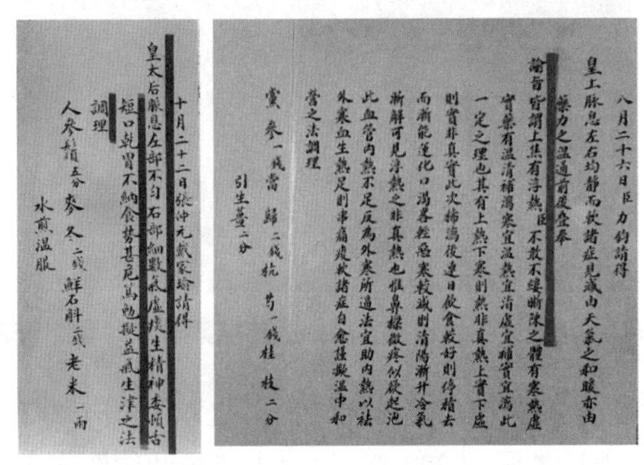

十月二十二日張仲元戴家瑜請得
皇太后脈息左部不匀右部細數氣虛痰生精神委頓舌
短口乾胃不納食勢甚危篤勉擬益氣生津之法
調理
人參鬚五分　麥冬二錢　鮮石斛二錢　老米一兩
水煎溫服

八月二十六日臣力鈞請得
皇上脈息左右均靜而軟諸症見減由天氣之和暖亦由
藥力之温通前度叠奉
諭旨皆謂上焦有浮熱臣不敢不縷晰陳之體有寒熱虛
實藥有溫清補瀉寒宜溫熱宜清虛宜補實宜瀉此
一定之理也其有上熱下寒則熱非真熱上實下虛
則實非真實此次補瀉後連日飲食較好則停積去
而漸能運化口渴略輕惡寒較減則清陽漸升冷氣
漸解可見浮熱之非真熱也惟鼻樑微疼似欲起泡
此血管內熱不足反為外寒所遏法宜助內熱以祛
外寒血生熱足則串痛處諸症自愈謹擬溫中和
營之法調理
黨參一錢　當歸二錢　杭芍一錢　桂枝二分
引生薑二分

图4-1-1　慈禧太后临终前所用医方档案原件和光绪脉案原件

清宫原始医药档案的整理与研究是1980年倡议的，当时得到中国中医研究院领导的支持，经过中央批准，由本人领衔，与中国第一历史档案馆合作，周文泉教授、江幼李教授、李春生教授、徐艺圃教授等参与，开始了清宫医案的研究（图4-1-2和图4-1-3、图1-16-8）。

自1980年到现在，已经过去将近30年。回顾过去的清宫医案研究，我们主要开展了以下几项工作：原始医药档案的整理与评议，清代宫廷医话的收集整理，对一些治法的研讨，清宫中成药的研究与开发，方、药引、代茶饮的整理，清代宫廷医疗经验特色的发掘等。以往的工作汇聚成《清宫医案集成》，值得大家收藏。

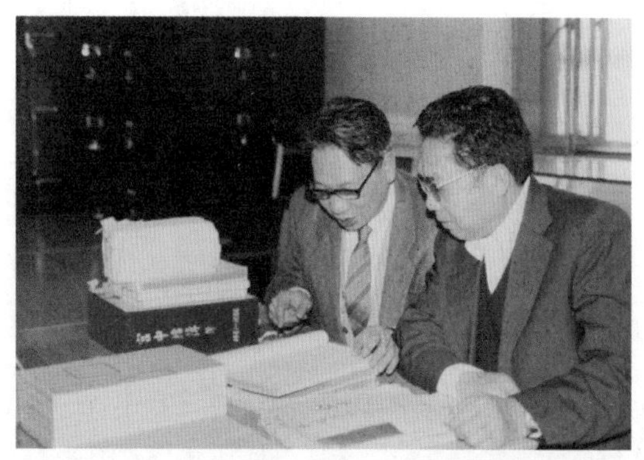

图 4-1-2 与中国第一历史档案馆馆长徐艺圃教授研究清代宫廷原始医药档案(1988 年,中国第一历史档案馆)

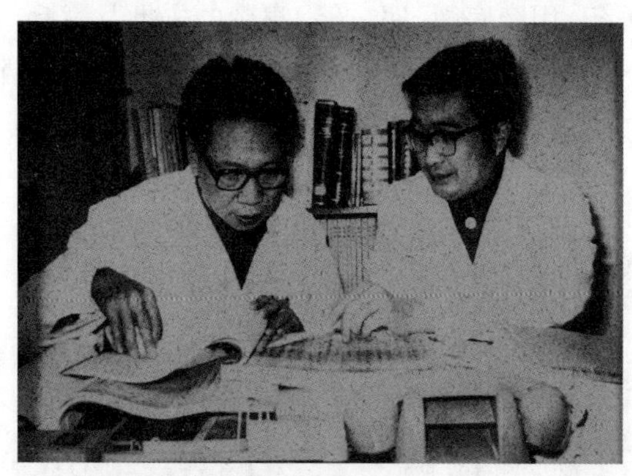

图 4-1-3 与周文泉讨论清宫原始医药档案学术问题(1982 年)

最早出版的是 1981 年的《慈禧光绪医方选议》(图 1-8-2),含有 391 首医方,其中治疗慈禧太后的医方 209 首,治疗光绪皇帝的医方 182 首。很多医方是日常生活中可以使用的,如漱口方、洗头沐浴方、代茶饮方等,而其中的补益长寿方更令大家感兴趣。前几天有位老先生特意写信到西苑医院,希望提供清宫八仙糕的药物组成。我们主张清宫医疗经验应还之于民。在慈禧光绪医方选议里,八珍糕的组成是茯苓、莲子、芡实、扁豆、薏苡仁、藕粉各二两,还有两味药隐去了,这两味药极有可能是山药与人参。慈禧光绪医方选议一版再版,后来还被翻译成日文与英文出版(图 4-1-4)。

整理出来的清宫原始医药档案集中在《清宫医案研究》中,由于保密需要,这本书直到 1990 年才得以出版,该书由季钟朴、岳美中、邝安堃、郑天挺、溥杰、任应秋、邓铁涛、耿鉴庭等诸多名家作序。《清宫医案研究》2006 年发行了第 2 版(图 4-1-5)。

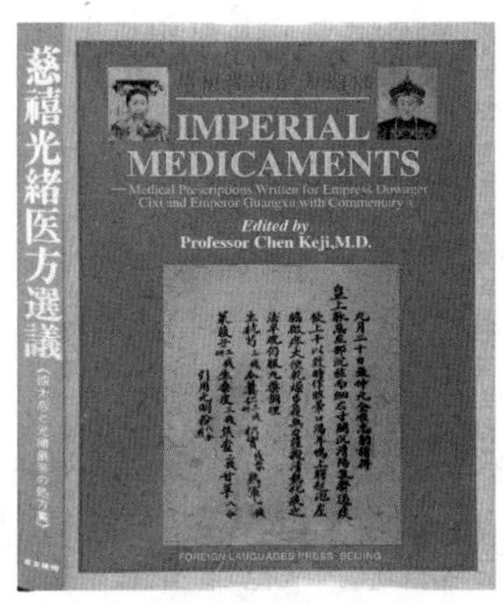

图 4-1-4 《慈禧光绪医方选议》日文版（东京美术出版社，宫川マリ译，1983 年）与英文版（外文出版社出版，尤本林译，1996 年）

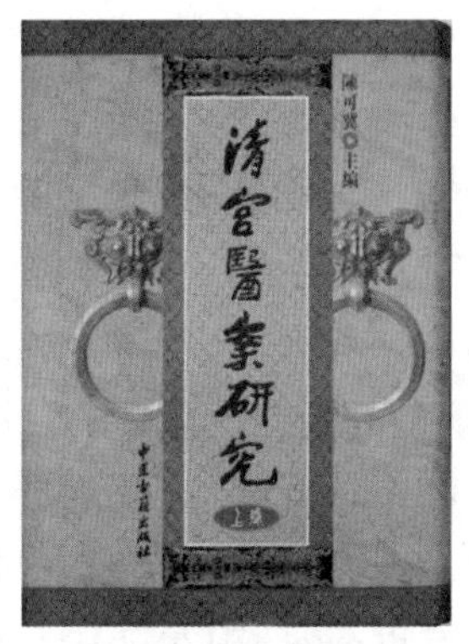

图 4-1-5 《清宫医案研究》（第 2 版）（中医古籍出版社出版，2006 年，著名画家李可染题写书名）

经过统计，整理出来的清宫医案中顺治、康熙、雍正年间的较少，乾隆年间的占 16%，最多的是光绪年间的，占 34%，这主要是因为光绪皇帝与慈禧太后的医案很多。从不同人员医案数量分布的情况来看，太医院给后妃看病的次数最多，给王公大臣看病的次数少，太监宫女的医案占 8%，看似不少，主要是因为李莲英的医案很多。从疾病分布来看，清宫医案主要记载的是对内科病的诊疗，外、妇、儿都有，还有天花痘疹、温病。内科病案比较多的诊断有虚劳、感冒、眩晕、咳嗽、胸痹、腹痛等。

清宫医案研究对清代宫廷医疗经验特色进行了总结，包括崇尚实效、广用经方、借重通腑治法、征用温病时方、侧重调补、重视家常防病、实践归经理论、运用代茶饮法等。比如经方用调胃承气汤，时方用杏苏饮、达原饮等。清宫医案里是经方、时方、古方并用，古方比如常用参苓白术散。

1987 年出版的《清代宫廷医话》探讨了清朝皇帝的疾病诊治与保健养生等情况，如雍正皇帝患有口唇与耳朵的疾病，曾下旨询问治唇方及塞耳方（图 4-1-6）。据清宫医案记载，同治皇帝是患天花而死，经过医学专家的论证，已确认同治皇帝死于天花病，与民间传说的死于花柳病完全不同。有传说认为光绪皇帝是慈禧太后派人毒死的，光绪刚好在慈禧去世前一天驾崩，异常巧合，有人化验光绪皇帝遗留下来的头发，发现含有大量的砒霜。但据光绪皇帝自述病状与医案记载，他自幼身体孱弱，脾胃不和；长年滑精；长期咳嗽、盗汗、潮热，似患结核病。他自病重至临终，病情演变属进行性加重，推断光绪帝因病而死的可能性最大。有待进一步的研究。

《清代宫廷医话》还对御医进行了探讨。御医刘裕铎与吴谦还共同担任

《医宗金鉴》的总修官，西医多德福曾给光绪皇帝看过病。此外，医话也有对补益及药酒方的探讨。

清宫医疗经验中，比较有特色的是对药引的使用极其普遍，除了单味药引，还有多味药引，还有其他地方不常见的成药药引，如用六一散、紫金锭等作为药引。清宫中，代茶饮也运用很普遍，常用于危重病的抢救、疾病的善后调理、疾病的治疗等，如参莲饮、三仙饮等。

1996 年出版了《清宫外治医方精华》（图 4-1-7），含有外治医方 600 首，包括肌肤、牙齿、须发等美容方等，如珍妃用的熥熨方与熏洗方，又如乌须方，组方中含有重金属，现在已基本不用。

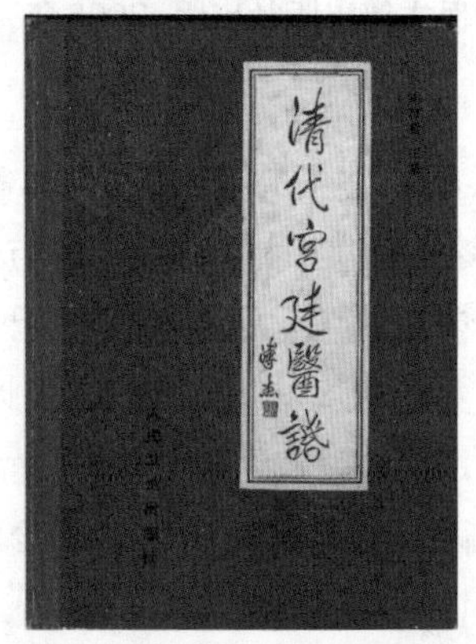

图 4-1-6 《清代宫廷医话》
（人民卫生出版社出版，1987 年）

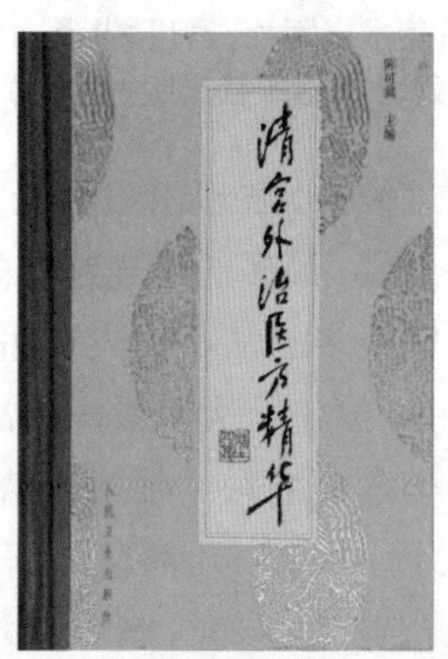

图 4-1-7 《清宫外治医方精华》
（人民卫生出版社出版，1996 年，副主编张文高、田思胜）

太医院及御药房作为清王朝最高的医疗机构，对药材的选择非常严格，进的药要求是道地药材，如青蒿要出自荆州、檀香要出自云南。

通过对清宫中成药的研究与开发，发现清宫寿桃丸有减轻肾虚衰老症状，降低老年人血浆过氧化脂质含量，清除自由基的功效；清宫八仙糕能治疗老年人“脾虚”，改善小肠吸收功能；清宫急救用的生脉散能使急性心肌梗死患者每搏输出量增加，可使老年心力衰竭患者左室 EF 值增加；清宫仙药茶能廓清脂质，有一定的降脂作用；清宫平安丹能防治晕车晕船，得到航天部门重视。清宫长春丹则能改善老年人衰老症状；“紫禁城牌老年皂”对老年皮肤瘙痒症有良好的效果。开发出来的清宫寿桃丸、御制平安丹、清宫长春胶囊均已上市。

此外，我们还对清宫医案的遗方用药规律进行了智能数据分析，比如对胸痹的用药统计，发现胸痹用药次数最多的依次是青皮、枳壳、瓜蒌、香附、厚朴等，黄连用的时候也很多。通过关联规则分析，发现当用黄连时，往往也用到了半夏、瓜蒌，这正好是小陷胸汤的组成。

过去对单个御医学术经验的研究不多，而实际上，光《清宫医案研究》（图 4-1-8 和图 4-1-9）里记录的御医国手就有近千人。有一些御医在别的地方也有很多医案，如马培之、赵文魁、陈莲舫、袁鹤侪、瞿文楼等。值得进一步总结与研究。

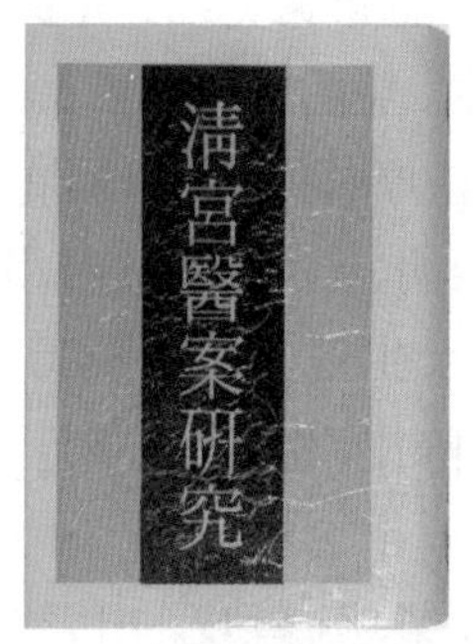

图 4-1-8 《清宫医案研究》（中医古籍出版社出版，1990 年，与中国第一历史档案馆合作编著）

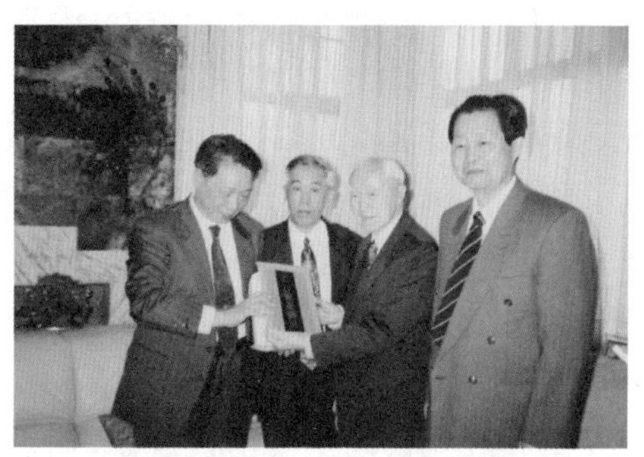

图 4-1-9　向陈立夫先生赠送《清宫医案研究》（1994 年，中国台湾）

总的来说，中医学发展到清代达到了新的科学水平，温病学派的形成，《医宗金鉴》的编纂，以及清宫医疗经验的传承，都体现了当时医学的最高水平。而以我们为首的清宫医案研究完成了前人未实现的一项中医药学术继承，获得著名中、西医专家学者们的高度评价。

二、清宫医案中方药与病证的关联

2009 年 11 月 15 日

清宫原始医药档案中外感病最常见，内科病以胸痹、胁痛、眩晕、痹病、腹痛、咳嗽等为多见。证候居首的为外受风凉和气道不畅，其次以肝胃不和、肺胃有热、胃蓄湿饮、肝胃有热、肺胃饮热等为常见。清宫治法以清热、化饮为主，其次为和肝与调气。方剂多以治法命名，疏解正气汤、和肝化饮汤用得最多。用药 299 种，居首的依次是枳壳、茯苓、黄芩、厚朴、陈皮、香附等。

（一）病证关联

①感冒的常见证候是外受风凉、外受风寒、肺胃有热、内停饮热、肺胃饮热等。外受风凉常用疏解正气汤，肺胃有热常用清热化滞汤。感冒伴咳嗽，常用

桔梗、前胡等；伴咽痛，常用桔梗、元参等；伴头疼，用川芎、白芷等。②胸痹证候以气道不畅、肝经有热、胃蓄湿饮为主，最常用的治法是调气、清肝、化饮、清热等。调气常用青皮、枳壳、香附等，清肝常用胆草，柔肝常用白芍，化饮常用枳壳，清热常用栀子、黄连、黄芩和大黄等。豁胸多用瓜蒌，止痛常用沉香、元胡等，调中常用白术、厚朴等。胸痹病常见的配伍是枳壳伍青皮，半夏伍瓜蒌，当归伍香附等。常用的 3 项配伍有厚朴、枳壳、大黄，半夏、瓜蒌、黄连，大黄、栀子、胆草。③眩晕病发病与肝关系最密切，肝热证最常见；发病多与热或湿有关。主要治法为清热化饮，和肝清肝，化湿和中，益阴养阴等。清热用菊花、桑叶、羚羊角、黄芩等，化饮用陈皮、茯苓、枳壳、厚朴等，和肝用青皮、薄荷、香附等，清肝用白芍、菊花、羚羊角等，疏肝用柴胡、赤芍等，化湿用川芎、陈皮、苍术等，和中用茯苓、白术等，益阴养阴用元参、生地、丹皮、白芍等。眩晕病菊花应用最多，常见配伍有桑叶伍菊花，厚朴伍陈皮，生地伍白芍。

（二）方证关联

①和肝化饮汤主要由茯苓、香附、半夏、厚朴、柴胡、青皮、枳壳、当归、大腹皮等组成。主治肝胃不和、水饮内停，主要治疗悬饮、积聚、胁痛、心悸等病，往往伴有胸胁胀痛的症状。悬饮侧重用大腹皮、砂仁等，积聚侧重用赤芍、川芎、当归、元胡等，胁痛侧重用郁金，心悸侧重用白芍、茯神、郁金等。②除湿拈痛汤主要由当归、羌活、苍术、茯苓、泽泻、茵陈、防风、苦参、猪苓、独活、黄芩、葛根等组成。主治湿热下注、湿热壅络，主要用于治疗痹病。③肝胃证包括多种证候，肝胃不和常致胁痛、痹病、胸痹、月经不调等病，肝胃有热常致牙痛、鼻衄等病，肝胃饮热常致眩晕、头痛等病，肝胃湿热常致喉痹、眩晕等病。和肝多用青皮、香附、柴胡、郁金等，清热多用胆草、石膏、栀子、大黄、菊花等，和中调胃常用茯苓、陈皮、山楂、神曲、白术、半夏、厚朴等。④肺胃证多见于外感病，其中肺胃有热还见于痹病、眩晕、泄泻等病，肺胃饮热还见于眩晕、痉病等病。常用于清肺胃之热的有黄芩、栀子、黄连、竹茹、知母、贝母、花粉、大黄等，化湿化饮则常配合苍术、半夏、陈皮、茯苓、厚朴等。

（三）药证关联

①香附的功效为调中化饮，理气疏肝，调荣止痛，其中与茯苓、厚朴、枳壳等药一起实现调中化饮的功效。主治胸痹、感冒、胁痛、腹痛、痹病、眩晕、痉病、月经不调、呕吐等病，对应的证候以气道不畅、内停饮滞为主。香附常与青皮、元胡、郁金、砂仁、木香、当归、赤芍等药配伍。②川芎主要用其化湿、疏风的功效。主治感冒、头痛、眩晕、痹病、胁痛、胸痹、腹痛、风温、痛经等病，多伴有头疼或头闷症状。川芎常与当归、蔓荆子、白芷配伍。③头疼症状

常用的药物主要有蔓荆子、川芎、菊花等。咽痛症状关联最强的药是元参、桔梗。咳嗽症状的常用药物有枳壳、杏仁、前胡等。泄泻主要以茯苓、白术、厚朴健脾调中，猪苓、泽泻利水渗湿。口渴症状常配用黄芩、花粉、栀子等，呕吐常配用陈皮、厚朴、茯苓等，腹痛常配用香附、元胡等，胁痛常配用青皮、香附、白芍等，腰痛常配用独活、防己、黄柏、牛膝等，痢疾常配用木香、槟榔、黄连等，失眠常配用枣仁、白芍、茯神等。

清代宫廷医疗经验特色可概括为：崇尚实效、广用经方、借重通腑治法、征用温病时方、侧重调补、重视家常防病、实践归经理论、运用代茶饮法。

三、从宫廷到民间：清代宫廷医药档案研究与医疗保健

2019 年 4 月 30 日

中国传统医学发展到清代（公元 1644—1911 年），学术上达到了一个新的科学水平；著名的温病学派的形成，大型医书《医宗金鉴》的编纂，很具特色。这些成就，在清宫廷医疗经验中也有反映。由于受邀入宫诊病的医生虽以燕京学派者为多，但南方如吴门医派者亦复不少，故清宫医派实囊括我国南北传统医学特长而兼擅，崇尚辨证论治，而又经方、古方、时方并施，注重家常防病，调理先后天补益脾肾以健身，代茶饮及引药巧伍，为清宫医派一大特色。

我国现存的清代宫廷原始医药档案材料近 4 万件，为当年帝王后妃和王公大臣诊治疾病的原始记录。从顺治到宣统十朝，其“脉案”或书于杏黄册中，或书于大红笺中，翔实完整。有的则逐日记载，一年订成一册。如同治皇帝患天花病，自发病至驾崩，长达 36 天，成册而无任何遗漏。经国家档案局及中央办公厅同意，由中国第一历史档案馆与中国中医研究院合作整理研究，迄今已 32 年。1981 年首先由中华书局出版《慈禧光绪医方选议》，随后又出版了《清宫医案研究》《清代宫廷医话》《清宫外治医方精华》《清宫代茶饮精华》《清宫药引精华》及《清宫医案集成》等著述多种（图 4-3-1~ 图 4-3-4），后者并获国家新闻出版总署颁发的“中国出版政府奖”（2010 年）（图 4-3-5）。《清宫配方研究》《清宫医案精选》及《清代御医力钧文集》3 种图书也相继出版。

近 30 年来，我们在对清宫医疗经验的医药档案继承整理基础上，进行了若干现代科学研究和开发：

1. **清宫寿桃丸延缓衰老作用的临床及实验研究**　本方为乾隆朝医方，由益智仁、分心木、枸杞子、大生地等药物组成。具补肾益元、补益气血的功用。157 例的临床应用表明，有减轻肾虚衰老症状的效应，优于 146 例

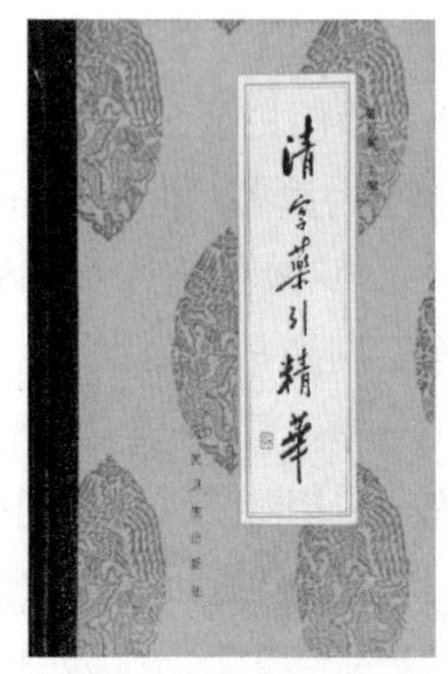

图 4-3-1 《清宫药引精华》
（人民卫生出版社出版，1992 年）

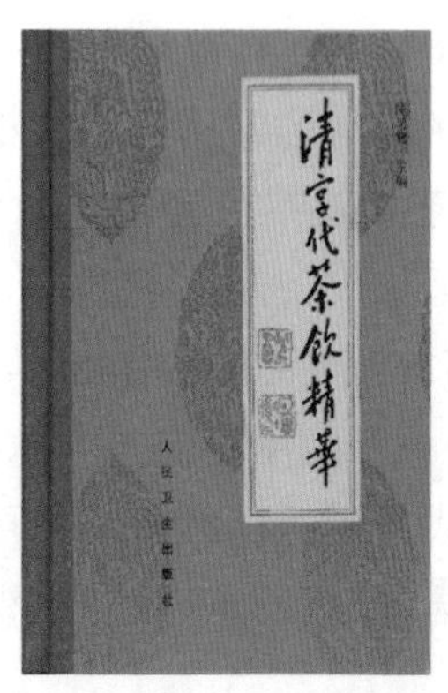

图 4-3-2 《清宫代茶饮精华》
（人民卫生出版社出版，1994 年）

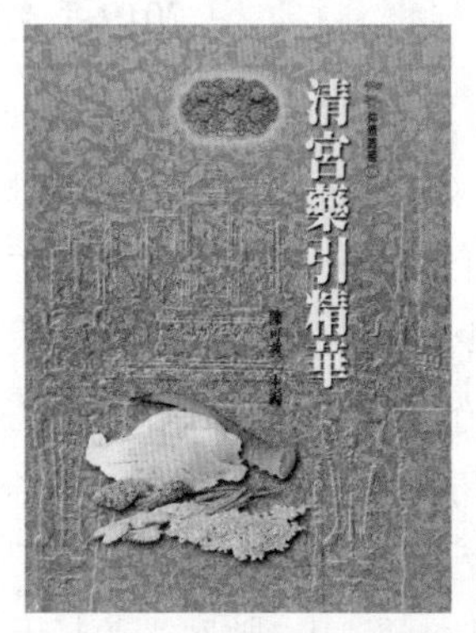

图 4-3-3 《清宫药引精华》
（台湾知音出版社出版，2003 年）

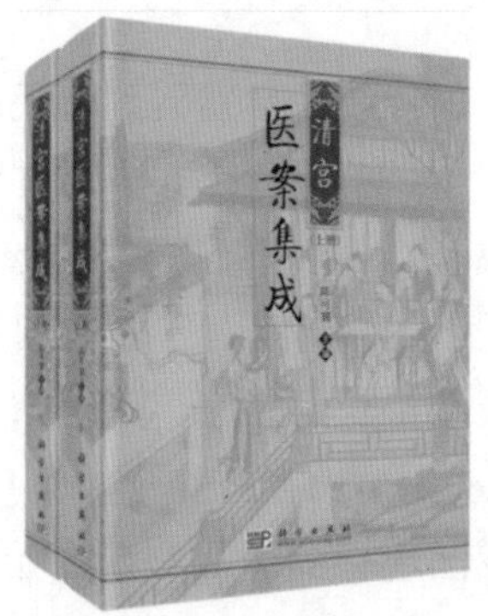

图 4-3-4 《清宫医案集成》
（科学出版社出版，2009 年）

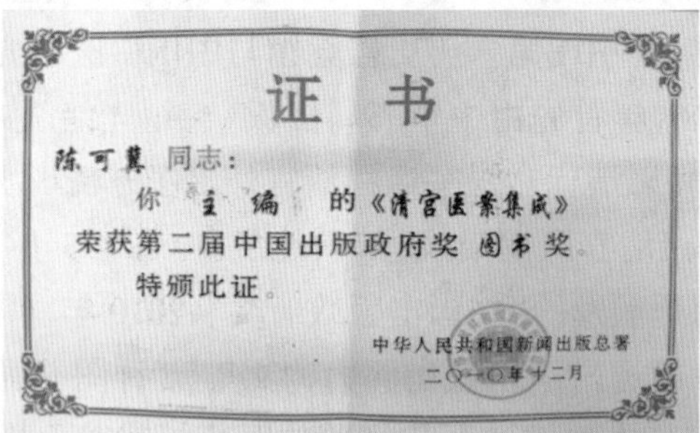

证 书

陈可冀 同志：

你 主 编 的《清宫医案集成》

荣获第二届中国出版政府奖 图书奖。

特颁此证。

中华人民共和国新闻出版总署

二〇一〇年十二月

图 4-3-5 “中国出版政府奖”证书

维生素 E 对照治疗（$P<0.05$）。寿桃丸还具有降低老年人血浆过氧化脂质含量，改善头发微量元素 Zn/Cu 比值，提高记忆广度等功效。在鼠肝匀浆过氧化脂质生成实验中，证明有明显抑制作用，表明有清除自由基的功效。在鹌鹑

寿命试验中，表明 0.5% 寿桃粉可延长雄性老年鹌鹑平均生存时间，较维生素 E 为优（P<0.05）。本方已由天津达仁堂生产面市。

2. **清宫八仙糕治疗老年人“脾虚”及改善小肠吸收功能的临床及实验研究**　本方为慈禧太后所喜用之宫廷成方，由莲子、薏苡仁、山药及人参等药组成，具有健脾养胃、益气和中功效。对 166 例≥60 岁之老年脾虚证临床疗效，优于 144 例以胰酶、酵母及维生素 B_6 混合作为对照治疗者。且有提高尿木糖排泄率及血清胡萝卜素水平的作用，表明可提高老年人小肠吸收功能。对以 20% 大黄形成之 Wistar 大鼠脾虚模型进行八仙糕实验治疗，扫描电镜观察表明有促进胃和十二指肠黏膜上皮细胞的修复作用。本方由原北京第四制药厂生产。

3. **古方生脉散对心血管系统效应的研究**　生脉散为清宫帝后临终时常用的抢救医方，由人参、麦冬、北五味子组成。我们用 Swan-Ganz 热稀释气囊导管法研究证明本注射剂可使急性心肌梗死患者在不同左室充盈压下的每搏量增加，同时伴有外周阻力降低。用核听诊器和 ^{99}锝标记体内红细胞法也观察到可使老年心力衰竭患者的左室射血分数值有所增加，左室舒张期功能（以 PFR 及 FFR 值为代表）改善。研究还证实其有提高抗休克及低血压状态的耐力等作用，其注射剂安全性好，为我们参与研究的国家科委“六五”攻关课题。已有成都及上海的上市产品。

4. **清宫仙药茶对实验性高脂血症影响的研究**　本方为清宫具有减肥功效的医方，由乌龙茶、六安茶、紫苏叶及山楂丝等六种药物组成。在静脉注射高胆固醇脂肪乳剂，快速形成家兔高脂血症动物模型中，观察到对脂肪的廓清、减少血清混浊度方面有明显作用，具有一定的降血清总胆固醇及甘油三酯作用。本方对喜食脂肪食物的人群可能很有益处。

5. **清宫平安丹治疗晕动病的研究**　平安丹由四香、四蔻、平胃散及焦三仙合成。对 143 例临床观察所见，对晕动病其疗效不亚于人丹。偶有口干、疲乏或嗜睡的不良反应。已由厦门中药厂生产并在国内及东南亚上市。

6. **其他**　如根据清宫医方制成之“紫禁城牌老年皂”，由木云香、丁香花瓣等制成。对老年皮肤瘙痒症，有很好的效果。

清宫医疗经验的系列继承和研究工作，目前正在继续引进新的信息技术，进行深入的规律性的整理中；我们主张在继承中发扬，在发扬中继承，在继承中创新。并努力恪守实事求是，古为今用，洋为中用，推陈出新的指导思想，去做好继承、研究和开发工作。内廷对针术并不提倡，为其不足；但尺有所短，寸有所长，对清代内廷的医药水平，我作如是观，并不想求全责备。可以取其精华，走向民间，为现代社会医疗保健事业服务。

第五章 中医药文史教育

一、中医学术流派的前世今生

2010年9月12日于北京

中医学派是以某一种独特的医药学理论主张或独特的医疗方法或技艺为内涵而形成的学术群体，包含师承性及私塾性学派、地域性学派、问题性学派等等。它是学术界的一种分类理念，通过与其他学派比照以显示自身的学术特色。

学派的存在是自觉和主动的，也可以是被动的。一个具体学派的名称、外延，以至内涵，有时仅反映分类者对该学派的理解，不免时有以偏概全之嫌。但俗有“无偏不成家，成家必不偏”之说，因此在临床实际诊疗实践中，实际上常常辨证互补处方，所以中医药学术还应侧重在其整体论思想和辨证论治思维上，不可以漠视。

中医学派的现实存在条件，应能标举出其代表人物及代表性著作为是；代表人物当能自觉地展示其学术特色所在，并与其他学派有明显的区别；有承继与传递等学术渊源联系。“医之门户分于金元”，唐宋以前，医家莫不奉《素问》《灵枢》及张仲景、华佗为圭臬，向无派别之分；所以，有的学者认为《黄帝内经》《伤寒论》《金匮要略》《神农本草经》不应称为学术流派。自金元四大家出，医学流派乃兴起。

中医学派的兴起，基本上表现为一源多流，一干多枝，所谓源和干，指基本理论主要出自《黄帝内经》。之所以后来有派别，是因为这些医家个人因环境不同，南北地域各异，因时因地制宜，治法及方药就有差别，并非强为分裂。

中医学派总的来说是被动划分的，不同的学者可能有不同的分法。如划分医经学派的总体依据是以《黄帝内经》为指归，其代表人物又可依据侧重点的不同而分，注重校订疏证的有王冰、吴崐、马莳、张志聪等；注重分类研究的有杨上善、张景岳、滑寿、李中梓、汪昂等；偏于专题发挥的有秦越人、张仲景、华佗、皇甫谧、刘完素、陈无咎等。而由于他们之间没有或缺乏清晰的传承关系，因此有的人并不划分出医经学派。经方学派也一样，甚至经方的概念在历史过程中也发生了变化。在《汉书·艺文志》中载经方十一家。六朝至唐宋，以葛洪的《肘后备急方》，孙思邈《千金方》，王焘《外台秘要》以及《太平圣惠方》《太平惠民和剂局方》等为经方。宋以后，则遵《伤寒论》《金匮要略》为经方。

伤寒学派虽也缺乏直接的承传关系，但均以张仲景及其《伤寒论》为宗。历代医家对伤寒论的认识也不尽相同。如王叔和整理编辑《伤寒论》，方有执认为“颠倒错乱殊甚”，陈修园则认为“有功千古”。孙思邈整理《伤寒论》用的是“方证同条，比类相附”的方法。柯琴按方类证，尤怡按法类证，沈金鳌按症类证，钱璜按因类证，陈修园分经审证，各有特色。

严格意义上满足学派划分要求的中医学派从金元时期开始。金代刘完素开创河间学派，他将《素问·至真要大论》病机 19 条，据五运六气主病归纳为 11 条，撰成《素问玄机原病式》，提出“六气皆能化火”，而病机十九条火热居其九，故又称火热学派。刘完素创新和发挥了《内经》的要旨。针对宋金战乱，疫病流行的状况，纠正《局方》温燥之弊，用药多寒凉。刘完素传荆山浮屠，再传罗知悌，再传朱丹溪。朱丹溪提出阴不足阳有余，注重相火论，学术思想以养阴为主题，于气、血、痰、郁、火诸证的治疗亦多发挥，创制越鞠丸。门人有戴思恭、王履等，私淑有汪机、王纶等。张从正亦私淑刘完素，《金史》载“其法宗刘守真，用药多寒凉”，抨击宋金一些医家的盲目投补，开创攻邪学派，著有《儒门事亲》，入室弟子有麻九畴、常德，私淑有李子范。易水学派为张元素所开创，注重以寒热虚实为纲的脏腑病机辨证，注重药物归经，著《医学启源》《脏腑标本寒热虚实用药式》《珍珠囊》等。弟子有李东垣、王好古等。李东垣认为“内伤脾胃，百病由生”，制定益气升阳、甘温除热法，创制补中益气、升阳益胃等名方，著《脾胃论》《内外伤辨惑论》《兰室秘藏》等，开创了补土学派，又称益气健脾学派。王好古、罗天益皆受其学，后世薛己、张景岳、李中梓皆私淑之。李东垣创制的清暑益气汤主治暑伤元气挟湿，王孟英创制的清暑益气汤主治暑热伤津耗气夹湿，用药明显不同。

元末明初，在世医滥学丹溪，恣用知、柏的情况下，薛己注重脾胃与肾命的关系，在治疗上善用温补，脾肾并重，开启温补学派先河。赵献可宗于薛己，认为“两肾各一寸五分之间”为命门，独重肾水命火。张景岳认为“阳非有余，阴常不足”，创左归丸（饮）、右归丸（饮）。李中梓则发挥了先后天根本论、水火阴阳论。

因此，中医学派的产生实与时代背景息息相关。温病学派的崛起更是应时应运而生。崇祯六年(1633)湖北、江浙、山东大疫流行,“死者无数”,吴又可著《温疫论》云“戾气”自口鼻入,开现代传染病学之先河。《清史稿·吴有性传》曰“古无瘟疫专书,自有性书出,始有发明”。后余师愚著《疫疹一得》,创制清瘟败毒饮,重用石膏。叶天士著《温热论》,开创卫气营血辨证。薛生白著《湿热病篇》。吴鞠通著《温病条辨》,阐发三焦辨证,组成银翘、桑菊等方。王孟英著《温热经纬》,则集温病学之大成。在此背景下,时方派亦悄然兴起,此前张元素曰:“运之不齐,古无异轨,古方新病不相能也”。至清季叶(桂),吴(又可),薛(雪),王(孟英)等清淡轻灵而随证自拟新方盛行一时。因此陈修园说,“经方备全,唐宋之后,始有通行之时方”。经方、古方及时方之分类乃更为流行于世。

汇通学派是在反对闭关自守和全盘西化中产生的一种被动思潮。强调“西医亦有所长,中医岂无所短”。主张“不存疆域之见,但求折衷归于一是”。甚至认为“中医之改进方法,舍借用西学之生理病理以互相佐证,实无别途”(施今墨)。较早汪昂、赵学敏、王学权、王清任、陈定泰等接受西说,其后王宏翰、朱沛文、唐宗海、张锡纯等汇通中西,恽铁樵主张改进中医学,陆彭年提倡中医科学化。汇通学派因指导思想及方法论有局限性,成绩有限,但实为中西医结合的先声。

有各种学派,就会有学术上的争鸣。滋阴学派朱丹溪主张阳常有余,阴常不足;温补学派张景岳则认为阳非有余,阴本不足。叶天士阐发温病传变规律,养胃阴学说,络病搜剔论,柔肝息风法,卓然一代大家,却得不到同时代医家薛雪的认可,薛雪著《扫叶山庄医案》,针锋相对。徐灵胎点评叶天士的《临证指南医案》,写出眉批 260 余条,行批 3 600 余处,对其不足或错误直言不讳地加以批评和补正。赵献可著《医贯》,强调“肾间命门说”,徐灵胎却著《医贯砭》,对《医贯》重用温补和忌用攻下的理论、治则,提出了截然不同的见解,力主辨证论治,对赵氏学说持全面否定的态度。张景岳《新方八阵》将补、和、攻、散、寒、热、固、因八类药方称作八阵,汇集自创新方 186 首,陈修园却认为《新方八阵》所立新方配伍、方义多“杂沓模糊”,尤其是补阴、补阳之说,与张仲景立方之旨不合,著《新方八阵砭》驳斥之。

总的来说,建立与发展学派的重要条件应该是持之有故,言之成理,自由探讨,联系临床实际,不尚空谈。学派应具备连续性和稳定性的特质,具有传统、深化、创新的自觉要求,含有多系统、多层次、多结构、可辐射的特点,落到实处需要用之见效,并赢得社会信任。但要注意山外有山,水下有水,各有千秋,临床实际还应当多元互补,更不要各处瞎“搭”派,却成不了派。在学派的范畴里，既要传统，也要开放，在生命科学蓬勃发展的时代，要坚持真理，更要学会跳出自己的学术框框，进一步充实、包容和领跑前进。学派的学术结构也需要不断充实，与时俱进，发展永不止步，创新没有止境。争鸣要平等相待，多沟通，不要恶搞，不打口水仗。任何模式都不是完美无缺的，都要结构性互补，可以各有千秋，与时俱进，促进中医药学术的传承、创新和发展，既体现本土化，也要重视国际化。

二、十年树木百年树人——谈谈做研究生导师的体会

2010 年 1 月应邀在福建中医药大学给该校研究生导师作报告

关于研究生导师水平的问题，现在社会舆论评论很多，有人甚至提出问题，我们中国合格的研究生导师到底有多少？一些比较著名的海外归来的教授说，与国外一些大学，像哥伦比亚大学、纽约大学的导师比较，中国研究生导师不合格的占 90%，也就是说大部分不行，大部分甚至可以说是“烂货”，这引起了很大的争论。有人认为这番话根本就是不对的，是崇洋媚外。经过辩论以后，有点改口了，说十之八九不合格，从 90% 变成 80%~90% 不合格，还是坚持说中国的研究生导师很多不合格。我的观点认为我们中国的研究生导师基本上是根据我国国情，国家的研究生条例以及合格导师学位点要求的条件评审出来的，大部分应该是合格的，少数是不合格的，的确是有一批不合格的。为什么说会有不合格的？因为根据我所在单位的了解，就是如此。确有“泥沙俱下，鱼龙混杂”的情况，是有不合格的。近年，北京市对 41 万名科技人员做了一次调查，认为 20% 以上在人品上、在学术上、在科学诚信上是存在问题的，只有近 80% 是合格的。我相信研究生导师队伍里也是会有这些问题的，是有把次品当成正品来用了，所谓“蜀中无大将，廖化当先锋”了。

后继人才的培养和研究生导师水平很有关系，值得关注。三国的时候，蜀国初期是很重视人才培养的，当时有赵云、关羽、张飞，还有马超，到后期人才培养就不被重视了，不行了，所以让“廖化当先锋”了。关于合格的研究生导师究竟有多少，要有个评估，当然也有个逐步提高的问题，有从不高，到较高，到高的那么一个过程。培养研究生的质量也同样有一个提高的过程。

1978 年，我国恢复研究生制度以后，我第一批就开始做研究生导师，一开始就是担任国务院学位委员会医学学科评议组成员，30 多年以来，培养博士后人员、博士、硕士合计 110 名，继承人员 4 名。现在已经超过了这个数字，因为今年又招了一些。子曰：“三十而立”，我有了这 30 多年的经历，似乎应该

可以说一点实在话了，但不一定都对，是一管之见。子曰："六十而耳顺"，也就是说，60岁了，应该能听得懂讲的是真话还是假话了；我就杂谈一些感受吧，与大家交流一些经验和体会。

子曰："七十而从心所欲，不逾矩"，也就是说，过了70岁，就一般做事不会违规了。从现实情况看，我感觉这句话还得打个问号。原则上应该是这样子的，这么大岁数了，应该知道如何为人了，但是我觉得在各个领域确实还是有一些科研机构，一些年龄比较大的研究生导师，还是出了问题的，包括在科学道德、科学精神方面。所以，我觉得就加强对研究生的教育而言，加强对研究生导师的教育同样重要。杨敏老师上个月初打电话到北京，对我说，陈老师你再讲一个题目："怎么样做一个合格的研究生导师"。我说我考虑考虑，没有立即答应她，说过几天再答复。过了一个星期，我想想不行，我还得为故乡福建这里坚持做点事，我还是要讲，和大家多交流，就答应了她，可以来讲。那么，我下面就杂谈几个问题。

1. 导师的社会地位与定位。
2. 导师培养人才的任务。
3. 师生情谊与教学相长。
4. 以责任心为首的六个心态。
5. 因材施教与实践先导。
6. 中西医并重与面向社会需求。
7. 作为研究生导师，我的座右铭。
8. 以出世的精神做入世的事情。

我就讲这几点。所谓"以出世的精神做入世的事情"，不是说叫我们大家去"出家"，我的意思是说，我们要淡泊名利，要用科学发展观的精神来做工作，要淡泊名利去处理一些事情，是这个意思。我本来没有这几个提纲，前天晚上，维养问我要讲些什么，我顺便和她说了说，她说，你这人每次做报告都不讲究条理，要不然，你临时加个提纲，戴上帽子。所以，有了以上这八条。

（一）导师的社会地位与定位

我们通常都说"天地君亲师"，这天地是虚的，也有人说天地不是虚的，天地是实在的，天地我说是虚的；君就是过去讲的君王或皇帝，现在我就比喻作是我们国家；亲是双亲，父母；师是老师；我觉得老师的地位很高，老师在这里居第三位；君亲师嘛，排在了第三位。老师的任务是要"传道，授业，解惑"的，这是韩愈《师说》里讲到的，是很对的。但是现在全球网络大行其道，信息如潮，上网就很容易可以看到很多新的学术进展，我们每一位老师到底经常看多少文献？学生有时候也很好啊，上网看到很多，所以就可能出现了韩愈说的“弟子不必不如师”啦，确实是有这种情况。可见，做老师也并非容易，有相当水平才能够指导研究生，并不那么容易。由于老师不见得是“全能选手”，不见得是“百科全书”，研究生导师的使命就很重了。我就讲一个故事吧，据说是有一个人在高楼上看见有一年轻人在一处比较昏暗的灯光底下走步，晃来晃去，徘徊了很长时间，就总是在那儿转。后来才知道此人在干什么，他在找钥匙，他把钥匙给丢了，找一把钥匙，没找着。为什么他老在那儿转呢？因为只有那一处是灯光照到亮光的地方，他只能在此处看得见到底钥匙有没有丢在这里，他就不会到别的地方去找，就是这个意思。老师的知识面很窄，就跟这个灯光照的地方一样，就这一点亮光处，有很大的局限性。

做一名合格的和与时俱进的老师不容易。譬如说我自己吧，我从事的是心血管内科和老年医学专业，其他方面我就可能懂得很少了。所以，老师的知识面不一定很全面，不可能是百科全书，不可能是全能选手！但是老师的作用却非常重要，老师的师表风采却非常重要。所以，我刚才在前面放了一张幻灯片，那是北京师范大学的校训：“学为人师，行为世范”。他那个师范大学当然是要提倡学习的，以便学为人师呀。作为研究生导师，你的表现应该能够被研究生们视为模范才对，师表应当看成是重要的精神财富！

（二）导师培养人才的任务

我们的事业发展靠人才，人才的成长靠教育，所以我们需要追求整体素质高的、质量好的教育。刚才罗萤书记也提到，就是要注重做人。首先应该讲人生大课，人生是一本书，怎样做好人，这是非常重要的。教育改变人生，思想决定生活，我们老师指导研究生，是做好研究生的课题研究工作、业务工作，但是，更重要的是培养全面的人才，教育研究生能够比较好地适应全社会要求的生活模式，学会与人相处并参与学术竞争。

我想我们在指导研究生方面，最大的成果之一应该还是要培养他们有团队精神、团队意识、集体意识。因为研究生的思想和工作成长，它可不能够离开团队，不能够离开科室，做研究或者是做医疗工作，都一样。我们需要培养一些群体人才，大家都要互相帮助。最近在北京首演的那个电影《孔子》，我们已经看过电影了，我和维养、谢元华博士都参加了首映式，我们看了很受感动，建议大家看看这个电影，演得不错，周润发主演。我们知道孔夫子有三千弟子，七十二贤人，很不错啊！孔夫子他是“述而不作”，他没写过什么著作，但是他的弟子，所谓七十二贤人，他培养的这个学生梯队人才成果出来了；他的儒学学派，两千五百多年以来传下来了，在全世界都有影响。可见，这个人才梯队有多么重要啊，儒学学派形成并发展了。中医药学的传承也应是这样的，需要培养人才，培养团队人才。当然，研究生带教的时候应考虑到质量，我们每个导师不可能带太多。像我，过去有的时候带得稍微多一点，忙得照顾不周全；我现在一般一年招收两个，不应该带多了，带多了可能误人子弟；因为每个人的精力有限，老师自己的专业水平也有限制。现在我们就怕假的真学位，到时候他真毕业了，也拿到真的博士或硕士文凭了，他是真的博士、硕士？而实际上，课也没有好好上，研究工作也没有好好做，七拼八凑一篇文章就毕业了。现在假的真学位很多了，和老师也没见过几次面；就跟赛跑一样，起跑的时候，枪“啪”的一声起跑，完了以后影子都不见了，见不到人了。

培养人才，就是人加才，人字加个才字，人才。所以要求要有创新精神，提倡卓越，提倡整体素质教育。国内外都是这样提倡的，品格要健全，要懂得什么是好事，要懂得做好事，走上真正的成才之路。我们有的研究生不是这样的，在病房里工作，互相打架，互相不团结，不合作，患者有事也不互相关照和照看；我的研究生，也有打架的，还动了手，很糟糕的，社会影响不好；所以说做人非常重要，做好事，很重要。当然，对于研究生，我们还是要多表彰，多说一些鼓励的话。我有个研究生，他考取了博士，素质也不错，但是医院不让他上，因为我招收的名额满了，他很失望，我就劝他下一届再来考；第二年他又考上了，单位也没话说，就让他上了。他做得也很好，在我们单位，现在是博士生毕业了，课题获中国中医科学院当年的研究生论文一等奖。所以说，有的时候老师的一两句鼓励的话对学生却很重要，我感到要多表彰，多鼓励，培养他们有自信的心理状态，有自信的理念。

培养研究生人才同样是要道德教育和科学教育同行。古人说“积德自有人见、诚心自有天知”，要有自觉性。作为医生来说，很大一部分是临床教育，要教育有博爱精神，人道精神，要关怀患者。我们有的研究生，他在病房里面不是很认真工作，对患者不是很细致负责，就出错了。有的研究生上午查病房处理完了，整天人就不见了。我们提倡要有关怀精神，互相帮助，研究生之间有时有的课题是彼此相关联的，要互相帮助，不要专门只是为了名利，只是为了学位。现在韩国提倡一个口号，就是“要爱国、要尽孝”，这很好。爱国家，同时还要孝顺父母。我参加了一个由中组部和民政部召开的一个座谈会，就说现在有很多人不尽孝，甚至写信给父母，说我没有责任供养你；没有责任，为什么呢？因为他也有工作，在外地，供养不起。所以说，在那个会上大家就说，培养提拔干部，不孝顺的不能提拔，要爱国尽孝。培养人才，道德观念很重要，我们导师也要关注到这些问题。

每一位研究生都是有培养前途的，我认为每一位研究生都是一颗星星，就看我们怎么样去培养他；这些研究生选择中医药做终身职业，这是人生生命中很重要的一个选择，我们应该爱护他，帮助他在这方面做出贡献、成才。子曰："有教无类"，这就有几种解释了，就是说，学生不分类别，都应该一样地教；还有的说，就是有好的教育的话，个个都可以成才。所以我们对学生还是要多多爱护。当然，对研究生教育关键还是要在学术上进行负责任地指导，学术上的指导要有特色，如果没有特色就不行，难以立住脚。像我们福建这里骨科王和鸣、刘献祥教授，培养出了不少人才。今天我听说山东文登医院也有研究生导师来参会，文登医院骨科也是很有特色的。我们中国有几所中医骨科有特色的医院，还包括佛山、洛阳等地的骨科医院，要能培养出人才特色来才好。所以说培养研究生学术上就是要讲特色，用老师的强项来指导学生，来立题。老师自己要有自我的估计，你到底自己能够指导什么？你的强项是什么？如果你没有支撑能力，没有这方面能力，你最好不要选这个题。我们培养学生希望他能干事，能做实验，或者干临床，能做，能写，能说，工作做了文章也写得好。我有的研究生，讲话头头是道，干事也能干，但是写文章一年半载整理不出一篇，他就写不来。所以培养研究生要培养全面一点的人才，锻炼成能做（临床或实验）、能写、能说、能表达的人才。

（三）师生情谊与教学相长

我们要提倡尊师爱生，老师和研究生应该是朋友，也是同道，要多沟通、多交流，说真话、办真事、讲真情、求真知。事业上互动，"闻道有先后，术业有专攻"嘛。我们大家很多人到过成都武侯祠，里边有一副对联，提到"不审势即宽严皆误"，这令我体会很深。我对研究生有时候太严，有时候又太宽了。太严引发了遗憾和教训，我好几位研究生被我训哭过，有事就不找我了，找我老伴了；因为我要求在一定时间内完成某一任务，或者把弄错的东西改过来，研究生未能按时完成；有的搞中西医结合学科史，他连余云岫是何许人概不知道；有一些中医本科毕业的研究生，而且业已工作多年，《临证指南医案》《温热经纬》和《时病论》的作者是谁概不知道，就是说"你本科白念了"，也就有点叫做"恶语伤人"了；想来作为老师对研究生还是要多鼓励，少一些不好听的话，这是非常重要的；太宽了，那也不行；太严了，也许会伤感情。最近我到湖北汉阳去，去看归元寺，里边有一幅对联："问菩萨为何倒坐，叹世人不肯回头"，横批："回头是岸"。这是一座闻名天下的古庙，面对后门坐的是韦陀，其背后，面对正门坐的是弥勒佛，韦陀那是倒着坐了，和弥勒正好是背靠背，韦陀怜悯世人不肯回头是岸，所以倒坐着。对研究生还是要实事求是，有不对的，面对实际，改了就好，还是要说一些实事求是的话；这就是武侯祠的对联说的了："能攻心即反侧自消、不审势即宽严皆误"，我到成都后，朋友送给我檀木镇纸用的这副对联，对我也很有教育意义。

关于师生情谊方面。我是侧重做临床科研和医疗服务的，所以我提倡患者第一，疗效第一；不要把学生当打工仔，当学术民工，当奴才，只是给老师干活。要启发研究生的服务意识和创新思考，李政道曾说：要有向权威挑战的思想，这是李政道的经验，我想这也是值得我们深思的。

（四）以责任心为首的六个心态

责任心，就是主要强调知识责任，知识责任实际上也就是社会责任。我们对指导研究生做课题要有承担风险的责任心。我从研究生开题开始，差不多每一个月有一次集体汇报，因为我带的研究生不止一个，一般好几个，每一个月有一次集体汇报，每一个人都在汇报会上讲一讲，互相交流，互相批评，强调过程教育。这过程教育是非常重要的，不能说开了题，就完事了；实际上，每个月开会汇报已经晚了，有的人还要经常个别地谈，了解情况；我为什么要集体开会呢，因为开会有一个好处，就是很多人听，每个人都必须认真准备。很多人听了以后，互相提意见，能够促进大家做得更好。

教育学生学习专业和工作要勤奋是非常重要的，我们通常说的成功，一个人的成功，个人努力占 95%~99%，天才占 1%~5%。那天我跟维养讨论了，她说那机遇怎么算啊，你光说努力和天才，机遇也很重要啊，机遇占百分之几我可难说，不知道，大家可以讨论去。我们说成功人才还是要天时、地利、人和等各方面环境，科室气氛的和谐等，都很重要。

每个人还要相信"天生我材必有用"，但是"天生我材必有用"关键还在于你把你自己放在了什么位置上了。譬如说你做什么题目，做临床的，或者机制的研究，或者某个专科，适合你的才能，可以设计去做。每个题目完成都不容易，完成得好更不容易，要靠自己的责任心去努力；天上没有掉下来的馅饼，要自己去找吃的；用西方的话讲，就是上帝分配食品给每一只鸟的时候，不会把食物放进鸟巢，鸟要自己去动，要去找寻；为了课题的完成，要教导研究生不是仅拿出 50% 的努力，而是要拿出 150% 的努力。前不久，罗萤书记和陈立典校长（图 5-2-1，图 5-2-2）都说得争取做到"跳一跳才够得着"，也就是这个意思，要用 150% 的努力。跳一跳还够不着，那当然也有一个可能是目标定得太高，不太合适哦。

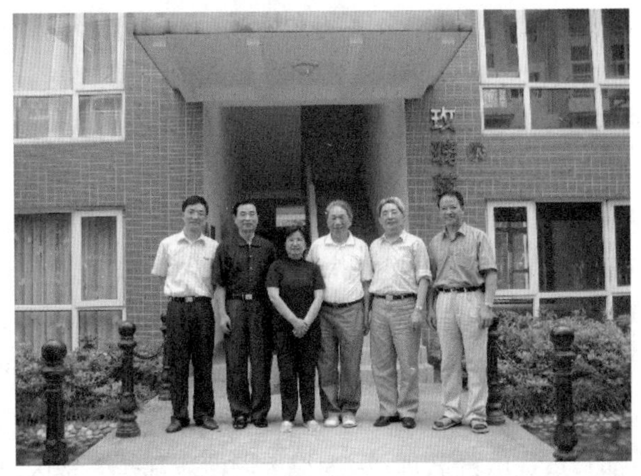

图 5-2-1　福建省政协主席陈明义(右 2),右 1 为罗萤书记,左 1 为刘献祥教授(2008 年)

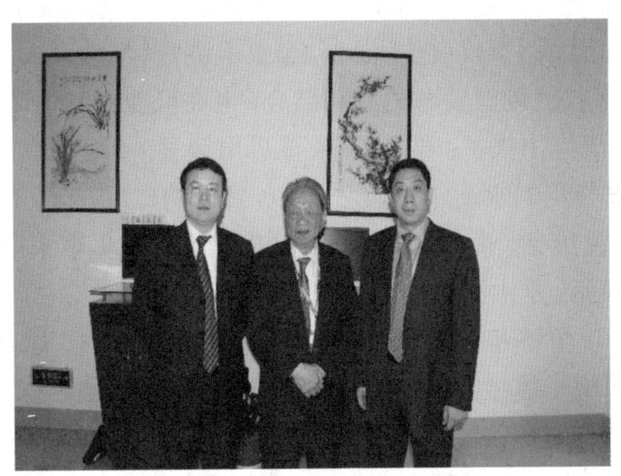

图 5-2-2　与福建医科大学陈晓春教授(左)、福建中医药大学陈立典教授(右)(2008 年,福州)

研究生课题的目标要合理,我们现在大部分研究生还应该侧重临床,临床研究不容易,但你要是设计得好,确实会取得一定效果的。所以,目标要合理,设计要严谨。

要用心,要教育研究生用心做事,诚信做人,所以我建议组织研究生多开中小型会议,比如说研究生在一起开会,你让研究生来做学术会议的主持人,或者每一次轮流做演讲,或者提问,你帮助他。包括读书、读杂志心得的报告会(journal watch),或者中午时间开会(lunch meeting),用半小时到一小时的时间谈谈进展。

关于参考外文文献的问题，中医药专业学生当然要经常研读中医药经典著作以及中医药的文献、杂志，至于外文文献，我主张还是要选读有价值的外文文献，对你的专业、课题有意义的文献。因为国外的进展你一点都不知道，怎么行呢？你如何谈超越呢？你不可以随意说“老子天下第一”，不找出证据就说是国际水平吧，要做严密严格的研究和比较，拿出证据才行，所以有价值的外文文献，问题，观点，方法，以及国外的一些做过类似课题的框架，思路，信息还是要了解，追求完美，要用心。

要耐心，耐心是一种成熟的标志，是人们修身制胜的关键；此外，还要有忍受悲剧和失败的思想准备。我的研究生中 2~3 位在做冠心病血瘀证基因组学的研究中，开头都有过失败的教训，因为很多慢性病都是多基因致病，它不是单个基因起作用，所以你要找一个目标基因，哪一个是最主要的，或者证明是关键的，这很难。虽然我们阴性的结果在《科学通报》上发表了，但还得说那是一个失败，所以，心理上要有允许失败的准备。要有耐心，要有信心，还要有决心。

不知道大家看了《李政道传》没有，李政道讲“科学教育天下事，创新见解谈笑间”，说科学教育创新要与耐心相结合，也许可能在随便聊天中一个思路出来了，创新的思维出来了；要多思想，多思出智慧，不要急躁，要耐心。

真心，标志着我们永远年轻，是一种负责任的态度。不可以造假，剽窃，抄袭，说大话，说废话，说假话，说套话，说空话。要实事求是，实事求是是《汉书》里面的原话，是中国人的好传统。

造假，这个现象不是没有，我的研究生里面也发现过，你要他写综述，他这里一段那里一段，搞抄袭。所以我在科室每次学术会议上，有机会就说要讲求科学道德，不仅是研究生，工作人员也得强调。临床科研结果有效就有效，没效就是没效。特别是硕士研究生，主要是学习方法、科研态度的问题很重要；博士研究生要有一定的创新；不可以“认认真真走过场”——看起来很认真，但实际上是假的。医学本身具有双重性，要有人文教育的滋养，不能只看学位和职称，不事耕耘。

最近，《自然》(*Nature*)杂志发表了一篇文章，称在中国做了调查，认为 1/3 的中国研究人员有造假行为，有急功近利的行为。该文题目翻译过来就是《中国科研是发表还是灭亡?》(“Publish or perish in China”)，我认为“灭亡”两个字说得不够准确，也不大好听，应该是发表或者失败。医学科学研究人员千万不可以造假，要真心、真情、真实地对待工作。《柳叶刀》(*The Lancet*) 2010 年 1 月 9 日也有一篇题为“科学造假——中国需要采取行动”(Scientific fraud: action needed in China)的文章，很应该引起大家警惕。中国现在发表的科学论文数量全球排名第二，数量之多，很可观，很受国际注意；但假的陆续有发现，影响不好。

以责任心为首的六个心中还有一个好奇心，很重要。不要小看研究生，年纪轻轻，“焉知后者不如前者”，要重视研究生的好奇心，“知之者不如好知者，好知者不如乐知者”，对研究课题要有兴趣。譬如你治疗某个病，关节疾病的疼痛和肿胀，他有兴趣就能很好地去探讨去研究，研究怎么消肿、怎么止痛。没有兴趣，没有了好奇心就不行。如果他提出各种各样的思路来供你参考，这就是研究生的潜力，要注意挖掘和发扬。如果研究生有这个潜力，你让他去思考，去提出问题，做个学术报告，可以采用他的有潜力的思路到研究工作或实际中去。我有一个研究生，他的中医水平并不是太高，西医水平也不能说高，但他有研究的好奇心，他的毕业论文就是《高血压病的血压峰值与中医昼夜时辰理念的联系》，很有意义。因为高血压的血压高峰有的人上午起床就高，有的人午后三四点高，有的人夜间高，不一样。血压水平为什么有不同高峰时间，跟昼夜时辰及阴阳消长有何关系，做出分析，有一定的规律性，所以要尊重研究生的思路，也要尊重他的好奇心。

爱心，就是我们要与学生彼此真诚相见，付出一片真情，给他关爱。有时候几个研究生在同一科室工作，实际上分工的题目可能有主次之分，有的是主角的题目，有的是配角的题目，有的人高兴，有的人不高兴，我们要鼓励他们分别做好工作，互相配合协作。福建老乡冰心说：“爱在左，情在右，走在生命的两端”，就是说要给他们以关爱，千万不要追求过分的“十全十美”。知足常乐，除去浮躁，回到实际，做配角一样也是做贡献。

（五）因材施教，实践先导

要德才并重，因材施教。有的人操作能力比较好，有的人古典文献水平比较高，所以不要千军万马都去过独木桥。关键还是要保持和发扬导师的学术特色特长，老师的学术水平要继承下来，加以发展并创新，发现自我，回到实际里来，不要都去“赶时髦”，做不切实际的文章。现在真正好的临床研究文章比较少，要因材施教，还要以实践为先导。首先要做好计划，想法很重要，我想我们大部分提倡做点实际临床研究，强调有严格设计的临床疗效与安全性的研究工作，真正有指导临床实际的意义，提高临床水平，也符合社会需求。在临床设计方面，我再三强调要适合导师的特长，这样可以少走弯路，优势始于老师自己的强项；所以，不要站在错误的起跑线上。有这样的人，因为国家课题中有一项是古典文献的题目，他就想做，实际上他文献研究水平不行，经典的书看得很少，很多中医药书名都不知道，他也要抢这个课题，因为有钱有经费呀！那可不行，害了自己，也贻误规划。有的人做实验不行，自己不会动手，拿钱雇别人做，这都不行。所以导师要指导研究生站在正确的起跑线上。你的水平是什么样子的，你就应该侧重哪一方面，这是很实际的问题，不要一个方案所有人都来做。

中国协和医科大学和北京大学医学部现在医学研究生培养提倡硕博连读，5 年制，5 年完成博士学位，其中一年是在国外学习继续做研究，这样 5 年下来可以做出比较完整的工作。现在中医药院校 3 年就博士毕业了，头 1 年还听课，花了很多时间听那些重复的课，以前大学都听过了。听课应该听他缺的东西，他做的是哪一方面的工作，哪个方面缺乏，补哪个方面的。譬如说我的一位博士研究生，他现在已是一家三甲医院的院长，他读博士的时候，研究证候的诊断标准，标准怎样量化，很实际，他的成果后来多年都是行业使用的标准。他在修博士时重点补上医学数理统计学方面知识，连上了四次进修班，实际接受培训；一直到现在还在做这方面的工作，稳定性很好；做到了补他的研究课题之需。

整个设计的起点还是要高一点，希望解决某一个环节的问题，但解决问题要实际一点，不必贪大。例如糖尿病的血管并发症问题，能解决一个症状有效就行，做好整体设计，最好有连续性。作为导师来说，你培养研究生，今年研究生做这个，下一届研究生深入一步创新，对导师整个学术思想、思路和特点便有连续性，将来你的这些研究生的工作结合起来，就可能是很系统的成果了。所以最好能够产生出有临床影响的成果。现在我们的工作还是低水平重复比较多。我参加了国家基本药物的评审，还有社保药物的评审，我看里面很多中成药大同小异，是重复的，不少中成药创新性不够。

策划设计项目的时候，要考虑到研究生这个题目做下来将来结果是什么，要预测。在临床上可能直接解决什么问题，或者潜在可能解决什么问题，或者我能够形成一个在社会上能够用的即所谓规范；或者理论上可能揭示什么问题。又如在证候方面的研究，或者印证什么问题，或者有突破性的进展，要预计。学术评价不一样，有的是行政的评价，有的是学术的评价，有短期的、有长期的，各有不同情况。我们很多工作的关键还要是实际上能解决什么问题。评价成果开头小同行评审，最后一般都是外行评审内行，因为你不可能请那么多内行来，大部分还可能还是外行，所以你做的工作要想到内行过得去，能接受，外行也能听得懂。很多工作都要与众不同，要有创新性，但是你如果预测做不到创新，你就不要叫研究生拼死拼活了。

（六）中西医并重面向社会需求

中西医要优势互补，融会贯通。因为我们医疗研究，培养人才，归根结底是要提高临床服务水平，临床服务要与时俱进，不可能说不联系现实的情况，中西医要互相学习，取长补短。陈竺院士说过，要打掉篱笆墙，“打掉中西医间的壁垒”，要优势互补。我们的古典哲学讲“和而不同”，我们现在讲“和谐”，真正的“和谐”是“和而不同”，不可能百分之百一样，一模一样不可能，也不行，那样就不是真正的“和谐”；“和而不同”才是真正的“和谐”。譬如我们都是为了中医药事业贡献力量，做临床研究，做基础研究，但方法可以不一样，途径可以不一样，所以“和而不同”是真正的和谐。安全与疗效还是第一的。有的人不赞成中西医的优势互补，他说中西医之间雪中送炭可以，锦上添花没用，不要。我个人不赞同这种看法，我认为雪中送炭可以，锦上添花也行，只要是优势互补就行。经典的问题也可以研究。我过去就研究“张仲景的遗文”，张仲景是医圣，他的《伤寒论》和《金匮要略》中有些缺失的理论和经验，我在《备急千金要方》和《外台秘要》及有关医籍中检索归纳到20余条，在有关杂志发表，这应该说也是有一定创新意义的。所以，纯中医的继承和创新工作也应该受到欢迎，也需要认真加强和鼓励，但是主要的目标都要放在临床疗效提高上，要解决问题。现在我们福建中医药大学的研究生还是有好多要到临床岗位上去工作，或者到基层去工作的，所以在这方面还是要以临床为主。

今年1月10日，美国*Science*（《科学》）杂志的封面标志强调转化医学的开展，转化医学亦称转换医学，即“translational medicine”，希望基础医学研究加快速度，从实验室走向临床，加快变成生产力，加快研发出新药。我们中国“十二五”规划的临床规划中也强调加强转化医学研究，中国还特别强调临床进一步转向社区基层，加强临床服务的公益性。一位著名医学家提到，“一旦人们意识到新知识是通过创造性的新方法将老知识整合起来而形成时，他们就会理解知识增长的加速度”，强调了要把老知识结合起来，所以说继承确是实实在在重要的，没有继承不行，没有继承你就站不稳、升不高，要在继承的基础上去创新；中国有句老话，“上不知古，何以知今”，要与古的知识结合起来。做到“一切为了人民健康”。我们现在的临床选题，应当结合社会的需求，包括突发性的新发的传染病，精神系统疾病，慢性非传染性疾病，以及老龄化，环境污染，职业病等等这些方面结合起来。“十二五”规划基本上也就是从这些方面来要求；临床上我们现在治未病也在做，也可以从亚健康出发考虑，世界卫生组织标准中指出，亚健康人数占80%，研究起来难度会比较大一些，比较不容易做。因为中医讲形神合一，讲形和神。形比较好办，客观指标和微观的可以参照；神，你怎么评价它，患者亚健康状态，累，疲劳，没劲，没精神，评价怎么弄，这是值得研究的。形与神，是中医学研究里面很大的一块，我们现在讲功能医学，人要干活，要有精神，要有能力，讲生活质量、健康水平，这些是需要重视的。

现在 60%~70% 的人有睡眠障碍，这也是很值得研究的。高血压前期，如何处理？心脑血管病和肿瘤是人口的主要死亡原因，需要加强研究。糖尿病，骨关节疾病，前列腺疾病等等，都十分多发。糖尿病近 20 年发病率上升 4 倍，仅次于印度，在发病上为第 2 大国了。心脑肺血管病也是，我们现在中风、心血管病的死亡率很高，恶性肿瘤也是，恶性肿瘤男性每 10 万人 130 人 / 年，女性每 10 万人 39.5 人 / 年。我们国家精神系统疾病全球排名第 1，全球抑郁症加脑部疾病有 4.5 亿人，每 4 个人中有一个人一生中有一次、一个时期有精神问题。病毒性肝炎，人群中乙肝表面抗原携带者占 7.18%，感染患病人数排名世界第 1，所以肝硬化，肝癌还是不少的。这些常见病多发病，新发的疾病，都要我们结合社会的需求去选题。其他的中医证候你也可以选，但关键还是把临床上有效性安全性结合起来。

中医药强调整体功能的调节，所以我们可以大胆设立整体功能的一些目标，它有很多不是针对病灶、病原菌的，它是免疫功能改善或者其他什么功能改善，像这些，有的临床终点不是看死亡率、生存率，而是看整体功能，身心，精神，情感、活力等等情况。比如说改善应急能力，改善免疫功能，改善解毒抗病功能，改善内分泌功能等等。在这方面中西医结合，联系病证结合，方证对应，把西医的辨病和中医的辨证结合起来。因为我们不联系西医的辨病不行，你看杜建院长研究肝癌，或者胃癌，然后呢，治疗还是强调方证结合、对应，还有辨证，然后从中医中提炼一些方药论治，考虑社会需求。

基础医学研究非常重要，转化医学中医药模式是：临床 - 基础 - 临床，与西方医学的从基础 - 临床的转化模式不同；福建中医药大学近年在 SCI 源期刊上发表的论文不少，很值得高兴，反映出了学校的整体水平，它的重要性我就不说了，因为基础研究可以促进临床的发展。SCI 提出到现在 50 多年了，SCI 的文章发表是评价论文的一种好方法，但不是唯一的一个标准。

中西医并重面向社会需求，还是首先要本土化；提倡国际化走向世界，首先要本土化；我们要在中国人群里行得通，这是很重要的观点，不一定大家都同意。

我觉得我们现在的工作是传统中医到现代中医的转轨，传统中药到现代中药的转轨，你不承认这个？传统中药就是丸散膏丹汤药，现在我们怎样呢？

气雾剂，滴丸，缓释剂，颗粒剂等等都有，这就是传统中药到现代中药的转轨。缺血性中风还是出血性中风，CT、MRI 检查，肺炎，H1N1（肺下叶容易感染），现在中医诊断很清楚。我们与过去不一样，认识全面了；要了解国外动态，要做临床的同时也要研究基础。

（七）作为研究生导师，我的座右铭

作为研究生导师，我的座右铭是："终生学习"！刚才罗萤书记说的，老师也要学习，我就是不断地学习。告诉大家，我通常没有在晚上 11 点以前睡觉，睡眠上有欠债；其实，睡眠的确非常重要，美国和北欧的临床研究证明，人如果没有午睡，他的心脑血管病发病率就高，所以，我通常中午要午休一会儿，哪怕一刻钟半小时也好。我认为研究生导师要加强学习，要不断地提升自己水平，更新自己的知识，你不更新自己的知识，你指导研究生，指导什么呀？研究生可能懂的都比你多，因为他们上网学习，阅读杂志，现在杂志很多，而且很及时，所以一定要学习，终身学习，勤能补拙，这是最好的教学经验。子曰："学而不厌，诲人不倦"，"温故而知新，可以为师矣"，这是真理。

要温故。古典著作还得学，《伤寒论》《金匮要略》学了以后，辨证论治水平可以提高。"三人行，必有我师焉"，还是孔夫子的话，"择其善者而从之，其不善者而改之"，我们不可以私心自用，也要向大家学习。作为研究生导师，我觉得我们除了要读专业著作，还要尽可能多读一些非专业的书，我也喜欢读书，家里书太多，太乱，没法摆，我女儿从美国回来，嫌书乱，开玩笑说，下次回来，如果你还摆那么多书，不管你有用没有用，都给你扔掉，"给我威胁了"。我觉得读书很重要，不读书不行。读书使人明智，以史为鉴；读诗使人宁静，使人心情很好；数学使人周密，科学使人深刻，伦理学使人专注，逻辑修辞学使人善述，你能表达得很好，所以一定要学习，各种各样的都要学。"凡有所学，皆成性格"，这是实验科学家培根说的，他跟莎士比亚是同一时代的，莎士比亚是文学家，培根世人称实验与科学之父。多读书，知识积累，对专业思考也有益处。据统计，马克思写《资本论》，做过笔记和摘录的书有 1 500 多种书，列宁写《俄国资本主义发展》参考过 563 种书；我国钱锺书的《管锥编》，不简单，共五卷，中国的古典著作他都做了评论注解，参考文献 4 000 多种，"管锥"什么意思？管，是以一管看天，天很大。锥，锥地上，可以看小的；《管锥编》，它参考文献很多，是我们国家被评为号称最好的图书之一。《增广贤文》云："观今宜鉴古，无古不成今。"我觉得所言极是，要向他们学习，重视知识积累。我认为，我们指导研究生，不能光用灌输式的，要有素质式的，要教学生多读书，多思考。

（八）以出世的精神做入世的事情

以出世的精神做入世的事情，这句名言是朱自清先生在一篇文章里写下的，我十分欣赏，认为是警句；他教导我们要淡泊名利，去为社会做好事。

我们现在有的研究生抢名夺利，发表论文非要排在第 1 名，有的研究生还用论文换钱花，很可悲；作为研究生导师，我认为要谦让、谦卑。现在有的老师和学生关系很不好，不少是因为争排名的缘故。台湾证严法师写了“人生经济学”的著作，很有新意，这个提法也非常有意思；要珍惜时间，因为时间很有限，时间似流水一样；空间，人跟人之间要很好地协力合作，我觉得她的立意甚好，有爱心，大爱之心。

我 1993 年、1994 年去台湾，陈立夫先生（图 5-2-3）送给我一套三卷书《弘毅斋艺文集》，我那个时候还不太明白他为什么叫自己书房为“弘毅斋”。他送给我上中下三卷，上卷随行李我带回来了，中下卷邮寄被有关部门没收了；因为那个时候，台湾的书还不许往大陆寄，现在当然可以寄了。我当时的思想就是至少上卷我留了，因为扉页上有立夫先生亲笔题赠给我的墨迹，所以这套书第 1 本我保留至今了。弘毅是什么意思呢？“士不可不弘毅，任重而道远”，这是曾子的话，曾了是孔夫子 4 个得意的学生之一，颜回、曾子、子路和子贡 4 人；虽不是孔子的原话，但却是孔子传下来的意思。弘，就是大的意思，要有远大的志向；毅，就是要有毅力，要有坚持的精神；现在福建中医药大学更名了，任务很重，任重而道远，祝大家以更名为起点，跑步前进。

谢谢大家了。

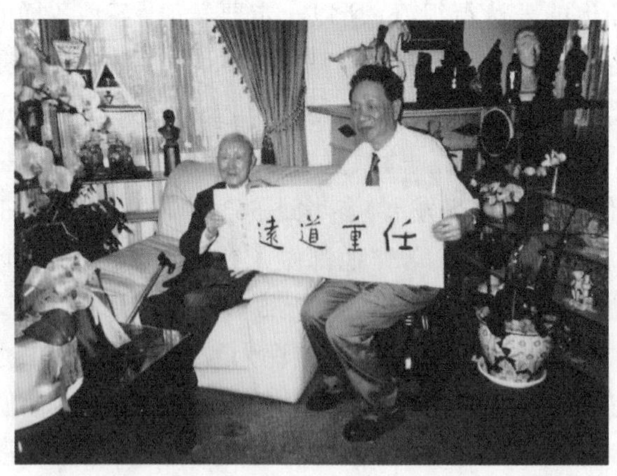

图 5-2-3　陈立夫先生题赠（1993 年，中国台湾陈立夫寓所）

三、谈谈中医药科学与文化的核心价值

2012 年 12 月 14 日

关于中医药学特性：中医药学具备医药科学和中国传统文化两个方面特色，但医药科学是基本的属性，其时代文化背景则相当浓厚。

关于医生的人文精神：科学精神为格物致知；而人文精神则注重感情，要诚挚而热忱地对待患者，这应该属于科学的文化范畴。

关于科学的概念：科学是指具有系统性的实证知识。文化的多样性，当然会影响到科学，表现在一定程度上的多样性。中医药学理论注重人与自然的关系；整体观和系统性；调节论和平衡性；这些均是科学与文化融合的体现。

关于学术争鸣与进步：争鸣才会促进进步；名家学术思想和见解也可以点评，自古已然，毫不奇怪，薛雪、徐大椿与叶桂间的争鸣是一个颇具典型的例子。

关于中医师的整体素质：中医自古流派很多，要允许讨论，要有冷思考，多几分宽容；要认真读经典，也要了解现代进展；与时俱进，行走在传统与现代之间。

每一位中医师都应该学会写好中国字：这是素质标志之一；开出处方应该让人看得懂。

关于中西医优势互补：中西医团结合作很重要，才能共赢；病证结合的诊疗模式是一站式服务的最佳模式之一；提倡双学，有条件的西医学点中医；有条件的中医也可学点西医，对患者及学术进步和互补有利。

关于科学注重证据：要合理运用循证医学方法设计验证和评价临床效果；既体现中医学术优势，又体现整体与局部，宏观与微观，综合与分析的结合。

四、中医药科技领军人才培养——做人与修业的战略思考

2014 年 12 月 5 日

关于中医药科技领军人才的培养，可以认为也是在中医药科技领军人才做人与修业方面的战略思考。修业的意思是指临床、科研和各种门类的专业技能与有效服务。中医药事业要发展，最基本的任务就是要传承，在传承的基础上进行创新和发展。目前，中医药传承与创新发展的主要任务就是要面向国家战略和社会民生的需求、面向学科前沿，以及个人的志趣所在。这些

方面应该综合起来去思考和应对。

古往今来，有云“杏香一脉是岭南”。岭南广东一带，历史上在中医药传承与创新方面发展得很好，老百姓都很信赖中医药。广东各类凉茶及药膳很多，享誉民间。早在东晋时期，《肘后备急方》作者、著名医家葛洪就曾经在广东罗浮山及南海炼丹，他的妻子鲍姑对于灸法也非常有研究。北宋还有一个医生叫陈昭遇的，他是南海人，和王怀隐一起编著了《太平圣惠方》一书，载方16 834首，是非常有影响的一本方书。后来又有尝试汇通中医与近代西医的陈定泰医生，编著了《医谈传真》，很有影响。1924年，广东中医药专门学校成立，培养了不少中医师，作用很大。现在我们这一代人，在刚开始学中医的时候，老师还建议我们要参考和阅读广州陈伯坛先生著名的代表作《读过伤寒论》和《读过金匮要略》，他是岭南医学杰出的医学家，这些医家和著作都是很吸引人的。再如广东已故现代名医梁乃津，特别提出过脾胃病应重视调肝理气的法则，此公为人谦和，我曾经与他生前晤谈多次。国医大师邓铁涛先生99岁了（图5-4-1）思路还很敏锐，他对中医学的“脏腑相关学说”很有见解，对大家也是很有启发的。还有现在全国闻名的广东省中医院吕玉波名誉院长，他所倡导的广东省中医院建院和发展模式，堪称全国楷模，他给我最深刻的印象是此人一心为公。我今天在这里就“中医药科技领军人才培养”这一专题做一个抛砖引玉性的发言，是中国中医科学院领导的指派，也是我向广东同行学习的很好机遇。

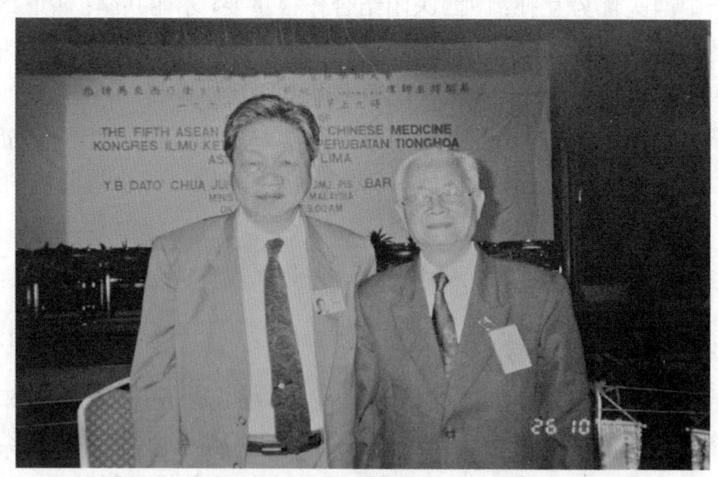

图5-4-1　与国医大师邓铁涛教授（1996年，马来西亚）

《论语》有一句话，叫做“有教无类”，意思是说我们大家在社会环境里面，所接触到的、受到的教育都是一样的，都有可能成材，但现实中每个人的发展却并不完全一样。这是因为，人皆有成材成德的可能性（“性相近”），而不同的教育和经历有可能产生不同的结局（“习相远”）。因此我们需要有自我定位，这就是当代的流行语言：“我的青春我做主”。乐学方能致远。但是，人才发展不是“统包”，要你自己做主，不能“你有情，我无意”，要有弘扬中医药学的责任意识，有中国悠久历史和优秀传统文化意识，还要有当代全球意识和发展创新进步过程竞争和挑战的忧患意识。

那么，真正的优秀领军人才应该具备什么样的基本素质？《资治通鉴》中有句话：“德才兼备为圣人，德才兼亡为愚人；德胜才为君子，才胜德为小人”。《资治通鉴》是宋神宗钦赐的书名，立意在于“鉴于往事，资于治道”。对于我国历史包括哲学史、文化史、科学技术史、医药学史上的种种事情，要择其相关重点认真分析研究、加以思考，参照往昔历史得失来考虑现实的工作。毛泽东同志特别喜欢这本书，他在世时曾提出真正的人才要德才兼备，德才兼亡或者有德无才、有才无德都是不行的，必须要德才兼备。这当然实际上早在《资治通鉴》确实就有这个观点了。《论语》也指出君子有三戒：“少之时，血气未定，戒之在色；及其壮也，血气方刚，戒之在斗；及其老也，血气既衰，戒之在得”，提醒我们，对于“君子”也就是真正的人才来说，修德、修身应贯穿于人生的始终，从起点到终点，一以贯之。

当一名科技领军人才，首先是要注意做人的问题。每个人不一样，每个人专业也不一样，人的一生可以大不相同。我们首先要做一个“大写的人”，一个正直的人。从“人”这个字的古代象形文字可以看出，人是很辛苦的，为了生存，辛勤劳作，因而“项背是弯的”。现实中，每个人都处在不一样的情况下，专业也不一样，我们应该“和而不同”。《论语》早就提出过这一警言：“君子和而不同，小人同而不和”。所谓“同而不和”，就是说表面上可以说得很好，可是实际上心里并不那么想，也不那么做。所以，做人是前提，俗话说“打铁还需自身硬”，要言传身教，做人做不好，做事也就难做好了。

人生苦短，人生如过客，如白驹过隙，我们提倡要把握时间，为社会作出贡献。如果一个人可以活到百岁，算起来也才只有 36 500 天左右。像我这样，不知不觉 85 岁奔 90 岁了。我给大家看我大学毕业时的照片，以及去年的照片，一比较，头发白了，脸上也有很多皱纹了，着实回避不过去，人生确实很短。我们应如何度过这短促的人生？我看把握时间，努力学习、努力工作实在太重要了。中国中医科学院研究生院 2008 年要我给在读的研究生题写几个字，我写了唐朝大书法家、诗人颜真卿写的《劝学》中的一句话：“黑发不知

勤学早，白首方悔读书迟。”（图 5-4-2）

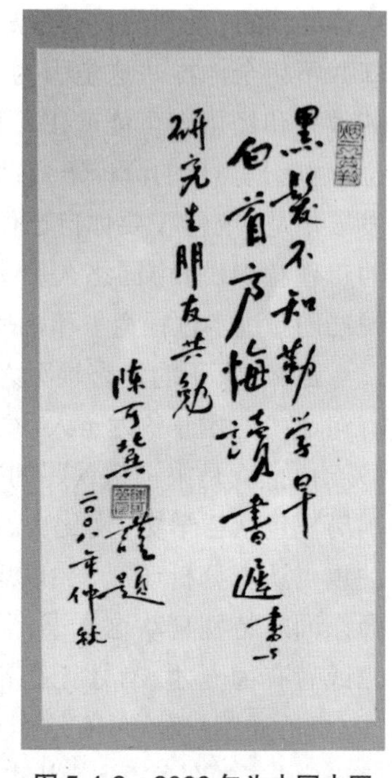

图 5-4-2　2008 年为中国中医科学院研究生院研究生的题词

就是劝说年轻的朋友们要认真读书，不要到年老的时候才后悔，原诗前面两句是“三更灯火五更鸡，正是男儿读书时”。“读书”这两个字，不是指单纯而狭义地读书，读书是为了明理，明白怎么做人，应当广义地去理解。应该是概括指出了我们医生、医药研究人员，做人、做你的专业，包括你的研究、临床医疗态度和水平等各个方面。所以我想，一个人从年轻时就要开始立志，对自己的人生和事业进行规划。就像我们大家做中医药研究的同行们，不研读《伤寒论》《金匮要略》，不知道中医药学术的发展历史，不读懂中医药经典著作，就不可能博古以通今，更何况现代医药学进展日新月异，也需了解，以便做好高层次的中医药医疗或现代研究工作。所以说“铁肩担道义”，我们应该有社会责任感，有对自己职业的尊严感，做一个正直的人、对社会有用的人。人生是一个旅行、旅程，人们确实如同是一个宇宙间的过客，所以我们在年轻的时候就要很用功、很努力，为自己的事业奠定基础。当然，话说回来，任你有多优秀，“浪淘尽，千古风流人物”。《红楼梦》黛玉葬花时还有一段话：“一朝春尽红颜老，花落人亡两不知”，几句话道尽了她的哀怨人生。不过我们大家没有必要为生死问题悲观，人类虽然寿命不长，但一代又一代，一代更有新的一代，事业不断延续。对我们自己这个个体来说，要有接受这个的理念，自觉接受，要认识和接受自己。生老病死是自然的过程，虽然我们慢慢老了，精力也不够了，但工作还要抓紧做好，“less is more”，后浪推前浪了。

人生是一堂大课，“人生价值观”这堂课不能缺。每个人都要经常想一想：我在世界上有用没用？对社会有用没用？对他人有用没用？《道德经》云：“道可道，非常道”。这个道字就包含这个含义，也包括做人。人因梦想而伟大，没有理想、梦想、祖国、事业、使命感的人，是成不了才的。我们每个人要有梦想，要有理想，要成为真正对社会进步、民生福祉、国家富强有用的人。一个人的人生不应当索然无味，应当积极拓展新的领域。所以，人生是一本书，要写出有内涵、有情感、有历练轨迹、大写而追求卓越的人生。

做人与修业具体到中医药工作来说，不管是做事，还是做学问、做临床，首先是要做人。如何在继承发展中医药学术与事业方面做出贡献？我想有一句话可以概括，还是前面提到的“铁肩担道义”“打铁还需自身硬”，还是要先把自己修炼好。中医药青年医疗研究人员尤其要有自己职业的尊严、坚定的志向，有社会责任感、明确的底线，有忧患意识、危机意识，做一个对社会有用的人。《曾国藩家书》里面有一句话：“人不学，不知义，不知道”，乃至理名言。曾国藩是清朝极有名望的政治家、思想家。历史上有很多显赫有名的人，其家族发展过3代之后就不行了，但曾国藩的直系亲属家教却非常好，教育家人要知义、知道，所以发展得一直很好。一直影响到近现代，前高教部副部长曾昭伦院士，后来之北京协和医院的著名外科医生曾宪九教授，都是他的直系家属，可见家教、做人，多么重要。

中国有句古话叫“天地君亲师”，它始见于《国语》，发展于《荀子》，清雍正初年第一次以国家和帝王的名义，对这五个字进行了排序和诠释。今天具体来说，可以这么理解，天地是虚的，君也可以指国家、社会；亲是指亲属，包括父母、夫妻、子女；师是指老师。这句话是让人们明白做人的基本道理，即要有国家、社会责任感，要家庭和睦、孝亲事亲、崇礼重民，以及尊师爱徒。作为学生，要有感恩的思想，要铭记师恩，因为我们本来脑子像竹子一样是空的，是经老师教导之后才有的知识，清朝“扬州八怪”之一郑板桥一生喜欢画竹，画得很好，他有一幅名画，自题“新竹高于旧竹枝，全靠老干来扶持”。当然，老师不可能像百科全书，无所不能，故韩愈有“弟子不必不如师，师不必贤于弟子”之说。我老家是福建，家里也种竹子，院子里种上竹子，没过几天新竹子就长出来，都是老干在扶持。所以学生要尊重老师，尊敬老师医生，老师也要悉心扶持新一代。培养人才是强国事业的关键之一，春秋时期齐国宰相管仲说：“十年树木，百年树人”，意在说明培养一个人才需要很长的时间。老师的教导对后学影响至大，我的老师岳美中教授家的墙壁上挂了这句话作为座右铭：“治心何日能忘我，操术随时可误人”，意在提醒自己和学生：一定要在医疗技术上讲究医德，要处处为患者着想，好好锻炼，因为医生随时都可能出差错、出事故。令人永志不忘。

我也一直在做培养中医药人才这项工作，也尽量团结大家做好。包括自己心血管专业医疗研究和培养研究生。为了给中医药和中西医结合同道发表与交流医疗研究论著和成果的平台，我在1981年还正式提出并被批准创办了

《中西医结合杂志》，后更名为《中国中西医结合杂志》，距今已经 30 多年了。当年我亲自跑邮局、跑印刷厂、跑发行，挤公共汽车奔走。现在很好了，今天许多中西医结合及中医药教授当年当研究生时的学位论文，大都发表在这份杂志上。编辑人员也都很尽责，不少医药研究人员都从中受益了。1995 年，我又和同道一起，创办了 *Chinese Journal of Integrative Medicine*（《中国结合医学杂志（英文版）》），2014 年 SCI 影响因子为 1.401；杂志编委遍及五大洲。陈竺、韩启德院士受聘任名誉主编。这本杂志现在也有 20 年历史了，居国际现有补充与替代医学类刊物的前列。希望这两本杂志能够对在座的各位同道在增进国内外专业学术交流方面有所裨益，不闭关自守（图 5-4-3 和图 5-4-4）。

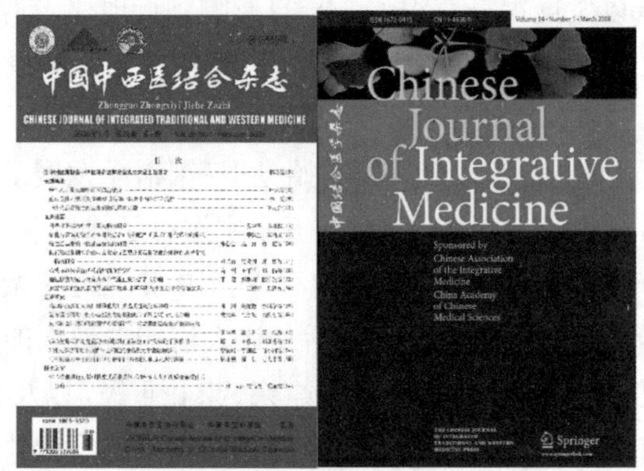

图 5-4-3　《中国中西医结合杂志》
（月刊）封面（1981 年创办，左）
Chinese Journal of Integrative Medicine
（SCI-E 源期刊）封面（1995 年创办，右）

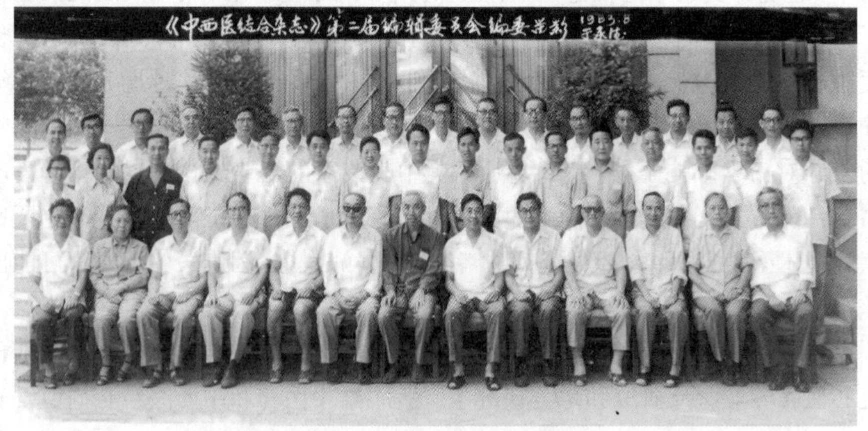

图 5-4-4　《中西医结合杂志》第二届编辑委员会编委留影（1983 年，承德）

中国科学院院士裘法祖教授在医学外科学上富有造诣与成就，被誉为中国外科之父。他有两句话值得我们学习和深思："我有三位母亲，一位是生我养我的母亲，一位是教育我的母校（同济医学院），一位是我热爱的祖国。"又称："我有四点，一身正气，两袖清风，三餐温饱，四大皆空。"裘法祖院士作为一名好医生，临床上尽心尽责，有创造性的实践经验。我想我们大家应该也都可以尽心尽责，成为一名好医生；若能同时注重临床研究，我认为那就是更好的医生了，因为研究能进一步提高水平。希望各位都能成为更好的医生。首要的一点就是：做事要想到母校、老师和国家。

做一名素质好的临床医生，首先要学会尊重患者，向患者学习，一个患者一个患者地服务好，这就是 case-based care。我也是从做实习医生开始，听到了很多老师的教导进步的。在刚开始做实习医生的时候，第一次病例讨论会听到和见到 1 例肢端肥大症的患者，到现在我都还清楚记得当年情节。现在住院医生很轻松了，过去我们却是白天到病房查房看了患者，晚上也还要去查房；我记得当年我在阜外医院进修，24 小时住院医师负责制，周六下午才允许回家，学习收获甚大（图 5-4-5 和图 5-4-6）。现在医患纠纷比较多，我的体会，医疗冲突 80% 不是技术问题，而是沟通问题。很多医患纠纷是因为我们医生没有和患者沟通好，是我们做得不够好之故。比如最简单的静脉穿刺，沟通好了，即便是实习医生，没有一针见血，患者也没意见，患者也很感激。学会做人从来与修业一致，既然走上了医疗这条路，就要走好这条路。医生应该有利他、正直的品德，医生要不怕苦、不怕累、不怕跟患者沟通，以"I did my best, but I can do better"这句话激励自己，吾日三省吾身。"三省吾身"不是"三省三餐饭"。

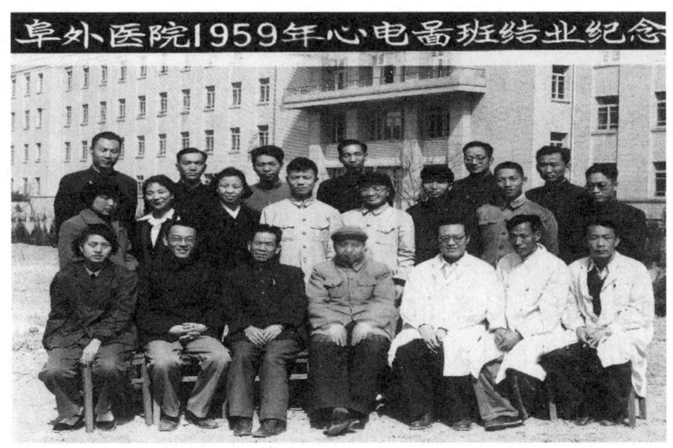

图 5-4-5　中国医学科学院阜外医院心电图班结业合影。黄宛（前左 2）、方圻（前右 3）教授授课。陈可冀（三排左 3）与徐涛医师（三排左 1）等参加学习（1959 年）

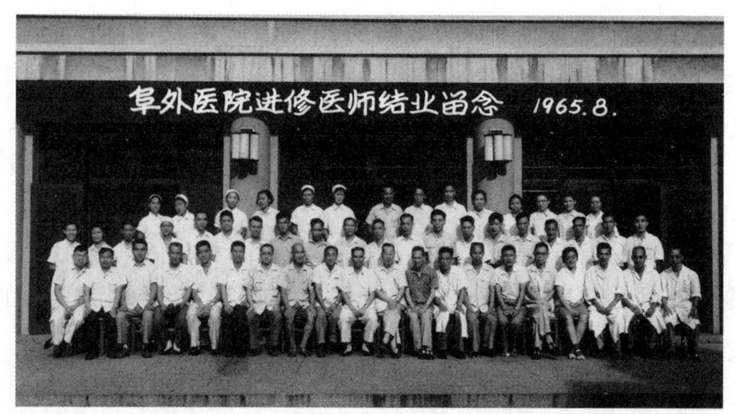

图5-4-6　1964年9月—1965年8月在阜外医院进修，二排右7为陈可冀，前排右10为吴英恺院士，右9为蔡如升副院长，右5为刘玉清院士

现在关于在SCI源期刊发表文章有不同的看法。我认为不应唯SCI至上并将其绝对化，但还是应该给予一定的重视。人活着必须产生自己的价值，体现自己的价值。一个医药学科研人员，将自己的研究成果发表在SCI期刊或者国家级期刊上，可以从一个侧面证实其工作和人生的价值。正如1915年诺贝尔奖得主William L. Bragg所说过的："科学是世界的，被引用或在临床上应用是硬道理"，表明了你的存在。Dr.Garfield来华到中国中医科学院与我们进行交流，他创办了SCI，他说当时只是作为一个引文索引使用，他说自己没想到SCI现在这么受重视。我认为要重视，但不可过分片面强调，还要重视实际临床经验及技能。

联系到这一点，我对中医药走向海外有几点思考。首先，我们要认识到中外文化差异与认知的不同。对此要有自信心，同时重视文化的交汇，重视现代医学与中医药学的交汇，要看得透、说明白，在找准结合点或切入点上下功夫，做出业绩，提升疗效贡献度和影响力上下功夫。不能只是自我欣赏，不走向世界。其次，要有团队精神，即合作精神或集体精神，一个团队就是一个家庭，"One team means one family"。人不能没有朋友，而交友以诚，诚可聚友。所以团队成员要有难同当，有福同享，要有集体精神。若成员没有团队精神、内部持续存在不和谐的因素，这种团队难以长久生存和发展。人才培养的最好成果是形成一个团队，即群体人才。一个好的团队，应该是一个力量集中的团队。分担即分忧，分享即倍之，大家能在一起是缘分，彼此应不嫉妒、不怨恨。孔夫子就有一个很好的团队，他的团队有三千弟子和七十二贤人，所以孔夫子的儒家学说一直流传到今天。习近平总书记2014年5月到北京大学还特意向汤一介教授了解《儒藏》这一套丛书的编纂情况。孔子教育弟子，弟子们把他的教导记录下来，儒家学说得以流传至今。我们中医药界的一些传承也可能或可以是这样，老师经验，学生传承整理。所以，医生与患者、团队成员之间都要善于沟通。善于沟通不在于说好话，不在于多说话，不在于不说话，而在于话说得适当得体，说得实事求是。年轻医生要学习处理好上、下级和医患之间的关系；也要涉猎其他知识，阅览其他专业的书，知识面要广，才能做好工作。

成为战略科学家、临床医学大家，首先需要有宽宏大度的思想及崇高的学术素养。所谓战略科学家，就是能发现问题、提出问题，并能设法解决和改进问题，能够低调做人（稳健），高调做事（优秀），逆境不退（坚韧）。其次，需要踏踏实实做学问，而做学问忌功利主义、忌浮躁，做学问也不能只看钱，须知“鸟翼上系上黄金，便永不能在天空翱翔（Set the bird’s wings with gold and it will never again soar in the sky）”。最后，要学会自己认错，学会用第三只眼睛看自己，团结他人，打开门户，集思广益。对待同事要有情谊，要看重同事情谊，对待他人要宽容，对待自己要清醒。

中医药工作最主要的任务是传承，在传承基础上创新和发展。我的主张是传统医学与现代医学结合、病证结合、气血辨证与八纲辨证结合、辨证论治与专病专方专药结合、临床与基础结合。我的提倡就是结合。临床应该既有传统气血八纲辨证，也有现代诊断；临床和基础相结合，中西医学优势互补。陈竺院士提到东西方医学融合，也是指多学科的交叉。

要成为人才，首先应有梦想。马丁·路德·金的“I have a dream”曾经被誉为美国历史上最伟大的演讲，正是因为他的演讲打动了人们内心的最深处的缘故。我们要有梦想，每个人都要有，中国有中国梦，个人有个人的梦想。中医药能够被代代传承、创新、发展下去，也是我们中医药人的梦想。在传承与发展的过程中，要特别注重临床实践，其中中医的原创思维不可缺位，必须薪火相传。举一个我自己的例子吧：一位领导同志得了夏季热，一到夏天就发烧，群医用了很多清热解毒方药都治不好，后来我更改其方法，给他用甘温除热的方法，用黄芪桂枝五物汤进退，效果很好。所以，对于较长期用清热解毒药治疗高热不退的夏季热，可以考虑改用甘温除热法。甘温除热法肇端于《素问·至真要大论》，完善于李东垣《内外伤辨惑论》，后来还进一步发展了补中益气汤、升阳益胃汤等。

我长期从事活血化瘀的研究。为什么我对这个比较感兴趣呢？因为活血化瘀跟现代医学理念较为接近，容易沟通，如血管、血液成分概念等。现代的心脑血管疾病主要是血管和血液系统的问题，所以我的团队几十年来逐步开始在抗心绞痛和抗血小板治疗、预防冠心病 PCI 治疗后再狭窄、血府逐瘀汤及其有效部位的应用、活血化瘀药的分类、血瘀证的量化标准等方面开展工作，现在已经积累了较多工作经验。比如，我们联合阜外医院等十多家医院进行的冠心Ⅱ号的临床疗效观察，冠心Ⅱ号主要由川芎、赤芍、丹参、红花、降香 5 味药组成，后来临床应用就很多了，已被收入《中国药典》，称精制冠心颗粒（片）。国内从该方中的 5 味药又衍生出很多具有良好临床疗效的方药，如丹红注射液、红花黄色素注射液、丹参类制剂、川芎类制剂等等，所以冠心Ⅱ号被称为活血化瘀祖方。我们的一系列基础及临床工作发现冠心Ⅱ号有如下作用：改善心肌缺血，抗血小板聚集，提高纤溶活性（当年我们是国内第一家开展的），抗动脉粥样硬化等。后来我又组织北京 4 家医院对其中一个生物碱即川芎嗪进行研究，研究其对缺血性中风、抗血栓素生成等的作用等等，发现该成分可以通过血脑屏障，比例很高；同时证明其抗血小板的作用是通过抗血栓素这条通路。1972 年美国著名心脏学家怀特教授（Paul D.White）访华时，听取了相关介绍后说："我相信传统中医药里面会有治疗冠心病的有效药物（I believe there is an effective drug from Chinese medicine that can cure coronary heart disease）"。宽胸气雾剂也是我们用传统芳香温通法则研制的气雾剂。原来所用的抛射剂有环保的问题，近年使用新的抛射剂避免了这个问题，3 年来又组织 20 家医院进行宽胸气雾剂中止心绞痛发作速效作用的临床观察，获得很好效果。这个药 1982 年曾获得全国医药卫生科技大会奖，1983 年获得了卫生部甲级成果奖，其论著分别在 *Planta Medica* 及 *India Integrative Medicine* 杂志发表。这两个例子说明，承古接今、原创思维可以出精品，应该是中医药传承与创新的可行之路。

对于中医药科研人员来说，传承确实很重要。我对古代原始的医药档案和前人的经验很为重视，1980 年提出并组织了对清代宫廷原始医药档案进行整理研究，这是前人没考虑过的。经国家档案局及中办批准，通过与中国第一历史档案馆合作，我们团队整理了 3 万多份清代原始医疗档案文件。画家李可染先生给我们《清宫医药研究》一书题写书名。《慈禧光绪医案选议》一书由中华书局出版。著名画家黄永玉为我们设计封面并题写书名（图 5-4-7、图 1-8-2）。我们还对历朝帝后临终抢救常用的生脉散制剂进行了较系统研究，我 1981 年招收的一名研究生，当年采用 Swan-Ganz 漂浮导管进行心肌梗死临床研究，证明生脉散可以改善临床急性心肌梗死患者血流动力学效应，可以提高心脏每搏量，降低肺楔压。后来国家科委"六五"攻关科技项目继续研究，我是临床组长，多个协作单位都获得类似效果。2010 年完成《清宫医案集成》一书，获第二届中国出版政府奖。2013 年又经北京大学医学出版社出版了《清宫配方集成》，收载了一系列方剂，有临床参考价值。

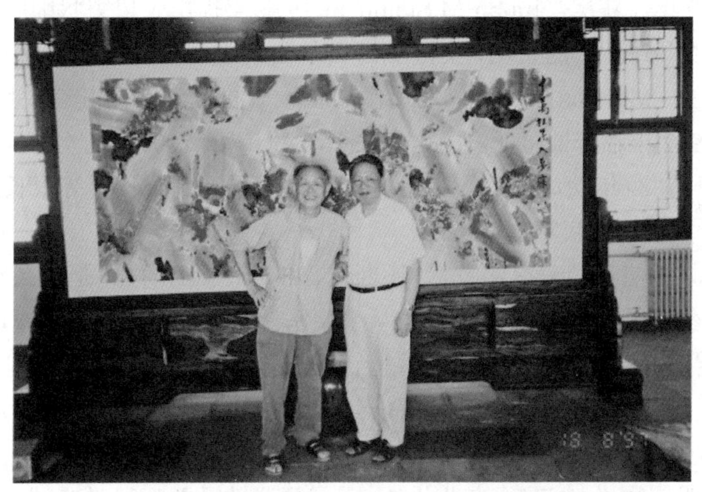

图 5-4-7　与著名画家黄永玉先生，背后为“十万狂花入梦寐”巨幅画（1997 年）

我的工作还涉及冠脉介入治疗后的再狭窄及血栓形成的防治。介入治疗是心血管领域里程碑的发展，但还存在不少问题。美国曾报告过一个冠心病患者，经历了 28 次冠脉造影，放了 67 个支架，说明只关注主要罪犯血管和病变部位还不够，所以，我们考虑将冠脉粥样硬化患者易损斑块与中医整体思维结合起来进行防治研究，从易损血液、易损斑块、易损心肌归结到易损患者进行整体治疗。后来我们与 7 家单位合作，加用活血化瘀方药开展临床研究，结果发现加用活血化瘀方药后患者 1 年生存率明显升高。所以发展防治理念十分重要。

做学问要勤奋，要多提问，多积累，不能偷懒。这里有一篇很短的文章，发表在《科学》上，其发现的现象值得深思：通过 11 组研究，作者发现很多人宁愿看电视、看书，也不愿花 6~15 分钟来思考问题。读书、学问、智慧来自日常积累，所以我们做事情要“事莫虚应，始于足下”。我家里挂着一幅黄永玉奔马的画，寓意即在于此，激励自己。人们都想获得成功。但我个人体会，我比较笨，所以我很努力。我觉得成功，还是靠 95%~99% 努力加机遇，天才只占 1%~5%，没有努力是不行的。做人要有目标，若目标合理，若用 150% 的力气去跳，一定能跳上去，而只用 50% 则不行。工作中有几种人，一种人是能干，一种人是肯干，一种人是不干，一种人是凑合着干。肯干很重要，我到现在也是肯干。

肯干的同时，要耐得住寂寞。讲几个诺贝尔奖的故事。Robert G.Edwards 20 世纪 60 年代就开始做的试管婴儿研究经过 10 年获得成功，经过几十年，到了 2010 年才获奖。Ralph M.Steinman 1973 年提出了树突状细胞概念，到 2011 年才得到真正的认同，获得了诺贝尔奖。幽门螺杆菌的发现也是这样的，Barry J. Marshall 1979 年发现慢性胃十二指肠溃疡跟其有关系，Robin Warren 1982 年临床试验证实了这个关系，他们二人 2005 年方分享诺奖殊荣。这些人可谓“少年功成，白首名就”。真正的成果得到公认要等很长时间，所以研究者要耐得住寂寞。

那么，驱使我们耐得住寂寞、不断工作的“最牛的动力”是什么？毛泽东说“中医药是一个伟大宝库”，我们从事中医药工作，要“挖宝”。但是我们靠什么挖宝？首先要靠古典理念和经验，要实践；其次就是要与现代科技结合，要与现代科技、现代医学交叉、汇聚、结合、优势互补、谋求共赢，要从传统文化与专业发展角度去思考，要借助有力度的技术创新思维以获得满意的临床疗效、阐明药物机制、获得产业化效应；最要紧的是要有科学精神，实事求是精神。在座很多专家在这方面都是身体力行的。做人与修业都不能够偷懒。有些人喜欢喝酒抽烟，群居终日，言不及义，这样不好。

另外，移植再创新也非常重要，要学会跨学科思考和借鉴创新。举两个例子：核医学就是核科学和医学的结合，生物物理学就是生物学和物理学的结合。从我国古诗词中也可以看到很多移植创新的例子。唐朝诗人王维在《山中送别》中有：“春草明年绿，王孙归不归？”春草绿代表春天到了，明年春天的时候王孙回不回来？宋代王安石的《泊船瓜洲》则写道：“京口瓜洲一水间，钟山只隔数重山，春风又绿江南岸，明月何时照我还。”你看，王安石不用“春风又过江南岸”“又入”“又到”“又满”，而是借用了王维的“绿”字，春意春景，盎然纸上。所以，“借来一字写春色”，移植好的经验还是很重要的，移植再创新也是创新。只要勤于思考，积极实践，在座各位都能做到。

中医的优势很多。UCLA 的 Ka Kit Hui 教授很注重临床医疗工作，他从思维方面来研究思考中医理论。他将传统中医理论归结为六个字：平衡（balance），流通（flow），正气（spirit）。他的办公室里有一幅字：“书似青山常乱叠，灯如红豆最相思”。说明是够用心的了，不容易呀！这是纪晓岚的诗，说得很到位。我们在交叉融汇方面，要注意从循证医学到价值医学过渡，因为循证医学还是有一定的局限性。循证医学看重证据、最佳证据，而价值医学则看重整体、效益、评价。价值医学就是要从言到行，比如对一种技术或设备的评价，侧重其应用后果的评价。在真正临床应用这一方面，思维方面要有一个思考。从言到行，实践出真知，很多古人就是这样做的，如李时珍。李时珍在其所著的《本草纲目》中，新增的药物就有374种，而且他对药物系统作科学分类，纠正了前人的不少谬误之处。前贤的成就还有张仲景的辨证论治实践，他的理论确实很有启迪后人的意义，开创了中医辨证论治理论与临床实践的先河，对指导现实临床意义极为重大。清代临床家吴又可创立了戾气学说，发现了温病传染性的病因理论，这是一个伟大的创见，很了不起，他想到了传染病的传染性这一点，不简单。张锡纯是中西医汇通理念的先驱，我觉得也应该提到。他很了不起，是第一个把阿司匹林和石膏放在一起用的人——阿司匹林石膏汤，我认为他很不简单。现在联合用药就是一个重要的研究课题，患者用药很多都是中药、西药一起用。联合用药后是增效还是不良反应增加了？现代西方治疗高血压很多都是用polypill（多效药片），临床已经较多联合用药，而中医复方与polypill实质上都是多药联合应用，所以中西医汇通、在理论方面的创新也很重要。

针刺作用原理研究也是很重要的成果。韩济生院士（图5-4-8）从神经化学角度证明针刺镇痛理论，并开创了针灸戒毒的新途径。所以，实践中要积极思考，去解决问题。中医中药在国外最流行、最被认同的就是针刺治疗。当年在美国开始流行的时候，《科学》杂志和其他很多国家主流杂志都有报道。但是还是要靠实践。赖斯顿是《纽约时报》主编。当年他在北京，患了阑尾炎以后局部感染并胸痛，在北京协和医院住院。中国医生给他针刺治疗，后见良效。赖斯顿回去以后，在《纽约时报》刊登了这个新闻，针刺真正开始流行就是在这个时期之后。所以，中医药的临床疗效是一个闪光的科学文化。《肘后备急方》只有15个字，便启发了抗疟药青蒿素的发现。《神农本草经》以45个字阐述了雄黄的作用发展到用于治疗白血病。《本草纲目》引《妇人明理论》“一味丹参，功同四物”8个字便使丹参在心脑血管病研究中获得很大的发展，包括其水溶性成分、脂溶性成分及其应用的研究。《食疗本草》《本草纲目》中都介绍银杏叶可以治疗心悸怔忡、虚劳咳喘，等等。由此可见，中医药真的是一个取之不尽、用之不竭的宝库，我们对它应该产生一种由衷的美感和爱心，要真正从实践中去工作、去发现。从屠呦呦教授发现青蒿素、陈竺院士证实三氧化二砷影响粒细胞代谢作用位点，到香港科研人员进一步将三氧化二砷从注射剂改进到可以口服的制剂，都是很不简单的业绩。因此，在研究工作中，要能提出问题、解决问题，这很重要。

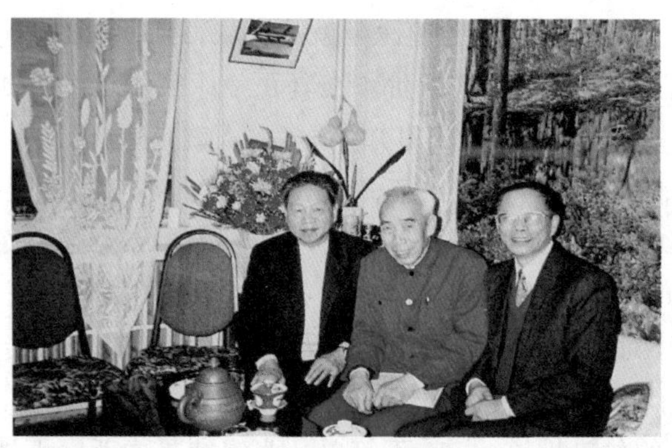

图 5-4-8　1994 年春节与韩济生院士（右）共同拜访在学术进步过程中给予有力支持的季钟朴老院长（中）（1994 年，北京）

研究中需要注意的另一个问题是方法学问题，这也非常重要。实际工作中选择观察指标的标准，有人将其归结为“SMART”标准，具体地说就是指标应该是明确的（specific）、可衡量的（measurable）、可以达成的（attainable）、关键的（relevant）、可以按时完成的（time-based）。概括地说，方法学上要注意的主要是这几点。

在工作态度上则要实事求是，不做假，提倡科学道德，不可以自欺欺人。我发现有的研究生在工作中做假，数据资料还没完全出来，论文就已经出来了。所以我们在病情、病历、研究记录和论文上，不能抄袭，不能作假，所谓“举头三尺有神明”。我们中医药类刊物很少看到有阴性结果的文章，结果好像全是好的，怎么就没有没效的呢？Too good to believe，太好了就没法让人相信了，所以一定要实事求是。“实事求是”四个字出自《汉书》，现在习近平总书记也提倡它，毛泽东当年也是这么提倡的。班固称赞司马迁“其文直，其事核，不虚美，不隐恶”。司马迁很了不起，我们要向他学习，我们现在的工作依然不能造假。但造假肯定还是有的，有的小有的大而已。有的人自己不做实验，拿到外面公司代做，这不行。我们一定要拒绝造假。目前中国科学技术界的造假问题也引起了国际上的关注。《柳叶刀》对此有篇述评，题目是“科学造假，中国应采取行动”，《自然》《科学》杂志对此也有评论。我刚才说了“举头三尺有神明”，这话出自明末冯梦龙的《警世通言》，大家都可以看看这本书，挺好的。做假的事比较有名的一个例子是曹操接见来朝见的匈奴大使，曹操觉得自己很不漂亮，就叫旁边的人坐在那里，自己拿刀站在旁边。后来曹操暗中派人去问使节：“你看我们魏王怎么样呢？”使节就说：“我看旁边那个拿刀的人还挺神气的。”“捉刀”一词就是从这里来的，意思就是作假。现在有些人、有的研究生，不好好写文章，写不出来，不做实际工作，让别人替他做，替他写。真有这个事，别说研究生，其他人也有这类事的，写文章还要别人代替他写，自己不动手，原因一个是难，一个是水平不够。这就没有搞好实践。历史上，唐伯虎捉刀，替别人去考，被贬到吴县当小吏。现在我们也有很多人主动或被动地替别人去考、去捉刀。所以论文的署名应该注意，我们杂志编辑部经常收到文章更改署名的请求。署名文章有很多要加名字，加一个、加两个、加三个，搭车嘛。也有人为了讨好别人，加上别人的名字，国外称之为“名誉作者”，或者叫“幽灵作者”。我们的杂志社也会收到一些这类文章。有一次一篇文章因为有些数据的问题要问作者，被问到署名的四个作者都不清楚，问到最后一个作者，他做出了回答。所以，所有署名的作者都要对文章负责，要按照做出的贡献排序，一般实施者应该是第一作者。“上士忘名，中士立名，下士窃名”。研究者应懂得自律，不该要的不可以去要，不要去争名次。

另外，做人不能说大话。季羡林跟乔冠华是同班同学，而且一起到德国留学，关系很好，经常在一起聊天。据说有一次谈天，乔冠华开玩笑说：“天下文章李、杜、乔”。意思是天下文章除了李白、杜甫就是他自己了。季羡林听到吓了一跳，估计印象比较深刻，便在日记中记载了此话。当然乔冠华是很有才华的，不过再有才华，说话还是不能说得太过。

年轻学者要学会用“三把尺子”对待科技研究。“起点”，你是不是从传承里面找题目，是否有创新、挑战未来？“过程”，要诚信，技术、数据等各方面都要真实。“结果”，不说大话，要走好、走正每一步。这三把尺子里面，“过程”最重要。

另外，不要随意否定阴性结果。化学史上有一个德国化学家李比希(Justus von Liebig)，实际上是他发现了溴——我们知道，溴气这种气体味道特别不同——但是没有引起注意，实验结果被放弃了，不记录了。后来法国青年化学家 Antoine Balard 把它纯化出来了，因此成为溴这个元素的发现者。这个例子提醒我们，不能随意否定阴性结果，研究结果是什么就是什么，不要以“中性”词汇塞责，不可以“犹抱琵琶半遮面”。

裘法祖院士有本书叫《写我自己》，还没写完就辞世了，这本书现已出版了。裘先生有个座右铭是“做人要知足，做事要知不足，做学问要不知足”。这些警句对我们来说是很有教育意义的。刚才我说了要淡泊名利，不该要的不可以要。现在这个问题很突出，在我们科室里面也有这个问题。古人说“人到无求品自高”。该是你的就是你的，这是自然形成的，不是你的就不要刻意去争，要回归人文、追求贡献和价值。《红楼梦》里有一个《好了歌》说得很有意思："世人都晓神仙好，唯有功名忘不了；古今将相在何方？荒冢一堆草没了。"人最终都是要死的，都要变成灰。这不是悲观论调，就是说不要太过分追求了，要实事求是。从另一个角度来说，也是提醒年轻人要惜阴，就是要珍惜时间。胡适有一段话我觉得挺有道理，他说："不作无益事，一日当三日。人活五十年，我活百五十"。别人活了五十年，我活了一百五十年。什么算得上是有益事？陆游说："纸上得来终觉浅，绝知此事要躬行"，就是说要多看书，"功夫在诗外"，年轻人看书要看杂一点，不能只看专业这一点，要看交叉学科的书，其他科学、文学的书也要看。

1994 年我到台湾时，台湾孔子学会会长陈立夫先生赠送我一套书，题写了一句话："士不可以不弘毅，任重而道远"，我很喜欢。年轻人一定要有毅力、有思想、多交流，不可以唯我独尊。大家可以时常问问自己："世界少了我，其实无所谓；但我少了我，还剩下什么？"还是要自然一点。现在中医药事业是东进西去，大家都在做，交流很多，要坚持。

还有很重要的一点要提醒大家：要投资健康，身体还是很重要的，即便是口腔溃疡也很难受，疼了还吃不了东西。19 世纪 Edward Stanley 就曾提醒人们："认为自己没时间进行体育锻炼的人，迟早都会不得不花时间来治病养病（Those who think they have not time for exercise will sooner or later have to find time for illness）"。记住，身体健康很重要，体力和脑力过劳都会影响健康。

我个人的励志座右铭是："终身学习"。平时总是觉得时间很紧张，不够学习的。我出差回来，老伴有时候抱怨我说："给你开了门，你看都不看我一眼就往书房走，直接就坐到电脑前了。"所以我觉得，人要做一个有情义、励志的人，很需要多看书，看专业书，也看杂书。因为"读史使人明智，读诗使人灵秀，数学使人周密，科学使人深刻，伦理学使人庄重，逻辑修辞学使人善辩"，"凡有所学皆成性格"。这就需要终身学习，勤能补拙，付出总有回报。

20 世纪 90 年代初，我到台湾与证严法师共进早餐，她说"以出世的精神，做入世的事情"。她后来的书中说出其道理，认为"世间的经济，总是好坏起伏，唯有重视生命中的经济，时间，空间，人与人之间，人人齐心协力方能发挥大爱，积极造福"。这就是讲的人间大爱，台湾慈济医院，慈济医学院都是她创办起来的，对社会贡献很大。年轻人不可以不学习和思考这一点。我自己做得也不够好。所谓"瓜无滚圆，金无足赤"。我想在座的各位，包括我自己，我们大家每个人都不可能没有缺点或不足，"No body is perfect"，但是贵在学习、改进。

习近平主席访问巴西时，演讲时引用了唐朝王湾的名句“潮平两岸阔，风正一帆悬”，意思是说人们彼此之间要诚信团结和谐。我们做科学研究的，团队内部团结很重要，团队间不同专业人员的团结很重要，合作很重要，共同发展很重要。我在这里愿以此诗句与大家共勉。

五、传承岳美中教授崇高的人文精神遗产

2016 年 6 月 18 日

岳美中教授是我国中医药学界的一代宗师，我有幸从学和从业岳老 20 余年，感到他对中华民族传统文化的情商、智商均至为高洁，实令人有明月不染之感。他嗜书如命，终生浸润于我国传统文史典籍之中，不仅精读经史子集，警句佳作背诵如流，一部《二十四史》亦时常反复研读，求知欲极强；对于声韵、训诂、诗词之类，情趣尤浓；其诗作《锄云诗集》载诗数百首（图 5-5-1）。

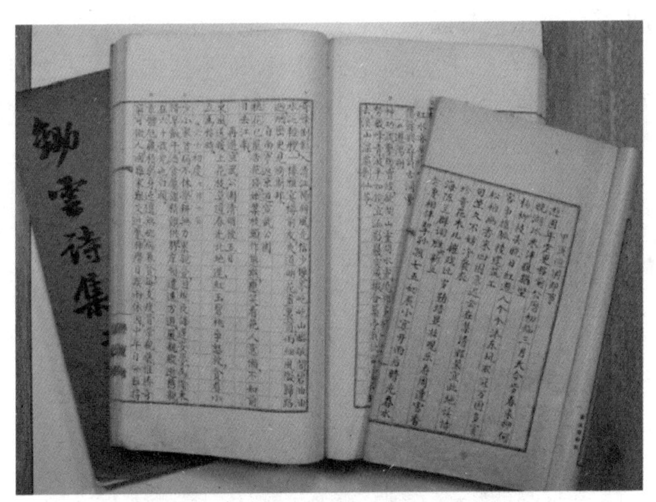

图 5-5-1　锄云诗集

不仅涉及时政兴废、世事沧桑、奇山异水、梅菊芭蕉、医事经历，乃至亲友师生离合之情，常感而发之，亲自工整笔录，今日审读，犹若岳老本人私事之记事本云。他在诊疗之余，亦常乐于与我等师生对谈所感，例如司马迁的逆境奋发，苏东坡之达观豪放，孟轲之“吾善养浩然之气”，张衡之热爱真理，傅山之工诗画，孔学之“仁者爱人”等等，盖实际上无不属于从善抑或从恶之教。

岳老常常幽默与学问熔于一炉，师生对坐，其乐融融焉，以至于我等师生“文革”期间曾被张贴大字报列为一项“不务正业”之罪状而被“揭发”。岳老认为学习中国传统文化知识是我们后人继承前人历史观、道德观、哲学思想、意识形态，以及怎样做人等的重要内容，我们大家不可以数典忘祖。他认为在传承学习中国文化和中医药学术时，对所提倡的“取其精华，去其糟粕”的理解，也应在学习理解实践的基础上有所作为，不可以自掘坟墓，不可以与先贤古典绝了缘分。他常说：“覆巢之下无完卵”，他更不赞成五四时代有人说的“汉字不灭，中国必完”（鲁迅：《病中答情报访员》）的言论。今天看来，确实对年青一代的中医药从业人员，实有甚大的教育意义；我所接触到的这些学子之中，虽不少毕业于高等中医药院校，但并不直接研修大多古典医籍，实有中医药“文化赤字”或蜻蜓点水之嫌，足资师道者戒。

对于数千年以来中医药学术文明史，岳老属于经方派专家，认为“法从仲景思常沛，医学长沙自有真”，但他并认为经方应用实应重视学习其辨证论治与专病专方专药相结合辨证思维精神或理念，《伤寒论》及《金匮要略》中之此类遗方用药实例随处可见，1961 年我随他与梁漱溟到福建（图 5-5-2），岳老曾为福建中医学界专家做了有关这一方面的专题报告。他也十分欣赏李杲和叶桂的理论和临床经验，主张应结合临床实际，各取其长，而不应偏执一己之见，他告诫我们不可以自傲，所谓“桃子万家宗一脉，纷纷井底各言天”，进而不免贻误病家。

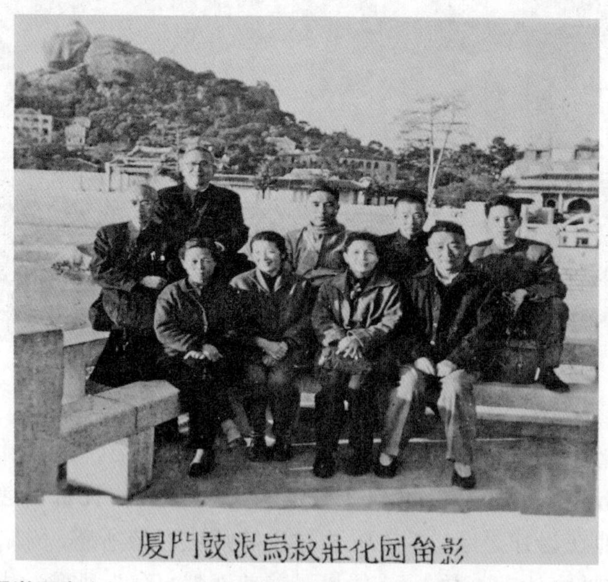

图 5-5-2　梁漱溟先生（后左 1）、时任福建省卫生厅厅长王灼祖（后左 2）、陈锡谋教授（后右 3）、岳美中教授（后右 2）与陈可冀（后右 1）在厦门鼓浪屿菽庄花园（1961 年）

岳老在从事日常医疗业务中，以“治心何日能忘我，操术随时可误人”为座右铭，主张“治急性病要有胆有识，治慢性病要有方有守”。根据国家指派，岳老先后为多个国家元首治病，获得周恩来同志、吴阶平教授等的赞扬，岳老闲章有“北国青囊，南洋丹鼎，东粼鸿爪，西土萍踪”之中医药扬威海外之感怀之刻，是为旁箴。

“文革”后，他前后身为政协第四届全国委员会医卫副组长，第五届全国人民代表大会常务委委，身负重任，鉴于中医人才匮乏，岳老上书中央，倡议并获批创办我国首批高级中医研究班，高级研究生班，为我国改革开放培养了一大批中医精英（图 5-5-3），可谓功德无量。

《左传》称“太上有立德，其次有立功，其次有立言，虽久不废，此之谓不朽”，他应是三者俱全。岳老为人很低调，但他有爱国主义精神，有事业心，有激情，有勇气，有中华儿女的人文情怀，憧憬着中医药的未来。不封闭，不固执，坚韧而和谐。他眼睛不好，多半低着头走路，但内心锐气十足，我和维养每次见到他往颐和园方向走去，背地里就相互地说：此乃“浅水卧龙”也。是的，他是中医药学历史上永远值得我们感念的巨人，伟大的中医药学者。

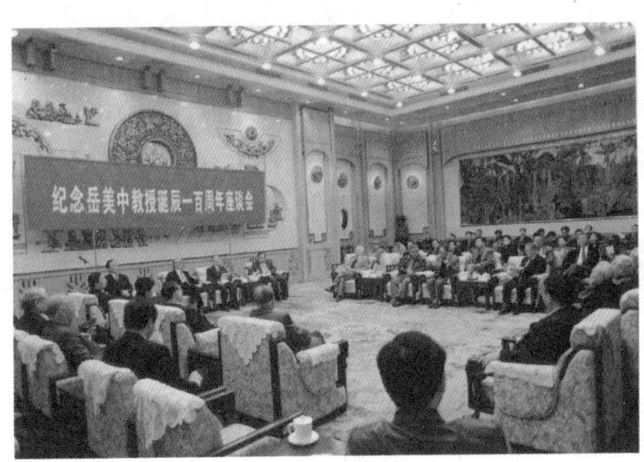

图 5-5-3　2000 年在人民大会堂举行纪念岳美中诞辰 100 周年座谈会

六、中医有国籍　文明无疆界——谈谈当代中西医学人文情怀与科学精神的认同

2017 年 5 月 13 日

中医学是中国的原创发明，但是文明无疆界，必须对当代中西医学的科学、人文能够进行很好的交流来进一步提高。国际上著名杂志如：*The Journal of Clinical Investigation*（*JCI*）, *Cell*, *Nature*, *Science*, *The Lancet* 和 *The New England Journal of Medicine*（*NEJM*）等影响因子（impact factor，IF）较高的杂志，多半是重视基础，*NEJM*、*JCI* 等以临床为主。国际上中医药方面的杂志不是很多，我国的 *Chinese Journal of Integrative Medicine* 是 2007 年被 SCI 收录的。我们说任何科学都是要需要交流的，相互促进，中医药是民族的，但也是世界的，也需要交流，相互提高。

习近平主席访问世界卫生组织并会见陈冯富珍总干事时曾讲过"用开放包容的心态促进传统医学和现代医学更好融合"。时任国务院总理李克强 2018 年在全国两会政府工作报告中指出："支持中医药事业传承创新发展，鼓励中西医结合"。发展中医药是战略，中西医结合是战术，所有中西医学术应该提倡很好地相互补充或结合。2018 年 4 月清华大学也成立了中药研究院，中医药的发展有 3 个方面：一是中医药本身的发展；二是结合现代医学来发展中医药（即中西医结合）；三是用多学科的交叉来发展中医药。前述清华大学中药研究院的专家多是从国外归来的学者，我很荣幸和陈凯先等几位院士被聘为科学顾问，并对他们的建成给予很大期望。

东西方文化的认同包括：社会发展观、科学技术观、社会价值观、民族性、时代性、现代性和世界性。医药学方面，我认为最主要的是社会价值观：就是疾病的疗效问题，需要安全与有效，所以要多所发展。中西医学不同，西医学强调的是局部病变问题（当然也考虑系统性），中医学强调的是整体观；西医学多数强调客观病变变化指标，中医学重视主观症状；西医学重视微观，中医学重视宏观的问题等，两者认识各有长处，要相互结合。中西医学的比较可以归纳为 6 个字：平衡、流通和正气。平衡是强调天人相应、内环境的平衡；流通是强调气血运行、各类循环的流通；正气是指精气神、免疫调节功能等。中医学重视自我调理机制，中医治疗有八法：汗、吐、下、和、温、清、消、补；八法中最主要的是和法：即平衡、和解、调和。

中医的文章在国外发表一般影响因子不是特别高，中西医结合的文章高分亦很难。我 1981 年发表在 *The American Journal of Chinese Medicine* 上的 Certain progress in the treatment of coronary heart disease with traditional medicinal plants in China（现在 IF：3.222），是与中国医科学院阜外医院合作的，介绍了活血化瘀复方冠心 2 号的 RCT 进展。1983 年 Immediate effect of Kuan-xiong aerosol in the treatment of anginal attacks 一文发表在德国的 *Planta Medica*（现在 IF：2.342），观察宽胸气雾剂（由檀香、冰片、细辛、高良姜、荜茇组成，其成分为挥发油）快速缓解心绞痛有较好疗效。宽胸气雾剂颗粒小，不易溶血，曾获全

国科学大会奖，目前仍在社会上被广泛使用。2008 年 Integrative Medicine: The Experience from China 一文发表在 *The Journal of Alternative and Complementary Medicine*（IF: 1.662）上，是我和徐浩教授合作报告的研究活血化瘀药（川芎、赤芍的活性成分）对 PCI 术后的临床疗效，观察减少再次血运重建及延长生存时间。总之，中医药界需要继续努力，加强国际交流。

中西医学的研究主要强调这两种不同体系，要在“和而不同”中发展。孔子曰“君子和而不同，小人同而不和”。中西医学要相互尊重，互相承认，各有优点，各有不足。《中华人民共和国中医药法》指出：“国家鼓励中西医相互学习，相互补充，协同发展，发挥各自优势，促进中西医结合。”中医药的发展要用现代科学的方法，相互补充。好比西医是壮马，中医是老马，中西医结合是小马。

《中国中西医结合杂志》创刊于 1981 年，当时由我提出，得到原中国中医研究院院长季钟朴教授的支持并获中国科协批准，他曾任第一届编委会的主编。现出版《中国中西医结合杂志》和 *Chinese Journal of Integrative Medicine* 两本期刊。*Chinese Journal of Integrative Medicine* 创办于 1995 年，2007 年被 SCI 收录，是中医药界进入 SCI 比较早的期刊。在 30 多年里，我们一直在努力不断发展壮大。2018 年中国中西医结合杂志社荣获第四届中国出版政府奖、先进出版单位奖，是我国新闻出版领域的最高奖，也是医学界唯一被评为出版政府奖的杂志社。国内我所熟悉、喜欢阅读的有《药学学报》《中华心血管病杂志》《中华医学杂志英文版》等，《中华医学杂志（英文版）》办得很好，内容丰富，质量高，但是 IF 不是很高，所以期刊不要片面估计，要全面看待。补充替代医学 SCI 刊物很多，跟中医药有关的如 *Phytomedicine*（IF: 3.526），*Chinese Medicine*（IF: 1.508），*Asian Journal of Pharmaceutical Sciences*，中医杂志英文版（IF: 0.991）等，*The Journal of Alternative and Complementary Medicine*（IF: 1.622）也是一本很主要的医学杂志，国际上有关中医药 SCI 期刊就不一一介绍了，侧重植物药、天然药物的期刊相对较多。

SCI 期刊选择要求严格，每年大约评估 2 000 种期刊，但只有 10% 会收录。期刊的选择模式是求“质量”，而不是“数量”，选出的期刊很具有影响力。最新公布的审稿速度较快的 SCI 医学期刊，审稿速度平均 1 周。由此看来审稿速度很重要，因为很多原创性的内容是非常辛苦做出来，作者希望能尽快发表，所以初审的速度要求要快。科学家的“学术注意力”是有限的。科学家重视期刊的发表，本身应该重视原创性。国际上三大出版商（Elsevier，Taylor & Francis，Springer）的期刊论文占有很大的影响。

Eugene Garfield，Ph.D.1960 创办 ISI，他曾经来过中国，目前已退休，为此

也获得了很高奖项。SCI 检索有自然科学引文索引（SCI）、社会科学引文索引（SSCI）和艺术与人文引文索引（A&HCI）收录期刊。SCI 不仅包括医学，还有农业、气候、动物学等所有科技领域；SSCI 包括人类学、犯罪学、刑法学等；A&HCI 包括艺术、音乐、宗教等。SCI 四种检索形式：纸质版、光盘版、联机版和网络版。三大检索系统：SCI，EI，ISTP。每个期刊都有自己的特色如：*Evidence-Based Complementary and Alternative Medicine*（*EC*AM，侧重临床，大文章）、*JAMA*（综合性，影响因子很高）、*British Medical Journal*（*BMJ*）、*Cell*（创新）、*eCAM*（电子版补充替代医学杂志，门类多，基础与临床，周期还是比较长）、PLoS One（门类多，IF 最高的 >11，编辑部在美国旧金山，收费很高）等。*Chinese Journal of Integrative Medicine* 的 IF 趋势：2008—2016 年最高时为 1.401，期刊的自引率不够高，所以对于期刊文章还要辩证地看 SCI-IF。

对于 SCI 的文章影响要重视，但不要异化 SCI。质量标准第一，发表 SCI 文章是好事，但不要当成指挥棒。目前存在的问题是我国在国外发表的原创文章增多了，国内发表的原创文章减少了。有人说是制度问题，这是不是制度之痛？！这一点我也不知道。国家一直提倡在国内高科技的期刊上发表文章。中医学是中国人的创新，应该有自信心在国内发表。对 SCI 一定要双重认识，不要“唯 SCI 论”“影响因子至上论”。要辩证地看 SCI-IF 与科研水平的关系，如屠呦呦的文章在 CNKI 被收录 41 篇，总被引次数截至 2015 年 10 月 6 日为 840 次；在 Scopus 中收录 17 篇，总被引次数 247 次；在 SCI 中收录 4 篇，总被引次数为 141 次。虽然在 SCI 中收录 4 篇，但是文章质量很好，所以不要片面看 SCI。刘保延教授等在 *JAMA* 上发表了一篇文章：Effect of electroacupuncture on urinary leakage among women with stress urinary incontinence：a randomized clinical trial（IF：44.405），这是中医药在国际发表的第一篇影响因子如此高的文章。

我国中医药原创科研的软肋有：临床研究选题创新不够、设计不足、研究论文的撰写等问题。国外投稿的很多文章被拒，应该反省找原因，如中西医学术体系的不同：认同问题；最大障碍是要求语言润色，有西方的地道味；缺少创新点，缺少优秀的综述等。SCI-IF 应该合理理解、自我调整、认识。循证医学很重要，强调九级证据，从循证医学进一步提高到价值医学，特别是临床医生，要临床安全、有效、质量可控，联系到中医或中西医结合就是针对疾病、证候、症状或三者兼备，整体调节入手。我们要走出去，不封闭，敢于担当。

我认为最重要的一条是反对抄袭。2017 年 Springer Group 旗下期刊《肿瘤生物学》撤回已刊登的 107 篇中国论文，涉及 524 位作者，127 个研究机构。Springer 出版集团撤稿涉及的期刊很多，大部分被撤稿的通讯作者邮箱有 hotmail、163 和 126 等，期刊已被 SCI 剔除，所以投稿需谨慎！另外还有署名问题，陈维养教授曾经做过专题报告，署名问题包括：特邀作者（guest author）、荣誉作者（honor author）、幽灵作者（ghost author），挂名署名、友情署名、搭车署名、排他署名、捉刀署名、沾点边署名、拿点钱出版署名、提供版面费署名、随意更换增减署名，这些都应该值得注意。署名不当问题国内外都存在：Dolly sheep 诞生与 Ian Wilmut 事件（*Science*，1997 年 2 月）：他在法庭上承认未参加试验，只负责管理工作；还有因学术不端获刑者。

文章的阴性结果不要轻易地否定，因为很多是中性或是有价值的。化学史中曾错过发现溴的故事教训。创新发展应是主旨，临床结论一定要实事求是，不要轻易下结论。有的文章可能被人引用得比较少或很长时间未被引用，但不一定都不对，如爱因斯坦与波多尔斯基和罗森在 1935 年合写的一篇论文，经过几十年和多次提名后才获得诺贝尔奖。石墨烯的能带结构的论文，在沉睡了 56 年后被唤醒，并获得了诺贝尔物理学奖。

中国古代有“举头三尺有神明”之说，王阳明警句“破山中贼易，破心中贼难”，还有楹联“孝悌忠信礼义廉，一二三四五六七”，所谓“少了耻”及“忘了八”，都告诫我们人在做，天在看，不要随便作假。列举几个学校的校训足以为训：清华大学（自强不息，厚德载物），强调厚德；燕京大学（因真理，得自由，以服务），强调服务；哈佛大学（与柏拉图为友，与亚里士多德为友，与真理为友）讲究真理；St.John’s University：Light and Truth（光明与真理），强调真理等，这些校训值得我们学习。清朝翁同龢名联“每临大事有静气，不信今时无古贤”。我们相信会有好的科学家、医学家出现的。医学研究的终极目标是提高临床疗效，即安全、有效。中医药学是源于中华民族的祖先，但是要用现代科学技术来继承创新发展。

七、中医药学文明史的启示——继承　创新　转化　服务

2018 年 8 月 4 日于北京

我国约有古籍十万册，其中中医药古籍约占一万册，反映了我国中医药学有悠久的临床应用历史，积累有丰富的理论知识与临床医疗经验，保证了中华民族的繁衍昌盛。历代医药人员接力传递与发展。虽物换星移，然数千年永不落幕而历久弥新。

中医药学的成就主要体现在三个层面：文化层面、理论知识层面及临床

经验层面。最有特色的是人与自然相应（天人相应）理论、动态平衡调节（阴阳协调）理论，以及脏腑气血相关理论等等。对这些历经数千年积累的理论和经验的归纳，我们理当抱着自信、自爱、敬业与创新发展的情思去进一步加以充实，更好地为保护人民健康服务。

临床价值观是指导我们继承创新及转化服务的重要评估原则，也就是科学方法论学术界一再强调的所谓 Value-based Medicine，要求安全有效、服务人民。临床安全有效原则，是医药界学术水平和应用价值体现最主要的理论及实践的裁判员。我们一方面要很好地传承中医药学的基本知识（common sense），一方面也要努力在实践中不断创新知识（make sense），达到通古晓今，立足中国，放眼世界，兼顾自主与融合，尽量完美与不断完美，力求能够“止于至善”。

临床价值观具有很强的社会观思维，是实实在在的。临床医生应当尽可能采用学术界公认的诊断及疗效评估标准，联系实际合理采用。评估一般应是多元模式的，既要注意终点事件的评估，也要重视主客观替代指标的评估，就中医药临床实践言，还应重视证候、症状，以及生活质量等的评估。要有多层面的视野，中西医合璧，优势互补，不以偏概全。体现中国精神与国际视野。

转化医学实践是继承创新转化为实际应用于临床的重要环节。为此，我们数十年来以服务于心脑血管疾病为宗旨，进行了以下一些中成药或处方制剂等的研究与开发，体现继承、创新、转化、服务一体化的思维原则。

活血化瘀类中成药：我们研发了血府逐瘀浓缩丸、冠心 2 号（精制冠心片、颗粒）、愈心痛胶囊、川芎嗪（注射液、片剂）、棓丙脂注射液、芎芍胶囊（院内制剂）、愈梗通瘀汤（院内制剂）、血管通片等。

芳香温通类中成药：研发了宽胸丸、宽胸气雾剂、细辛气雾剂、心痛丸、去甲乌药碱等。

清代宫廷医方类中成药（包括补益脾肾类、益气养阴类）：寿桃丸、平安丹、长春丹、仙药茶、八珍糕、生脉散（口服液、注射剂）、紫禁城老年皂。

以上中成药或处方或相关制剂，大部分为国家药监部门所批准，时代在进步、在发展，有些也需要进一步改进发展。

几点体会：

1. **张仲景和孔夫子是中国的，但也是世界的**　中国的骄傲要和世界需要结合起来，要与临床服务结合起来。我们是继承者，要有敬畏精神。要发掘出存在经典背后的合理性和精华。一部《论语》13 000 字，但历史上甚至有人比喻为“半部论语治天下”。《伤寒论》（398 条，5 万多字）与《金匮要略》（198 方条，3 万多字），二书字数均不甚多，但却均蕴含了微妙的辨证施治的精髓与规律，列为经典，指导临床实际。所以，继承性的人文情结或气质至关紧要。要看准方向，但不误读。

2. **要有多学科学术合作与互补精神，处理好知的优势与少知或无知间的关系**　正像一些学者强调的：我们应该做正确的事情，并把事情做正确（To do right things and to do things right.）。提倡继承创新服务思维的结合，在于与现代医学及现代科学技术结合中，倡导"有成分论，但不唯成分论"。青蒿素的发现是很有说服力的卓越成就的事例。在全球及我国新时代变化中发展。体现青出于蓝的发展，正如荀况所称"青，取之于蓝，而青于蓝。冰，水为之，而寒于水。"

3. **要有"格物致知"宽严相济的精神，学术上提倡互相通气、虚心与和气相处，多多交流，多多协作**　现代临床研究成效与发展提倡大数据、过硬的证据、多中心协作等，对于获取临床高质量安全有效制剂的结果以使病家受益是何等重要。所以，要以提高与优化服务质量为宗旨，多接触实际、服务临床实际。不打情绪偏激的口水战，最后实现"宽严相济"的发展，减少或避免缺乏理性的、过多燥气的争论，要继承、创新、发展、转化、服务，做出发展中医药事业、中西医结合事业的新业绩，以贡献于全人类。

八、文明因交融而多彩

2018年11月17日于北京

中医药历史悠久，其前世今生证明经典永不过时。运用经典医方辨证论治，是人文与科学技术结合交融的典范，注意到了临床医学应该注意的患者表现的种种不确定性和多种层次的变化现象，决定了医疗决策的整体性，必然表现为多元模式的医疗。

现代循证医学在确认客观的以及微观的具体证据基础上制定指南、共识及建议，在一定人群或指标格局下进行治疗，表现至为精确、有效，风起于微观，这种还原性诊断常常不可否定其重要性。但如果不因人、因时、因地制宜，与宏观结合，不在既定情况下整体施治，也可能形成过度诊断或过度治疗或治疗不当，失之千里、贻误病情，错失时机、治疗失当，甚至造成事故。所以以客观证据为基础的治疗，有时也可能失误。

医学科学技术与人文关怀间的交融互补，全面分析探讨，至为重要，过分、不恰当的信任客观数据的证据为基础的治疗，也可能片面失当。评价药物的作用、效果，以及其危害性，也需结合交融考虑。

有时从人学、从患者的适应性角度考虑，也十分必要。时常注意证候的复杂性考虑也属必要。

台静农说："人生实难，大道多歧"。

要挺起创新脊梁。开口说话是本能，说对话、说合适的话是智慧。体现继承、发展、创新、产业化结合的发展。

以中西医结合的现实主义精神，成就正确的治疗，具有无限的创新力。历史和人民选择结合，让传统医学与时代精神交相辉映而喝彩。

敢问路在何方？世界视野的中国学问、中西医结合医学，把古老推向现代，辨清其背后的虚实，新路充满生机。

经典从不过时，结合交融不应迟到。周恩来同志说："中医好，西医好，中西医结合更好。"

《中庸》有"通古今之变"之论，我们要有敢于担当的精神品格。奋斗精神无国界。

2018 年 10 月 22 日，习近平总书记在横琴粤澳合作中医药科技产业园考察时指出，要深入发掘中医药宝库中的精华，推进产学研一体化，推进中医药产业化，让中医药走向世界。

第六章　康复医学临床实践

一、倡导大康复医学理念——中国传统医学应该有大的贡献

2011 年 11 月 27 日于佛山

康复医学提倡共情（accurate empathy），要求能很好地沟通医患关系，走出谷底，具备同理心态、同情心态和共感心态，能理解患者，并给予合理的指导，同时避免患者把医生妖魔化的倾向。

中西医结合康复措施，借助两种医学优势互补与融合，继承与创新，有机结合，可更好地提高服务水平。尤其是与社区医学服务结合，更能惠及百姓。就北京市而言，其失能老人约达 50 万人，所以，极端需要多种结合的服务。

我国于 1983 年成立中国康复医学会。1984 年在石家庄召开过第一届全国康复医学会议，并成立了中国康复医学研究会，同时也成立了中医、中西医结合专业委员会。1986 年《中国康复医学杂志》创刊。1988 年 10 月由我主编的《中国传统康复医学》一书由人民卫生出版社出版（图 6-1-1）。2009 年 12 月，世界中医药学会联合会康复保健专业委员会成立。此前，首都医科大学北京博爱医院成立，以康复服务为主要使命。

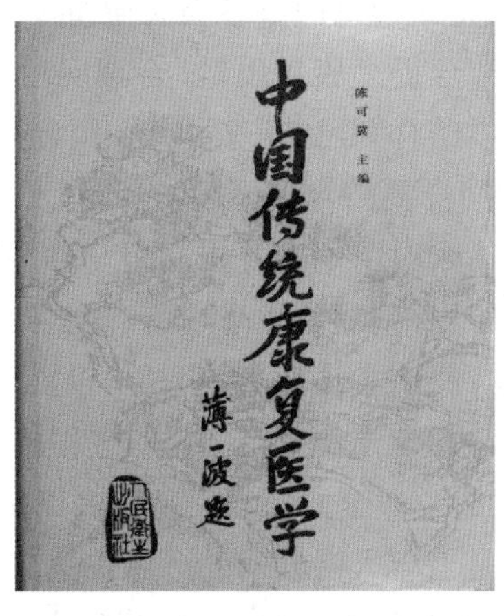

图 6-1-1 《中国传统康复医学》

康复医学（rehabilitation medicine）在台湾称复建医学，在香港称复康医学，意义相同。Rehabilitation 的含义是重获某种能力、资格与适应社会生活的意思。由 Re-，habilite，-ion 三个语节连接而成。在中世纪，是为教徒违反教规被逐出教门而后获得赦免之意。近代，则指囚徒刑满赦免之谓。现代，此词被用为指为残疾人医疗服务的事业，最早起用于美欧。

我国古典著作《尔雅·释诂》（战国作品，西汉时整理完成）谓："康，安也"，"复，返也"。《内经·五常政大论》则指出："久病"而"不康"，"病去而愈"，应"复其不足，与众齐同"。是一种比较广义的概念。

"形神共养"是中国传统康复的理念。《内经·上古天真论》强调"形与神俱"。张景岳《类经》谓"吾所以有大楽者，为吾有形，使我无形，吾有何楽？"

世界卫生组织对康复医学曾有关于康复医学概念的界定。1981 年指出："应用各种有用的措施以减轻残疾的影响，使残疾人重返社会。"1993 年补充为："帮助病员或残疾人在其生理上或解剖缺陷的限度内，或环境许可范围内，根据其愿望和生活计划，促进其在身体上、心理上、社会生活上、职业上、业余消遣上和教育上的潜能，得到最充分发展的过程。"1994 年，Helendar 就 WHO 的以上界定，做出补充："康复应包括所有措施，以减少残疾的影响，使残疾人达到自立，成为社会的整体（回归社会），有较好的生活质量，能实现其抱负"。

所以，康复实际上是就残疾而论恢复（recovery），针对疾病（disease），病损（impairment），失能（disability），以及残障（handicaps）而实现康复目的：病伤而不残，残而不废。

现代康复医学较多地应用生物医学工程的成就，包括各类人工器官、关节，以及其他各类辅助器材的应用等。实际上，康复措施还应该更多地结合全科医学知识和措施，尽可能地合理改善各类病损和残疾的功能，并进而提高生活质量，也应当中西医结合提高康复质量，合理应用针药理疗等综合简便措施。康复医学与社区医学结合则已被广泛接受，因为只有进入社区，才能使更多民众受益。康复医学同样要结合循证医学，以确认各类病损和残疾的最佳康复干预证据，提高其临床应用价值并提高重复性，提高效果。康复医学也应充分结合转化医学的应用，以提高水平、提高康复的科学性和有效力度。所以，应该提倡大康复理念，结合上述各有关医学，以提高康复服务能力和水平。

康复的医疗节点常与急性损伤及慢性病的进程相关，世界各国相关分析，75 岁以上失能者可达三成。心脑血管病后占较大比例。据卫生部门统计，我国当前面对慢性病特别是老年人慢性病的严重挑战。我国脑卒中死亡占全部死亡人口的 22% 以上，新发病 150 万人 / 年，患病人数 600 万 ~700 万人 / 年，死亡约 100 万人/年，3/4 存活者落下残疾，其中以偏瘫、失语、记忆障碍、痴呆及吞咽困难为多见，个人、家庭及社会负担都很重，是康复的重要对象。

人口老龄化带来较多因跌倒而致的残疾，据统计，65 岁以上每年跌倒率约占 30%，其中半数为重复跌倒者，其中导致髋关节骨折者约 1%，其中 25% 半年内死亡，60% 活动受限。康复任务很重。此外，心梗后、介入治疗后、营养不良、抑郁症、认知缺陷，都是老年人最为多见的问题。因此，融入全科医学及融入社区医学服务，体现大康复理念，至为必要。今年世界心脏病年提出的“One World，One Home，One Heart”（世界同心，合家一心），适合中国国情，体现了社会和家庭支持康复的极端重要性。

康复可有三个层次，低水平（尚未能走出家门），中水平（尚有障碍影响回归社会）和高水平（身心恢复，可重返社会）。的确，实际上很小的功能问题即可影响回归社会的。

评估康复的办法最好由患者做出，即 PRO（patient-reported outcomes），且最好 7~10 分钟内可完成，而不仅是来自医生，即 DRO（doctor-reported outcomes）。Barthel 指数评定内容及其记分法我认为比较简便实际。平衡功能评定也是重要方面，可区别卒中、帕金森病和前庭、脊髓、视觉等不同部位病损问题，加以处理。眼下也有学者就中医脏腑康复功能量表做出设计，可以探索。

国外有关康复的循证医学著作已经很多了，得到很好的重视，其中也常见补充和替代医学办法的采用。我国有关的指南或专家共识，对中医药及针刺和物理治疗已开始被列入，但证据级别不够高，需要加强这方面的医疗和研究水平。我们的实践证明，活血化瘀方剂或药物，有助于有关器官介入治疗后再狭窄和预防血栓的作用，也是值得深入研究的。

应该提倡以患者为中心，综合康复、个体化康复、人格化照顾、连续性照顾、中西医结合和作业训练等结合的可及性服务，以社区为基础，并以预防做导向。我曾访问过美国斯坦福大学老年医学中心，他们的数以百计的随机化研究，证明了太极拳锻炼对改善平衡功能、减少跌倒发生率很有益处，NEJM 也有类似的临床观察结果报告，足资借鉴。

二、芳香温通药物在心血管病中的应用

2014 年 4 月 23 日于广州

芳香温通或芳香类药物在全球医疗上都有大量的应用。西方世界在补充与替代医学中，将芳香疗法（aromatherapy）归入其中，为主要部分之一；认为

其在缓解疼痛、减少焦虑、改善睡眠、改善心功能不全、利尿、改善生活质量等方面，都能起到一定的作用。最常用的草药或其成分多来自香樟（camphor，cinnamomum camphora）、丁香（carophyli）、藿香（agastaches rugosa）、薄荷（mentha haplocalyx）、厚朴（cortex magnoliae officinalis）、薰衣草（lavandula officinalis）、沉香（chinese eaglewood）、大蒜（garlic）、玫瑰（rose rugosa）、甘菊花（chrysanthemi）、荷花（nelumbo nucifera）、茉莉（jasminum sambac）、桂花（flos osmanthi）、橄榄（canarium album）、佛手（citri sacrodactylis）等等。其使用方法包括外用、吸入、洗浴等等。欧美及印度等南亚地区，以及日本等地，都广为使用。中国及东北亚和东南亚地区也十分常用。其中包括欧洲和朝、韩等国家，也有一些设计科学的安慰剂对照试验，证明对一些心血管系统有很好的治疗效应。

国际上最被注意的芳香药物精油来自以下药用植物：bergamot essential oil（citrus bergamia），eucalyptus essential oil（eucalyptus globulus），geranium essential oil（pelargonium graveolens），grapefruit essential oil（citris paradise），lavender essential oil（lavandula angustifolia），pachouli essential oil（pogostemon cablin），peppermint essential oil（mentha piperita），rosemary essential oil（rosmarinus officinalis），tea tree essential oil（melaleuca alternifolia），ylang essential oil（cananga odorata），被称为 10 Top Essential Oil，即所谓十种高级香精油。

其实中国应用芳香温通药物防治疾病，历史极为悠远。出土的武威汉简载有以川芎、蜀椒、桂及淳酒疗疾。马王堆汉墓出土见有以吴萸、姜治病者。《黄帝内经》更有“温则消以祛之”的“温通止痛”描述。张仲景著作中也多所描述，载芳香温通方多首。《神农本草经》载药 365 种中药中，芳香药物占 53 种（15.3%）。古典医方如《金匮要略》的九痛丸，《太平圣惠方》的沉香丸，《圣济总录》的射香散，《奇效良方》的神捷丸等，种类繁多。

现代我国学者在发掘及研发方面，取得很好的进展。如冠心苏合丸，苏冰滴丸，麝香保心丸，速效救心丸，麝香通心滴丸、心灵丸等。

20 世纪 70 年代初期，我与郭士魁教授曾就民间流传甚广的《古今医鉴》中的“哭来笑去散”名方，化裁组成宽胸丸治疗心绞痛，效果显著，该方由荜茇、细辛、檀香、高良姜、延胡索、冰片组成，芳香温通、理气定痛。为加速其治疗作用，并研制成宽胸气雾剂，与口含硝酸甘油片做对照，疗效相当，提高了其速效效应，无明显不良反应，其结果在 *Planta Medica*（1983 年）发表；实验研究也表明有改善实验性家兔及大鼠心肌缺血的作用；改善健康人群的脑血流量作用，1978 年获卫生部甲级成果奖，为社会医保乙类药物。2011—2014 年中国中医科学院心血管病研究所与首都医科大学北京安贞医院，复旦大学附属中山医院，中日友好医院，上海中医药大学附属曙光医院、龙华医院，浙江省中西医结合医院，浙江医院，浙江中医药大学附属第一医院、广兴医院，南京中医药大学无锡附属医院，福建中医药大学附属人民医院，广州中医药大学第一附属医院及解放军117医院协同进行780例的多中心随机对照临床再评价研究，结果表明在缓解稳定性冠心病心绞痛和改善心绞痛缺血改变方面与对照药硝酸甘油片基本相同，不良反应发生率明显低于对照组；所用抛射剂安全先进。进一步验证了芳香温通制剂的临床扩大应用价值。

三、动静结合与心脏康复

2016年2月27日于厦门

本人一直致力于中西医结合事业，并关注中医传统康复医学的发展。在心脏康复方面，我认为应将传统中医康复理念的精髓引入现代心脏康复治疗中，强调“动静结合”思想在心脏康复实践中的运用。中医康复注重“动静结合、形神共养”，运动时内练精神、外练形体，与“以动为主”的西方康复观念相比，更适合心血管病患者。这一理念促使我国的心脏康复医学兼具“本土情怀和全球化视野”，对临床实践具有重要指导意义。

正如中医理论中的“阴”和“阳”一样，“动”和“静”也是一个相对的概念。我们生命活动的任何变化都是在动静状态中产生的，如《类经附翼·医易》曰：“天下之万理，出于一动一静”，人体的生命活动形式始终包括在动静活动之中。动，主要指形体之动，肢体活动可以增强体质、促进气机调畅、筋骨舒展；静，主要指心神之静，《医述·医学溯源》曰“欲延生者，心神宜恬静而无躁扰”，说明人必须保持心神清净才能神藏而体健。“动以养形，静以养神”是祖国养生康复医学中的核心理念；只有“动静结合，形神共养”，才能“形与神俱，而尽终其天年”，达到健康长寿的目的。

与“以动为主”西方康复观念不同，中医的传统康复医学强调“动静结合、形神共养”。运动时自然调息调心，摒弃杂念，神形兼顾，内外俱练，动于外而静于内，动主练形而静主养神。这样在锻炼过程中内练精神、外练形体，使内外和谐，体现出“由动入静”“静中有动”“以静制动”“动静结合”的整体思想。这一思想基本贯彻于所有的中医传统康复项目中，如八段锦、太极拳、易筋经、五禽戏等。例如，太极拳中的云手动作就是动静结合的代表：双腿下蹲成马步，双手掌在胸前各自画着各自的圆，这是动；同时，在云手时排除杂念，精力集中，这是静。这就是肢体的动和意念的静相结合。

四、芳香温通方药康复医疗应用

2019年在中国康复医学会议上的发言

芳香类药物及其各类内服和外用方剂在康复及医疗上的应用有十分悠久的历史。中国、日本、印度及西亚等国家和地区应用尤多，剂型各异，品类甚多，尤其用于精神抑郁、心情不畅、消化不良、病后不适、胸闷心痛等等状态，效验显著，甚受一般民众信赖与欢迎。其在医疗及疗后康复，以及保健处理中常被推荐采用。

我国成书于秦汉时期的早期药物学经典著作《神农本草经》载有芳香类药物甚多，如菖蒲、牡桂（肉桂）、麝香、吴茱萸、辛夷、薤白、川芎、白芷等等，约50余种，占全书记载药物的14.5%，甚为可观。

芳香类方药通常药效分别具有芳香温通、芳香化湿、芳香开窍、芳香辟秽以及芳香解表等等。1957年11月从甘肃古凉州陆续出土的号称武威医药汉简计480枚；其中“治百病方”医简中记载应用弓穷（即今之川芎）、桂、蜀椒、附子等。马王堆汉墓出土的女尸经证实生前患有心肌梗死，随葬有不少芳香温通中药，如茅香、辛夷、良姜、花椒、干姜等。经统计，出土的“五十二病方”中，桂、椒、茱萸及酒累计达43次。温通定痛大法也可见于《素问》之“调经论”“痹论”及“举痛论”的载述；以及《金匮要略》之九痛丸与乌头赤石脂丸的记载。宋代《太平惠民和剂局方》（公元1151年）载方788首，芳香药类方达275首占35%，可谓集芳香温通医方之大成，其中包括著名的苏合香丸、安息香丸等，为医疗及病后康复之重要方药参考用书。《本草纲目》载录芳香类药物及医方甚多，其中外来芳草类药物包括白豆蔻、缩砂仁、益智仁、荜茇、郁金、蓬莪术、郁金香、迷迭香等，不下20种。可谓极为丰富多彩，临床使用不少很得心应手。

我们在研究清代原始医药档案中，注意到清代御医也常用芳香方药疗病及应用于日常康复之中。例如御医曾为康熙帝应用龙涎香露（方中包括麝香），为光绪帝应用神效活络丹定痛，为西太后用苏合香丸以醒窍等等。袁世凯还曾在带领部队行军途中分发兵士应用平安丹以预防中暑，等等；很是精彩实用。实际上，大量芳香方药，在辨证论治原则指引下，根据实际证情均可以变通应用。

近几十年来，现代医药科学技术界在转化医药学方面做了很多有效的工作，研究开发了不少芳香类方剂或中成药，在心脑血管病方面，种类近一二百种。其中广为大家熟知的包括苏合香丸、苏冰滴丸、麝香保心丸、速效救心丸、心痛丸、复方丹参滴丸、宽胸丸、宽胸气雾剂、麝香通心滴丸、心灵丸、心宝、活心丸、脑心通等等。均有相应的治疗或康复保健应用的适应证候或适应证。

我们采用芳香温通医方研发了宽胸丸与宽胸气雾剂。由荜茇、细辛、檀香、延胡索、高良姜、细辛、冰片组成，温重于辛、善于内攻而走里。1978 年在 69 例 785 次急性心绞痛发作治疗中观察到与硝酸甘油片等效作用。在 *Planta Medica* 及 *NIMA* 发表其效果。近年经企业进一步创新改进抛射剂的应用，西苑医院、安贞医院、复旦大学附属中山医院、广东省中医院等 13 家医院 780 例多中心临床观察，再度证明可快速缓解心绞痛，无明显不良反应，康复作用也好。近又经广东省中医院及宁波大学附属第一医院证明可改善冠脉微循环灌注，对冠脉慢血流也有很好改善作用，在改善气雾措施后相关症状之外，还注意到可改善 PET 等影像学观察到的改善微循环问题所致的缺血表现。不少单位经多次证实可明显改善多类胸闷胸痛及精神抑郁症状，有很好的康复应用前景。

医药气雾剂繁花似锦，绚丽多彩，从头到脚、从皮肤到内脏、从大脑到心肺肛肠，在康复应用及治疗方面都有广阔的应用前景。

第七章　中医药与循证医学

一、循证医学的反思

2004年7月4日

随着循证医学（evidence-based medicine，EBM）在世界范围内受到越来越多人们的关注，近几年国内也掀起了如何开展、应用循证医学的热潮，现在鲜有不涉及循证医学方面的学术论著。以收录中医药与中西医结合资料最全的中国中医药期刊文献数据库为例，我们于2003年底以“循证医学”为检索词，从网上检索了该数据库的内容，结果1984—1998年检出0条，1999年检出2条，2000年检出27条，2001年检出145条，2002年检出116条，2003年检出43条。同时，我们还以“系统评价”为检索词检索了该库内容，1984—1999年检出0条，2000年检出5条（经翻阅原文，仅2篇为相关文章），其后相关文章也迅速增加，总体趋势与前者相同，因其中混杂有较多无关论文，在此就不列出具体数字。

（一）循证医学对中医、中西医结合的推动作用

首先，我们应该肯定的是，循证医学带给我们的理念是先进的，其方法是科学的，循证医学的引入将给中医及中西医结合医学的发展带来巨大的推动作用。与现代医学相比，中医学有其独特之处，中医学的发展源于临床实践经验的不断积累，中医研究与临床实践、临床研究难以割裂，历代中医医家都极其重视临床证据，重视临床实践中的发现。随着中西医结合的不断深入，越来越多的研究人员将现代医学临床研究方法和循证医学的思想理念引入了中医及中西医结合的临床研究之中，中医及中西医结合临床研究方法学方面的进步也是有目共睹的。我们从对中医、中西医结合核心期刊的有关统计内容中就不难看出上述现象。1981—1988年间，《中国中西医结合杂志》在192期杂志中共发表了6 782篇论文，其中，临床治疗性文章为4 678篇，占所有论文的68.98%，在临床治疗性文章中，随机对照试验文章1 134篇，占24.24%，临床对照试验（controlled clinical trial，CCT）文章637篇，占13.62%。1980—1984年间，RCT文章仅占3.52%，1985—1989年占11.53%，1990—

1994 年占 29.86%，1995—1998 年达到 47.08%。1999—2003 年间，《中国中西医结合杂志》的临床治疗性论文占全部论文的 64.72%~71.43%，基本保持在 67% 左右，CCT 论文占临床治疗性文章的 10.37%~17.67%，近 5 年来基本保持在 12% 左右；RCT 占 57.33%~77.93%，近 5 年来基本保持在 75% 左右。由此也不难看出中医及中西医结合工作者对方法学问题的逐渐重视。

循证医学对中医、中西医结合的积极推动作用已是大家有目共睹的。我们根据近年来我国和国外在开展和运用循证医学方面存在的某些问题，提出一些与之相关的思考，希望在今后的实践中引起大家足够的重视。

（二）重视 RCTs 结果的可靠性

RCT 是评价临床疗效的金标准方法。高质量的 RCT 研究结论本身就可以是最高级别的临床证据，同时，它也是包括系统评价、临床实践指南、临床决策分析、临床证据手册、卫生技术评估和卫生经济学研究等在内的二次研究证据的重要素材。上述证据共同成为临床实践、卫生决策、资源配置和医学教育的重要基础。因此，RCTs 研究结论的真实性、可靠性和科学性就显得尤为重要，它将影响到循证医学的各个环节。

目前大多数的临床研究均为制药厂家资助的，即使是一些重大的国家研究项目也可以看到厂家的身影，药厂的介入能否保证结果的公正，特别是循证医学的基础 RCTs 结果的可靠性，一直是人们关注的焦点，也是人们最担心之处。一旦金钱操纵了结果、操纵了政策、操纵了教育，那后果是非常可怕的。在 2003 年 5 月最后一期的《英国医学杂志》中同时就刊登 2 篇有关厂家赞助与研究结果和可靠性方面的文章，其研究发现是非常惊人的。以往的研究已经发现，厂家资助研究常常会得出有利于资助厂家的结论。为了找寻其原因，Lexchin 等比较分析了不同资助来源的研究，结果发现，与其他来源的资助相比，厂家资助的研究更容易得出有利于厂家的研究结果（OR 值为 4.05；95% 可信区间为 2.98~5.51），该问题不能用研究方法学质量来解释，可能是因为对照选择不当和发表偏倚造成的。我们知道，重复发表、选择性发表和选择性报告可以导致系统评价和荟萃分析的偏倚。Melander 等为了探究重复发表、选择性发表和选择性报告对厂家资助研究发表偏倚的影响，他们以 5 种选择性 5- 羟色胺再吸收抑制剂生产厂家报往瑞典药管部门，申请上市的材料和实际发表的文章相对比，结果发现，不同产品间存在不同程度的重复发表、选择性发表和选择性报告，其中，选择性报告是引起偏倚的主要原因，而资助者似乎并无意改变上述状况。同时，他们还认为，任何根据公众可获得资料对 5- 羟色胺再吸收抑制剂的推荐都是基于偏倚的证据。当然，相关的文章仍有许多，结论也颇为相似。限于篇幅我们就不一一列举。可喜的是，我国在国家基本用药目录品种调整的过程中也开始尝试着运用循证医学的方法对有关药物进行遴选。体现了政府在决策过程中更加注重证据、重视科学依据，采用较为先进的科学决策方法，并为政府最终向科学决策转化提供了实践积累。但是，需要注意的是，在决策中一旦采用或较多地采用上述“偏倚的医学证据”，它将由于决策依据的不可靠，误导政府决策，导致决策失误，后果更是不堪设想。

（三）重视中医临床研究的方法学问题

近年来，我们已经可以看到越来越多有关中医药和其他传统医学临床疗效方面的系统评价文章，不同的研究者在结论上的差异是惊人的。从事中医药工作的研究者的结论常是比较积极的，而西医专家或专门从事临床流行病学研究者常因为中医药临床研究方法学方面的问题，而持否定或不肯定的态度。我们单单从下面几篇文章中的结论就可以窥见一斑。

郭新峰等认为，清开灵治疗急性中风有较确切的疗效，并有降低患者病死率的趋势。尽管其在讨论中还提出，应进行严格的、多中心的随机双盲实验，以提供更具说服力的证据。临床设计中存在诸多问题，如随机和盲法的严格正确实施，疗效指标的选择，随访及不良反应观察等；发表偏倚应引起重视；临床的报告应规范化等。除上述问题外，我们认为，清开灵注射液的不良反应也应引起人们的足够重视。希望能够通过我国不断完善的药物不良反应报告制度和监测体系及今后的大样本、多中心的随机对照试验中对其安全性方面有一个较为客观的评价。郭建文等认为，活血化瘀疗法治疗急性脑出血可能有效，有降低脑出血患者病死率、严重致残率的趋势。大黄、水蛭和三七是治疗急性脑出血的主要药物。同时，他们在文中也提出，应按照国际中风研究的标准设计临床方案，进行严格的、多中心、大样本的随机双盲对照试验，以提供更具说服力的证据。李玉红等采用中医药辨证治疗脂肪肝疗效确切，值得进一步推广。但是在其文中也提到了该研究尚有一定的局限性和偏倚性，资料的收集不够完全，如未发表文献中许多是阴性结果，存在发表偏倚。

与上述文章不同的是，刘建平等认为，由于存在发表偏倚及普遍低质量的随机对照试验，中草药治疗慢性乙型肝炎目前尚无充分的证据。潜在的疗效亟待设计严格的随机双盲安慰剂对照试验予以证实。刘建平等在“中草药治疗乙型肝炎病毒无症状携带者的系统评价”中认为，由于小样本及低质量的随机对照试验，中草药治疗乙型肝炎病毒携带者的证据不够充分，需要进一步地进行随机双盲安慰剂对照试验。刘建平等在“草药叶下珠治疗慢性乙型肝炎病毒感染的系统评价”中认为，根据该系统评价，某些叶下珠属可能具有抗乙型肝炎病毒和改善肝功能的作用。然而，由于试验的方法学质量普遍较低以及该草药使用的变异性大，目前尚无足够的证据支持它的治疗应用，需要进一步的大样本试验。从上述发表的文章中不难看出不同学者对类似的临床研究材料所下结论的差异性。我们可以说，重视研究方法学方面的问题已经是中医药临床研究中不可回避的问题了。

目前，公开发表的论文多为阳性结果，究其原因是多方面的，有出版部门的原因，有研究者的原因，也有管理部门的原因，更有“作”者的原因。发表偏倚也会使系统评价的结果发生偏倚，产生误导作用。因此，客观反映临床研究结果也是循证医学的重要环节之一。

（四）重视证据的多源性、多层次性

目前，循证医学中的证据主要来源于临床实践，但也不应该忽略其他领域的科学发现，否则青霉素将无缘于世。因此，我们认为，源于临床的证据固然重要，但决不应该忽略其他来源的证据，如生理学、病理生理学、药理学及其他基础研究的成果，甚至还应当包括生物学、化学、经济学等其他领域的研究成果。

受历史条件及当时科学技术发展水平的限制，中医药学理论及其诊疗方法存在着一定的局限性，尽管中医药学为中华民族的繁衍昌盛发挥了不可替代的作用，在数千年的时间里为我国人民提供了可靠的健康保障，并在科学技术如此发达的今天，为众多发达国家的民众提供了越来越多的医疗和卫生保健作用。但是，从循证医学的观点来看，迄今为止，中医药学证据的级别还是相对较低的，多属于专家经验之类的，无法得到专业人士，尤其是西医从业人员的高度认同，妨碍了中医药学在更广泛的范围内推广应用。《中华人民共和国中医药条例》中进一步明确了对中医药学应该遵循继承、发展的原则，并为该原则提供了法律保障。在临床实践中决不能因为其证据级别较低，而对其置之不理。要注意重视证据的多层次性，高级别的证据常源于其他较低级别的证据。

（五）促进循证医学研究的一些设想和建议

目前，虽然我们对开展循证医学重要性已有了一定的认识，但尚缺乏足够的实践，缺乏高质量的 RCTs。改变上述状况一方面要靠有关从业人员以可靠的临床疗效吸引更广大的受众，扩大中医药乃至补充、替代医学在全球范围内所占的市场份额，进而得到政府和研究机构的重视；另一方面，要靠有条件进行该方面研究的国家，如中医药得以广泛应用的我国和周边国家，在相关政府和研究机构的支持下，拿出可以在其他地区验证和重复的 RCTs 结果。

为了进一步提高循证医学的研究水平，就我国而言，应当更广泛地开展临床科研人员临床流行病学的培训工作；尽快在我国实行临床研究的报备制度，并在前者的基础上，加强临床研究过程的监管、核查工作，在不影响核心机密和知识产权的情况下，尽可能地增加研究资料的透明度；科研部门也应该加大临床研究的有效投入；设立相对独立的临床研究基金，尤其是中医药方面的研究基金；成立独立于生产厂家的研究中心等以避免文中所提现象的再次重现。

循证医学在医学研究中具有一定的普适性，我们认为应当将其应用于中医及中西医结合的临床研究中。但是，中医诊疗有其自身的规律，在其临床研究及运用循证医学指导临床研究的过程中，应当给予中医诊疗规律以足够的尊重。应用循证医学于中医及中西医结合临床研究时，应尽可能小地影响中医诊疗行为，避免产生新的"偏倚"。我们从循证医学定义的变化中就可以看出，循证医学也是在不断发展中完善的，我们相信随着临床研究及评价方法的不断改进，监管手段的不断完善，上述问题一定会在不远的将来得到圆满解决。

希望开展循证医学不仅仅是一句时髦的话。

二、关于循证处方用药

2006年7月23日于北京

循证医学的兴起，增进了临床医生对证据的实用性和科学性的理解与重视。国外医学界对很多疾病如高血压及脂质代谢失常诊断标准的修订，以及临床用药指南的再认识，基于循证医学的 ALLHAT 及 LIFE 试验，以及 CARE、LIPID 等试验的证据起到了很大的作用，提高了对疾病的认知水平和临床疗效，减少了处方用药的盲目性。一些卫生决策也参考这些证据来制定。

循证处方用药的热情来自于临床医生希望提高疗效和安全保障，但是证据的科学性和可靠性常常是相对的，往往需要不断补充和完善，原来报告非常好的临床效果，其论文被引频率甚高，但也不少被以多中心 RCT 研究的临床试验所否定，*JAMA*，*NEJM* 及 *Lancet* 等高层次的临床杂志陆续指出存在的这些灰色地带（grey zones）。如 PEPI、CHAOS、Health Professionals、ABC、HERS、BERET 及 WHI 等临床试验证据相继被否定。所以，提高证据的可信度是个大问题，其中有方法学问题，有科学精神问题。

中药注射剂在我国采购金额很高，据2005年1—10月21个省市1 412家医院调查所得，金额最高的20个品种中，注射剂占16种，前5名均为注射剂。

注射剂不良反应占所有中成药不良反应的3/4，这些可怕的数据在临床报告证据中均大部分未涉及。国家药品不良反应监测中心近期再次通报了2005年1—6月葛根素的不良反应243例中6例死亡，急性溶血致死的4例。过去则报告“没有明显的副作用”。“对AMI患者的总有效率为91.67%”。“对心绞痛疗效显著，总有效率91.94%”，“对缺血性心电图改善的总有效率为91.67%”，似乎超过国内外任何抗心肌缺血药物的疗效。鱼腥草等七种注射剂停产；其他注射剂有的质量标准控制问题尤为严重。

中成药的循证处方用药更应受到关注。其中有辨证应用问题，长期服用问题，毒副作用问题，急症应用问题，应用时间问题，等等，有不少缺乏严格的临床观察和再评价。

总之，循证处方用药的经验教训很多，注意有效安全循证用药的热情是好的，临床医生应当注意积累临床经验及临床药理学知识的循证处方用药，对于中药的临床应用，还以中医理论和知识为指导。

三、中医/中西医结合临床指南制定的现状与问题

2008年10月31日

临床指南是“系统发展起来的说明，以帮助在特定临床情况下，对合理的卫生保健做出决策”。循证医学的发展给指南的制定带来了根本性的转变，以证据为基础建立的循证指南已在全世界迅速兴起。目前我国已全面启动中医药规范化工作，各类中医或中西医临床指南也在逐渐增多。因此，有必要对我国中医、中西医结合指南制定的现状和问题作一分析。

（一）中医和中西医结合临床指南制定的现状

通过电子检索2003年1月—2008年9月发表在中国期刊全文数据库（CNKI）和万方数据库中的所有中医和中西医结合临床实践指南（包括共识、建议），并手动收集相关文献作为补充，结果共检索到10篇，涉及7个指南。其中中医指南5个，包括2003年《中医杂志》和《中国医药学报》同时发表的《传染性非典型肺炎（SARS）中医诊疗指南》及2008年《中医儿科杂志》相继发表的《小儿肺炎喘嗽中医诊疗指南》《小儿哮喘中医诊疗指南》《小儿泄泻中医诊疗指南》和《流行性腮腺炎中医诊疗指南》；中西医结合指南2个，包括2006年《中国中西医结合杂志》《中西医结合学报》和《中西医结合肝病杂志》同时发表的《肝纤维化中西医结合诊疗指南》及2007年《中国中西医结合杂志发表的《慢性前列腺炎中西医结合诊疗指南》（试行版）。查阅中华中医药学

会、中国中西医结合学会、中华医学会、中国医师协会、国家中医药管理局等相关学会、机构的网站，补充检索到已发布的指南 4 部，包括《2006 年亚健康中医临床指南》《2007 年糖尿病中医防治指南》《2008 年中医内科常见病诊疗指南》和《2008 年血脂康临床应用的中国专家共识》。其中前三者均为国家中医药管理局立项、中华中医药学会制定并发布、中国中医药出版社出版发行，后者则为中国医师协会《心血管疾病防治中国专家共识》系列中唯一针对中药临床应用的共识。

目前中华中医药学会正在进行中医肿瘤、中医妇科、中医感染病、中医肛肠科、中医周围血管病、中医皮肤科等各科常见病诊疗指南的编撰工作，部分已完成等待发布。世界卫生组织（WHO）西太区组织编写的传统医学临床实践指南也正在进行，共涉及 27 种疾病，部分疾病已完成，并得到 WHO 的认可。

随着对指南质量关注程度的提高，一些指南评价的工具也应运而生。AGREE（the appraisal of guidelines research and evaluation collaboration）和 COGS（conference in guideline standardization）就是两个基本得到公认的评价指南方法学质量的工具。AGREE 评估系统由来自 13 个国家的研究者共同制定，共包括 6 个领域总共 23 个条目：范围和目的、使用事宜、制定的严谨性、清晰性与可读性、应用性、编辑独立。2002 年美国 COGS 会议确定了 18 条评价指南的标准：概述、重点、目标、使用者 / 背景、目标人群、制定者、资金来源 / 赞助人、收集证据方法、建议分级标准、综合证据的方法、发布前评审更新计划、定义、建议和基本原理、潜在利害、患者偏好、运算法则、指南执行中需要考虑的事项。

我们借鉴上述两大指南质量评估工具初步评价所收集到的已公开发布的 11 个中医和中西医结合临床指南的质量。结果 11 篇指南中，均未描述证据收集方法，仅有 1 篇粗略描述综合证据的方法，1 篇说明建议分集标准，2 篇描述指南使用的目标人群；4 篇未列详细的参考文献，均未描述指南使用者，未描述卫生经济学情况、患者情况、指南更新、利益冲突、发布前测试等。关于作者情况，均无详细介绍。

（二）存在的问题

1. 指南编写人员专业背景单一　目前的中医或中西医结合指南大多由临床专家根据自身经验和对相关证据的汇总分析后分工编写而成，缺乏多学科的专家的参与，未充分考虑卫生经济学状况、患者意见等，使得制定的指南具有一定的局限性。

2. **缺乏高级别的证据，且未根据证据的可信度注明推荐意见** 制订中医、中西医结合临床治疗指南最大的问题是缺乏自己的循证医学研究基础。在许多疾病的治疗上，传统医学目前仍然缺乏高级别的临床证据。中医、中西医结合临床治疗指南引用的证据多以专家意见、无对照的病例报告、病例系列、设有对照但管理和控制不好的临床试验和单个的小样本随机对照试验等低质量的证据为主，高质量的研究证据如系统评价和多中心、大样本、随机对照试验的文献较少。且大多数指南没有说明如何收集证据，证据如何评价，也未根据证据级别注明推荐意见。

另外，还存在指南制作不够规范，循证指南少，真正对提高临床疗效具有指导作用的相对较少、指南修订不及时等问题。

3. **对策**

（1）建立多学科组成的指南制定小组：应包括指南发起小组，挑选和评估证据的研究组和参与形成最终推荐建议的研究组等，由中医或中西医结合临床、临床研究、基础研究、临床流行病学和循证医学、统计学、卫生经济学、卫生法律和医学决策等多学科专家参与，同时纳入管理、撰写、编辑、证据合成、指南制订等相关人员的支持和指导。

（2）结合中医学自身特点，严格遵循循证指南制订的原则和流程：循证指南强调在回顾和评价现有临床证据的基础上制定指南，在没有证据的情况下通过严格共识达成一致性推荐意见。苏格兰指南制定组织（Scottish Intercollegiate Guideline Network，SIGN）将指南制定过程具体归纳为9步。①指南题目的遴选；②陈述临床问题；③收集证据；④评价证据；⑤将证据整合成指南建议；⑥对指南建议进行分级；⑦考虑患者的意愿；⑧讨论成本效果；⑨更新计划。中医或中西医结合临床指南也应根据自身的特点，规范指南的制定过程和操作程序。

（3）注重证据的收集、评价、整合、实时更新：从收集证据到将其综合成指南建议是制定指南的核心部分，需要应用系统的方法检索证据，设定合理的入选和排除证据的标准，使用正确的方法对证据的级别进行评分，再根据证据的级别和强度提出推荐意见。当缺乏高质量证据，由较低质量证据（包括专家意见）推荐出来的指南应说明推荐理由，详细注明专家意见以及形成共识的过程，并提供源于同一资料的不同结论的讨论。推荐建议和支持证据之间应当有清楚的联系，提供建议的等级和推荐理由，同时要根据新的证据更新。

（4）建立符合中医文献自身特点的证据评价和建议分级方法：中医学经过数千年的发展，积累了丰富的临床经验，浩如烟海的古籍中也记载了大量的有效治法和方药，但这些文献由于缺乏高质量随机对照试验的评价，其证据等级很低，只能列于专家经验。但是，随机对照试验等临床研究方法大都是以单因素疾病为中心、以同质性人群为基础的生物医学模式下建立起来的方法，其所强调的基线均衡、控制混杂因素等，可能正是医生个体化辨证施治的关键。因此，设计实施良好的随机对照试验并不一定真实反映中医个体化辨证论治的疗效，大量来自低质量研究证据的经典方药不一定对应较低的推荐强度，需要建立符合中医学自身特点的证据评价和建议分级方法。

目前上市的中成药均为国家药品监督管理局批准，有明确的适应证，大多有公开发表的达到统计学要求的临床研究资料，其证据级别相对较高。临床指南所推荐的中成药也应根据最新的研究数据及时更新，以便临床医生决策时参考。

（5）注重中医指南的适用性与指导性，加强对指南质量的评估：疾病千变万化，且中医学治疗疾病强调辨证论治，因人、因地、因时制宜，不同地域在同一疾病的辨证诊断、用药特点和习惯等方面均有所不同。因此，希望通过一个标准来统一全国是不现实的。在由全国各专业委员会组织制定全国指南的基础上，为推广临床指南的应用，各地还应结合当地的经济条件、价值观、医疗资源和医疗水平，方药的选择充分考虑地区差异及用药习惯，制定合适的指导意见，逐步提高中医、中西医结合临床指南的操作性和实用性。同时，还应加强对指南质量的评估。可结合中医或中西医结合临床指南的特点，借鉴目前基本得到公认的评价指南方法学质量的工具 AGREE 和 COGS 对已制定的中医指南进行评估。

WHO 传统医学临床实践指南和中华中医药学会各科常见病诊疗指南，已较前更加强调指南制定方法学的规范，相信会有科学性、实用性更强的符合中医学自身特点的循证中医指南出现。

四、循证医学与中成药临床疗效评价

2010 年 9 月 4 日于福州

传统医药临床疗效评价的重要性在于：①科学传承中医药优秀的临床实践经验，以代代相传，更好地为患者服务；②探索和建立符合中医药特点的评价参照系，以更加贴切地反映中医药学术特色；③对虚假和不实事求是的评价以及评价不当者予以纠正。

评价医药疗效应强调四性（4R）：①合理性（rationality），其理论思维，病证结合的评估标准，以及统计学要求合理；②重复性（replication），其疗效结论主客观误差小，经得起他人重复；③随机性（randomization），设计 / 观察 / 验证及后续都能体现；④代表性（representativeness），基本可以反映当代实际医疗水平。

评价疗效的标准要求：①合理的国际及国内统一标准应采用，随着学术进步，标准可能会有调整，也应合理采纳，例如近年对老年人收缩期高血压的认识以及对动脉粥样硬化患者血浆 LDL-c 治疗达标值的新理解等，都是大样本 RCT 临床试验结果，应及时采纳；②中医药学术领域的统一标准应采用，例如关于血瘀证及虚证等已有国内统一标准，应尽量采用，学术上如有进一步的建议，可讨论达成共识并修订；③中医证候标准采用定量 / 半定量方法评价，还应注重动态演变；症状出现频率也是一个值得关注的因素；④应兼顾健康生活质量及疾病生活质量标准的应用，人文精神与科学精神相结合；⑤应考虑相关影响因素（如药材的鉴别，针刺手法及盲法评价设计等）问题。

关于中医药个体化治疗效果的评估：①辨证论治是中医医疗特点，达到可重复性的评价难度很大，其循证医学评估方法应当探讨；②分证型评估目前已有较成熟经验，多年来大家在新药评审中已累积不少经验，可以参考；③动态随访评估问题，这实际上是较长期的疗效评估，以往开展不多；④单病例随机对照试验（RCT in individual patient，即 single case study），很适于中医药临床观察，通过几轮对照观察，很便于调整最佳剂量，失访者少；但易得假阳性结论，可受自然波动影响，不易重复。

不良反应的评估不可忽视：《神农本草经》就已很重视，它涉及合理用药问题，剂量反应问题，个体化用药问题，以及配伍用药和中西药相互作用（drugs' interaction）等等问题；现在大家对中药有可能出现不良反应已不惊讶，但更重要的是应由国家组织进行中药毒理学系统研究和学科的建设，有利于合理评价疗效及安全性评估。

在疾病及证候诊断和疗效评价关系方面，要不断完善诊断主客观"证据"的层次：其中有证据的真实性、准确性和可信度问题，应减少可能的偏倚；要主客观指标并重。

新近国外一些重要医学期刊如 *Archives of Internal Medicine*，*BMJ*，*Cardiology*，*JAMA*，*Am J Med*，*J Clin Onc* 及 *The Lancet* 等杂志分别发表有中医药临床疗效评价文章，争论很多，很有启迪意义。

上市后药物临床疗效评估应引起关注：其中包括扩大验证评估，特殊对象安全性评估，个例监督研究及药物群体流行病学评估等，这在中医药领域并未得到重视和开展。

近年我国与中医药有关的一项较大规模的循证医学实践是血脂康(红曲相关制剂)对冠心病二级预防临床临床试验研究，较国际很有影响的CARE临床试验更有一定特点，但也存在一些尚待深入探究的方法学问题。中医药临床观察研究报告确有精彩的，但一般通病较多，主要是方法学上的科学性问题，《中国循证医学》杂志通过一些案例荟萃分析曾有过一些评论，可概见一斑；中医药及中西医结合临床应求进步，为丰富世界医学，促进人类健康作贡献！

五、关于中医药循证临床实践指南的制定和质量评价

2016年6月16日

采用循证方法制定指南已经成为国际上临床实践指南制定的主流趋势与共识。指南的潜在获益取决于指南本身质量的高低。在指南开发过程中，恰当的方法学和严格的制定策略对于推荐和建议的成功实施是非常重要的。指南的质量可能参差不齐，有时甚至达不到通用标准。为提高指南制定的质量，指南研究与评价工具也应运而生。

(一)指南研究与评价工具

2003年AGREE制定发布，其中指南的质量定义为“对指南制定的潜在偏倚得以充分考虑，以及对指南推荐意见具有内部真实性、外部真实性和实施可行性的信心”。2005年国内学者对AGREE工具进行了翻译，将其正式引入中国。为进一步提高AGREE的科学性及可行性，由AGREE协作网的部分成员组建的AGREE Next Steps协会对AGREE工具开展了修订工作，并于2009年发布了AGREEⅡ。2012年，国内学者谢利民等对AGREEⅡ的条目进行了翻译。

AGREEⅡ由1个用户手册、6个领域(23个条目)和2个总体评估条目组成。每个领域针对指南质量评价的一个特定问题。其适用对象包括：卫生保健提供者、指南制定者、卫生决策者和相关教育工作者。AGREEⅡ中推荐评价指南的人数至少为2人，最好为4人。AGREEⅡ每个条目的评分为1~7分，1分表示指南完全不符合该条目，7分代表指南完全符合该条目，2~6分代表指南不完全符合该条目，得分越高说明该条目符合程度越高。

AGREE自发布以来，已得到多个卫生保健机构的认可，成为国际通用的评价工具。但也存在以下问题：①没有衡量不同领域和条目所占的权重；②更像是临床指南制定的框架；③只评估了不同科目的报告与否而没有评估建议内容的有效性。因此，应该研发一种比AGREE更好的评价工具或对

AGREE 进行进一步完善。

（二）循证临床实践指南制定的一般流程

国际著名的指南开发平台如英国国家卫生与临床优化研究所（National Institute for Health and Clinical Excellence，NICE）和苏格兰学院间指南网络（Scottish Intercollegiate Guidelines Network，SIGN）分别发布了指南制订手册（the Guideline Manual）和指南制订者手册（SIGN50：a Guideline Developer's Handbook）。循证临床实践指南的制定具有严格程序，主要包括：①确定指南的主题和目的；②成立指南制定小组；③严格制定指南（系统检索文献、评价证据、根据证据的级别和强度提出建议）；④撰写指南；⑤临床指南的修改、评审及更新。世界卫生组织（WHO）也发布了指南制定手册（WHO Handbook for Guideline Development），对指南制定流程包括指南设计、指南小组的设立、利益声明和管理、问题提出和结局选择、证据检索和合成、证据评价、推荐建议的形成、指南开发和发表、实施和评价等均进行了详细说明。

指南制定者可参考或采用推荐等级的评估、制定与评价（Grades of Recommendation，Assessment，Development，and Evaluation，GRADE）工作组制定的 GRADE 标准，制定统一的证据质量级别与推荐强度的划分评级标准。SIGN 指出，为确保指南的质量，指南在发表前还要反复听取使用者和患者的意见，以及公认的有权威性的机构（学会）和专家的意见并得到认可，在此基础上完成对指南的修改和定稿工作。

（三）中医药循证临床实践指南制定和评价的现状

1. 中医药循证临床实践指南制定的概况　近年来，中医药循证临床实践指南的制定逐渐引起行业内的重视。2007 年，中国中医科学院与 WHO 西太区达成合作意向，开发一套中医药循证临床实践指南，涉及 28 种有中医诊疗特色和优势的疾病。2011 年，由中国中医科学院和 WHO 西太区合作开发的第一批中医药循证临床实践指南先后出版，分别为《中医循证临床实践指南·中医内科》《中医循证临床实践指南·专病专科》和《中医循证临床实践指南·针灸》。其中中医内科分册包括原发性支气管肺癌、慢性稳定型心绞痛、脑梗死、2 型糖尿病、感冒、类风湿关节炎、偏头痛、失眠症、原发性骨质疏松症、慢性胃炎、血管性痴呆、高血压病、慢性阻塞性肺疾病、慢性乙型肝炎、艾滋病、IgA 肾病、再生障碍性贫血、单纯性肥胖、抑郁症和甲型 H1N1 20 种内科病的中医药循证临床实践指南。专科专病分册介绍了年龄相关性黄斑变性（湿性）、特发性皮炎、寻常型银屑病、神经根型颈椎病、慢性前列腺炎、慢性盆腔炎、小儿肺炎、桡骨远端骨折 8 种疾病的中医药循证临床实践指南。针灸分册则介绍了针灸循证性诊疗指南制订的方法以及带状疱疹、贝尔面瘫、抑郁症、中风假性球麻痹、偏头痛 5 种疾病的循证性针灸临床实践指南。2008 年国家科技部立项的“中药新药临床评价研究技术平台（南京）建设”课题发布了《小儿急性上呼吸道病毒感染中医诊疗指南》《小儿病毒性肺炎中医诊疗指南》。2014 年世界中医药学会联合会心血管病专业委员会发布了《急性心肌梗死（真心痛）中医临床实践指南》。这些指南多采用了国际上普遍采用的循证性临床实践指南的制定方法，对目标人群、指南制定小组的组成、文献的检索和评价、证据分级和推荐意见的形成、指南的起草、指南形成的审定和专家评价等循证性指南制定的核心内容进行了详细描述。

2. **中医药循证临床实践指南的质量评价现状**　近年来，AGREE 工具已被逐渐应用于中医临床实践指南的质量评价。

宇文亚等采用 AGREE 工具评价国内第一批 28 个中医药循证临床实践指南的质量，全面评估显示，强烈推荐使用的指南仅有 9 个，推荐（补充或改进）的指南有 5 个，11 个指南不能确定是否推荐使用。其编辑独立性质量最高，平均得分 81.46%；其次为制定的严谨性，平均得分 80.95%；范围与目的平均得分 79.96%；清晰性与可读性平均得分 70.88%；参与人员平均得分 61.28%；应用性质量最低，有 23 个指南的应用性得分是 0 分，平均得分 27.09%。说明中医药循证临床实践指南的应用性质量很低，在以后的指南研制中，要注重该方面质量的提高。

而采用 AGREEⅡ工具对抑郁症、带状疱疹、中风假性延髓麻痹、偏头痛、贝尔面瘫 5 个针灸循证临床实践指南的质量进行评价发现，不同评价小组得出的结论有所不同。如房緊恭等的评价表明针灸临床实践指南的数量不多，整体质量较好，其中编辑独立性质量最高，平均得分 97.9%；其次为清晰性与可读性，平均得分 83.3%；参与人员平均得分 78.1%；制定的严谨性平均得分 75.6%；范围与目的平均得分 68.1%；应用性质量平均得分 62.5%；5 个指南的总体评价分数均为 6；全面评估结果均为推荐。而陈昊等的评价则认为当前针灸领域的专科循证实践指南存在一定的方法学缺陷，指南质量不高，5 个指南 AGREEⅡ的平均得分情况为：范围与目的 55%，参与人员 27%，制定的严谨性 4%，表达的明晰性 55%，应用性 4%，编辑独立性 1%。对相同指南的质量采用相同评价工具得出截然不同结论的现象，推测与不同评价者对指南内容及 AGREE 工具的理解不同有关。提示一方面应加强对 AGREEⅡ条目和用户手册的培训，另一方面应组织相关专家参考国际通用指南评价工具（如 AGREE），结合中医药特色，制定出符合中医药特点的临床指南评价工具，对现有的循证中医药临床指南进行系统评价。且评价中医药循证指南时，注意与指南制定者沟通，加深对指南内容的理解。

（四）问题与建议

1. 建立符合中医特色和国际通用规范的中医药循证指南制定技术规范　医药循证临床实践指南的制定，一方面要求符合中医学整体观和个体化辨证论治的学术特色、体现中医临床最新进展和实际诊疗水平，另一方面要符合国际临床实践指南制定的规范，使之便于与国际接轨。

（1）在指南针对的临床问题方面，要注意中医辨病和辨证的关系。应充分考虑到中医临床整体观和个体化辨证论治的诊疗特色。可根据提出的临床问题，采用病证结合的诊治模式、辨病为主的诊治模式及辨证为主的诊治模式。如针对冠心病、高血压病等疾病的中医和中西医结合指南，可采用病证结合的诊治模式；针对西医生使用的中成药指南，可采用辨病为主、辨证为辅的诊治模式；针对某一中医病证的指南，可采用辨证为主的模式。

（2）在证据的合成和评价方面，要建立符合中医特色的证据质量评价和分级以及推荐意见的分级体系。证据的检索与评价、推荐意见的形成与推荐强度的确定是循证临床指南制定的重要步骤。中医药循证证据的检索与评价也应通过制定科学的检索策略进行全面文献检索，并对检索到的文献进行筛选以形成支持指南的临床研究证据，然后在此基础上根据不同的研究类型形成具有不同强度的推荐意见。中医学在长期临床实践中形成了重视经典古籍和经验传承的特色，大量古籍文献、医案医话、名家经验中蕴含了丰富的诊治经验，但这些文献归属于专家经验，循证证据级别较低。近年来国内中文期刊发表的大量临床研究报告中，高质量的系统评价和随机对照临床研究相对匮乏，证据级别相对较低。刘建平教授2007年提出了关于传统医学证据体的构成及证据分级的建议，其中将专家经验按是否经系统临床研究验证和长期广泛应用赋予不同的证据分级。可通过专家共识等进一步优化中医临床证据分级体系。在形成推荐意见和确定推荐强度时，应加强中医古籍的甄别整理，对古籍中记载、广泛应用至今且当代专家达成共识者，可适当提高证据级别和推荐强度。

（3）提高中医临床研究的质量，增加高水平证据的来源。针对国内大量临床研究报告质量不高，能够真正进入指南推荐的高级别证据少的问题，中国医师协会中西医结合医师分会和中国中西医结合学会循证医学专业委员会制定了《中医药与中西医结合临床研究方法指南》，以进一步规范中医临床试验设计并加以实施，提高中医药临床研究的质量。同时，还应重视中医证候的规范化，加强对中医治疗措施安全性的评价等。

（4）注重指南的实用性，提出证据不足时形成指南建议的方法。中医药循证临床指南既要符合循证方法学要求，又要体现辨证论治的特色和优势，突出实用性。对个体化辨证论治的临床疗效评价，可考虑纳入实用性随机对照试验、单病例随机对照试验、队列研究、真实世界研究等。在证据不足时，可采用基于循证证据和专家共识相结合的方法，客观、科学地提取专家经验，提出符合临床实际的建议。

2. **加强中医药循证指南质量的评价** 指南的质量决定了指南的科学性和实用性。目前的中医药循证指南在指南的范围和目的、参与人员、制定的严谨性、清晰性与可读性、编辑独立等方面质量较高，但是指南应用性质量普遍很低，26 个指南中有 23 个指南的应用性得分是 0 分。AGREEⅡ工具只针对指南制定的方法和框架进行评价，对中医药循证指南的质量评价，除重视对考虑指南制定的方法学评价之外，还要考虑推荐建议的真实性和可行性，以及这些推荐建议的可能的获益、危害和花费等。对指南使用者和评价者要进行培训，加强对指南相关知识的学习，有利于指南评价者深入理解指南，便于临床应用评价的开展。

3. **重视中医药循证指南的定期更新** 对于指南的更新，澳大利亚国家卫生与医学研究委员会（National Health and Medical Research Council，NHMRC）和英国国家卫生与临床优化研究所的指南手册均明确要求更新周期为 3 年。临床上比较重要的国际指南更新周期则一般为 2 年。如果评价周期过长，则影响指南的更新和临床指导价值。目前，我国中医药循证指南存在制定过程时间较长，更新缓慢等问题，需要加以改进。应清楚说明指南更新的程序，包括更新时间表、接受定期更新的文献检索模板、更新指南相关人员职责、更新方法等。对同一种疾病存在多个中医指南的情况，应对各指南推荐建议进行对比分析，开展比较研究，对其中推荐建议存在争议的领域，在原指南的基础上，不断纳入新证据，对指南进行更新修订。

4. **加强中医药循证指南的推广应用** 我国在循证中医药临床实践指南研制中往往只注重制定，而推广应用重视不足。指南只有应用于临床实践才能体现其价值，因此，应加强指南应用性方面的研究。指南在发布前，应进行试行研究。对已制定的质量较好的中医药循证指南，可通过学术会议、专业杂志、网络、举办基层培训班等推广应用，请资深专家对指南进行推广讲解，将指南与日常临床工作结合，用于医疗质量控制和临床路径管理，在实践发现不足，并不断修订、完善。

第八章 茶与养生

一、中国养生学思想与老年医学

2008年8月于北京

养生，亦称长生、摄生、道生、颐养或养性。我国传统养生学流派众多。综合历代有关老年保健养生的理论和实践，约可归纳为以下若干学说或见解。

（一）主张动以养生

《吕氏春秋·尽数》谓："流水不腐，户枢不蠹，动也。形气亦然。形不动则精不流，精不流则气郁。"范晔《后汉书·方术列传》载华佗主张："人体欲得劳动，但不当使极耳。动摇则谷气得消，血脉流通，病不得生，譬犹户枢，终不朽也。"华佗所创的五禽戏，猿功以固纳肾气，鹿功以增强胃气，虎功以强壮肺气，熊功以舒郁肝气，鹤功以增强心气等，对防病很有益。我国古典养生学多数主张要运动养生，达到"形与神俱"，方能"尽终其天年，度百岁乃去。"《颜习斋先生言行录》中说："养生莫善于习动""一身动则一身强"。关于老年运动种类和方式，多数主张练太极拳，散步，或由他人拍打肢体，起到被动运动作用。老人运动，以不气急，"动而不劳"为原则，心率在100次/分上下为妥。

（二）主张以静养生

《道德经·第四十五章》主张："清静为天下正"；所谓"见素抱朴"，"虚无恬淡"，达到老年保健养性目的。气功有静功、动功两大类，老年人更适应作静功，实际上"静中有动"，王船山谓："静者静动，非不动也"，是外静内动。通过静动（坐功、卧功、内养功）的调身、调息，使息调、心定、身强。所以陶弘景《养性延命录》称："能动能静，所以长生"，起到延寿效用。上海邝安堃教授研究表明，气功可以使高血压患者的血压趋于稳定。印度学者的研究表明，气功可以使儿茶酚胺分泌减少，交感神经活动稳定。气功的循经意守，如大小周天、交通心肾、运任督脉等多种方法，对于老年衰弱体质可以起到运行气血、畅通血脉、消除疲劳等很好的作用。每天2~3次，每次0.5~1小时，久行可起到防病延年作用。国外在医疗体育和康复治疗中应用的生物反馈法

(biofeedback)，对老年肌肉及神经疲劳的恢复也证明有良好功用。

（三）主张补益养生

我国倡导长期应用药物以去病延年，实创于秦汉，盛于魏晋南北朝，隋唐以后仍多沿用，与道家“修仙术”论有关。古代服金石药以求“长生不老”是有教训的，但应用生物性药物以延缓衰老却有一定的可能性。《神农本草经》载365种药物中，认为有“轻身延年”作用的可达165种。中国科学院动物研究所搜集《备急千金要方》及《本草纲目》抗老医方，汇为12类152种，不可谓少。最常用的为包含灵芝、茯苓、人参、枸杞、白术、黄精、豨莶草、何首乌、天冬、麦冬等药的方剂，多属补益强壮药；医方则更有大造丸、资生丸、琼玉膏、七宝美髯丹等。本人观察到清代宫廷医方有助于老年保健者，如清宫八仙糕有改善老年人脾虚症状作用，可以改善老年人之下降的小肠吸收功能；清宫寿桃丸可改善老年人肾虚证候，降低血浆过氧化脂质的作用，证明有减少自由基生成的作用；清宫配方制成的紫禁城牌老年皂，对老年人皮肤瘙痒症效果较好；清宫仙药茶也有一定的降脂作用。清宫帝后常服少量人参以健身，实验表明人参茎叶皂苷有明显延长家蚕生存时间功效。其他如何首乌复方、黄精、黄芪、骨碎补、肉苁蓉、菟丝子等在寿命试验中也都看到有延长家蚕寿命的作用。其他如龟龄集、桑椹、当归等在抗老、提高免疫机能方面，也都很好。

（四）主张食饵调摄养生

“食饮有节”，是老年保健养生的重要方面，《吕氏春秋》指出：“无强厚味，无以烈味重酒……凡食之道，无饥无饱，是之谓五脏之葆”。唐代孙思邈更说：“不知食宜者，不足以存生”，认为“安身之本，必资于食”，饮食且有“排邪而安脏腑”等作用。孙思邈还强调：“五味不欲偏多”“食欲数而少”“常学淡食”和不进“陈腐之食”等等，都很适合老年人生理特点。他还主张：“若能用食平疴，释情遣疾者，可谓良工”，所谓“先洞晓病源，知其所犯，以食治之。食疗不愈，然后命药”；并专列“食治”一节。历代有关食疗文献很多，如肝阳上亢多进菊花茶，肝热咳嗽进百合、白果汤粥，心脾虚者进红枣桂圆汤粥等，都有佐助。有关这方面的文献很多，《饮膳正要》及《随息居饮食谱》等皆可参考。

（五）主张修性养生

传统医学认为“精神内守”是祛病抗老的重要方法，认为“知之则强，不知则老”，有“愚者不足，智者有余，有余则耳目聪明，身体轻强，老者复壮，壮者益智”的功效。孔子谓：“仁者寿”，今天我们可以理解为在道德精神方面的养生，这点也是非常重要的。临床观察表明，情志失节，愁感思虑过多，可使老年人气血运行瘀滞而患病；相反，若能善于排忧解虑，可获健康延年的可能。所以老年人日常生活中，应安排一定的时间寄情于花卉鱼草、弈棋书画或音乐之中，以怡神养性，保健防病。

（六）主张顺应自然养生

老子、庄子都提倡顺应自然养生，有理论和方法。《内经》提出“天人相应”的学说，指出要能“提挈天地，把握阴阳”，“调神四时”，能“处天地之和，从八风之理”。在《素问·四气调神大论》提出春季要避免伤肝气，夏季要避免伤暑气，秋季要避免伤肺气，冬季要注意养藏。孙思邈则提倡：“善摄生者，卧起有四时之早晚，兴居有至和常制”，“鸡鸣时起，卧中导引”，然后漱洗进餐，并“徐步庭院”。更指出要“常避大风、大雨、大寒、大暑、大露霜霰雪”，不冒“旋风恶气”，以顺应自然，养生益寿，“免其夭枉”。现代研究表明，自然环境对老年人健康长寿有很大关系，有有利的一面，需顺应自然环境，以期防病延年。自然环境中的空气、温度及景色协调者，可使人少患病，而各种污染、逆境、恶劣气候，都可使机体适应性低下的老年人罹患各种疾病。所以要依据《灵枢·岁露》“人与天地相参也，与日月相应也”的理论，注意春夏养阳，秋冬养阴，保健养生。

（七）主张固肾精养生

我国传统医学主张戒节色欲，因为肾为先天之本，《灵枢·邪气脏腑病形》篇曰：“若房劳过度则伤肾”，将影响健康长寿，这和现代医学不十分重视这一问题有很大不同。《素问·上古天真论》谓：“醉以入房，以欲竭其精，以耗散其真，不知持满，不时御神，务快其心，逆于生乐，起居无节，故半百而衰也。”后世朱丹溪宗《内经》理论，以《色欲箴》专篇论述节欲。《吕氏春秋》当然更早就有《情欲篇》，主张节情戒欲之论。故民间有“房劳无寿星”之说，如同《寿世保元》所说的道理：“年高之人，血气既弱，阳事辄盛，必慎而抑之……若不制而纵欲，火将灭更去其油”。关于精、气、神的全面保养，传统医学也十分重视，并注意到其间的联系，如《寿亲养老新书》谓：“主身者神，养气者精，益精者气，资气者食”。故提倡：“一者少言语，养内气；二者戒色欲，养精气；三者薄滋味，养血气；四者咽津液，养脏气；五者莫嗔怒，养肝气；六者美饮食，养胃气；七者少思虑，养心气……”对于老年保健，有一定参考价值。近年我国老年医学工作者根据传统医学肾虚是衰老的根本原因的认识，进行了不少基础理论和临床研究，注意到老衰者肾虚比例偏高，补肾固精医方有调节丘脑—垂体—性腺轴和丘脑—垂体—甲状腺及/或肾上腺轴功能的作用，有助于改善老年人体质，取得了一定进展。

我国现有老年人口1亿多人，为全世界老年人口的1/5，80岁以上人口达900余万。从患病率看，高血压是最主要疾病之一，老年人中患病率高达30.0%~70.7%，以下依次为冠心病，高脂血症，老年慢性支气管炎，肺气肿，脑血管病，恶性肿瘤和糖尿病等。在农村，则以老年慢性支气管炎、肺气肿居首，死因也以肺部感染居榜首。老年人常见恶性肿瘤，以胃、食管、宫颈、肝和肺癌为主。老年人流行病学调查表明，虚证很普遍，占66.3%~88%，与青壮年人11.4%~17.3%迥异。虚实兼见很多。且以挟血瘀或气滞为主。有的调查表明，气虚为主，占46%~84%；但有的调查则以阴虚及血虚为主，占43.2%，60岁以上老年人肾虚率可达43.2%~77.4%，其中脾虚仅次于肾虚。

老年病施治原则，一是药量要小，二是药宜平和，三要首重脾胃，四要方法多样，治疗理当因势利导，不拘泥于药物，可按摩、气功、针灸、食疗等合理兼用。

从传统的养生学思想来看，老年健康的自我调控，是一个十分普遍而又非常重要的保健问题。健康的一半是心理情绪健康。老年人中通常约有1/5~1/4的人存在忧郁、浮躁和伤感情绪，如不能自己排解，常常使原有病情加重，导致血压的不稳定，消化性溃疡的剧痛，癌症的恶化等等，证候多可反复或增剧，以至于当今医疗上的高新科技有时也无能为力。每一个人包括老年人，要做到老有所为，有一个积极的、热情的、健康的生活心态。长寿无秘诀，健康在自己。老年人应当加强防病意识，定期查体，做到早期发现，早期治疗；应当与家庭、朋友、邻居等周围伙伴有和谐的交往关系，享受这种美妙的平衡联系，不至于加重孤独感；也要有适合个人身体状况的运动方式和运动量，包括走步、散步、练太极拳、八段锦，乃至于室内诸项活动，以达到“形神共养”；要吃得科学，提倡杂食而不偏食，要荤素搭配，原则上少肉多菜，少盐少糖，不嗜烟酒，“已饥方食，未饱先止”（苏轼《东坡志林》），不饿昏，不撑饱，避免肥胖，真正做到“给岁月以活力”。

老年人有病，要及时治疗，不要讳疾忌医，以免由于拖延而使感冒转致肺炎，高血压转致中风，单纯痔疾转成脓肿，甚而难以收拾。老子《道德经》第七十一章有“夫唯病病，是以不病”，明代医学家王纶《明医杂著·医论》云：“讳疾忌医，骄恣不论于医之类，为不治之疾”，足以为戒。对于医生的建议，一般都要尊重。例如高血压病，绝大多数要终身服药，不要自以为是停药，以免酿出出血性中风等重病。疾病康复时，要总结经验教训，避免重蹈覆辙。例如有的阵发性心房纤颤患者与体位有关，应当避免再犯，清代有位医生说过这样一段话：“病中必有悔悟处，病起莫教忘了。”老年人对药物代谢能力减退，剂量一般不宜过大，阿司匹林是好药，对预防血栓形成很好，但长期大量应用，可能导致胃黏膜弥漫性出血或溃疡病，用量要遵医嘱。对于中西补益药，也不要滥用。

此外，全社会要强化老龄意识，要采取国家、社会、个人共同承担的办法，发展老年服务业，为老年人群解决实际困难，提高老年人生活质量。同时，要坚持和完善家庭养老，发展社区养老服务体系，使老年人（包括患者）不出家门就可以享受到所需的社会化服务。

二、药食两用资源与功能食品的若干进展

2017年6月16日于福建晋江

中国传统医药学有关药食两用的资源极为丰富。唐代《食疗本草》、元代《饮膳正要》以及明代《食物本草》等历朝有数以百计的相关专著面世。清代袁枚的《随园食单》及王孟英的《随息居饮食谱》等著作，都很实用而引人入胜。

我国国家食品药品监督管理局先后几次颁布的药食两用品种数以百计，对健康食品、功能食品及药品的研发，提供了极大的信息与资源保证。对保健食品的真菌菌种名单的研发应用以及对约70种禁用名单也都有明确规定。对2008—2013年批准的72种新资源食品也作了介绍。

我国对植物类中草药保健或功能食品研发的品种相当丰富，包括银杏叶制剂、红曲制剂、淫羊藿制剂及大蒜制剂等。欧美各国也对银杏叶、贯叶连翘等有较大量的研发，欧洲数量尤多，产值大。临床应用一般侧重在改善记忆功能、改善免疫功能以及调节脂质代谢等方面。

现在看来，我国功能食品重复研发得较多，好些品种多达百余家企业开发营销，质控存在一些问题。需要加强管理和引导，以更好地保证民众健康，为健康中国服务。

三、心血管病与素食

2017年9月19日于北京

今天和大家交流的是防治心血管病是否应素食？

素食一词，最早见于《诗经·伐檀》："彼君子兮，不素食兮"。关于素食的名词有不少，《诗经》里面也写成"素餐"，《礼记·坊记》里有"齐（斋）戒"的记载，《庄子·南华经》中称为"蔬食"，如："蔬食而遨游，泛若不系之舟。"

古汉语中，“素食”有三种含义，第一指蔬食，如《匡谬正俗》所言“案素食，谓但食菜果饵之属，无酒肉也”；第二指生吃瓜果；第三指无功而食禄。《诗经》里的“素餐”包含上述三种含义，今天所谈的素食仅涉及第一种含义。

按照现代定义，素食是一种不食用家畜、家禽、海鲜等动物产品的饮食方式，有时也戒食或不戒食奶制品和蜂蜜。

最早的素食著作要数北魏时期农学家贾思勰（公元6世纪）所著的《齐民要术》，该书第九卷专列“素食”篇，是迄今所见最早、最集中的素食菜谱。所谓“齐民”就是要生活得好，即“济民齐民”要术。宋朝素食十分流行，据《东京梦华录》和《梦梁录》记载，北宋汴京和南宋临安的市肆上曾有专营素菜的素食店。北宋林洪的《山家清供》首次记载了“假煎鱼”“胜肉夹”和“素蒸鸡”等“素菜荤作”的手法，另有关于菌类以及菇类、笋类等的详细记载。唐朝昝殷的《食医心鉴》和清末薛宝辰的《素食说略》，也有很详细的一些关于素食的记载。薛宝辰是清末驻外使节，他的故居在苏州，如果大家到苏州可以去参观，我去看过，非常漂亮。

那么，人生性食荤还是食素？孟子曾说：“君子之于禽兽也，见其生，不忍见其死，闻其声，不忍食其肉。”

对于斋戒，人们有不同的看法，有的人说是浴浊。实际上吃素，也有沐浴和斋戒。汉朝时，佛教传入中国以后，吃素比较盛行，普通民众则遇素吃素，遇荤吃荤。至南北朝时期，梁武帝萧衍崇尚素食，带头终身吃素，并撰《断酒肉文》劝勉四众弟子勿饮酒食肉：“若食肉者，障菩提心……无菩萨法……无四无量心……无有大慈大悲。”在梁武帝的强力倡导和推动下，汉传佛教开始形成了素食的传统，并延续至今。

中国古代，吃素常常意味着神圣庄严和谦谨隆重。南宋陆游的《老学庵笔记》记载：“今上初即位，诏每月三日、七日、十七日、二十七日皆进素膳。”甚至有时处决犯人时，帝王也会素食，以示慎重其事。《资治通鉴·唐太宗贞观二十二年》记载：“陛下每决一重囚，必令三覆五奏，进素膳，止音乐者，重人命也。”另外，《礼记》记载，在国君、家人去世时也必须吃素，吃素时间长短等各种规矩定得很细，在此不多说了。

生平素食的人有很多，除释迦牟尼、惠能大师外，思想家、哲学家苏格拉底、卢梭、柏拉图，艺术家达·芬奇、瓦格纳，文豪莎士比亚、托尔斯泰，哲学家、数学家毕达哥拉斯，科学家达尔文、牛顿，圣雄甘地以及诺贝尔奖得主泰戈尔、爱因斯坦、萧伯纳、史怀哲等等都是素食者。国际素食者协会（The International Vegetarian Union，IVU）在1908年成立，现在已经举行了36届。

我国早在《黄帝内经》时代就已经开始提倡平衡膳食，即所谓“五谷为养，五果为助，五畜为益，五菜为充”（《素问·藏气法时论》），其中谷果菜实际上是素食类。有关谷果菜有不同的理解、不同的分类，很多中医药学著作有不同的分类方法，在此不详细说。《黄帝内经》强调“膏粱之变，足生大丁”（《素问·生气通天论》），提醒人们应注意饮食协调，不能过分吃油腻的东西。唐代孙思邈在《千金翼方·养老食疗》中说：“食之不已为人作患。是以食啖鲜肴，务令简少。饮食当令节俭，若贪味伤多。老人肠胃皮薄，多则不消”。这里说的“鲜肴，务令简少”，意思是说一定要少吃荤食，不要因贪鲜味而伤身体，特别是老年人的消化吸收功能较弱，更应注意。孙思邈还进一步说：“老人所以多疾者，皆由少时春夏取凉过多，饮食太冷，故其鱼脍、生菜、生肉、腥冷物多损于人，宜常断之”。关于素食类，除了谷果菜，《本草纲目》还收录了豆腐，特别溯源了“豆腐之法，始于汉淮南王刘安。”西汉刘安是汉高祖刘邦的孙子，很多情，写过不少歌赋。他是个炼丹家，在炼丹过程中发现了做豆腐的方法。豆制品作为素食者的基本食材，极大地丰富了素食的内容和品种，相继推广到东北亚、东南亚及欧美各国。

毛泽东曾对一些人说过，对岳美中先生也说过：“动为纲，素经常，劳逸当，勿喜怒，酒少量”。他是不是这么去做的，是另外一回事，他总结出来的是这么几句话，很有道理。

古代很多诗人同样崇尚食素，如唐朝王维、南宋陆游等。王维的诗非常著名，既有“遥知兄弟登高处，遍插茱萸少一人”“红豆生南国”的怀乡清愁、相思缠绵，又有“渭城朝雨浥轻尘，客舍青青柳色新。劝君更尽一杯酒，西出阳关无故人”的依依惜别、情深意长，千百年来脍炙人口，感人至深。苏轼对其诗艺意境评价甚高：“味摩诘之诗，诗中有画；观摩诘之画，画中有诗。”王维笔下的素食生活同样如诗似画，如“比布衣以同年，甘蔬食而没齿”（《为人祭李舍人文》），“设罝守毚兔，垂钓伺游鳞，此是安口腹，非关慕隐沦。吾生好清净，蔬食去情尘”（《戏赠张五弟諲三首》）。他认为蔬食可以养护人的慈柔清净的志趣，有益于淡泊物欲，怡性安神。南宋诗人陆游赞美素食，并以长斋蔬食自豪：“放翁年来不肉食，盘箸未免犹豪奢。松桂软炊玉粒饭，醯酱自调银色茄。”（《素饭》）；“青菘绿韭古嘉蔬，莼丝菰白名三吴。台心短黄奉天厨，熊蹯驼峰美不如。”（《菜羹》），令人神往。

伟大的民主革命先行者孙中山先生也提倡素食：“夫素食为延年益寿之妙术，已为今日科学家、卫生家、生理学家、医学家所共认矣，而中国人之素食，尤为适宜。”他认为：“中国常人所饮者为清茶，所食者为淡饭，而加以菜蔬豆腐。此等之食料，为今日卫生家所考得为最有益于养生者也。故中国穷乡僻壤之人，饮食不及酒肉者，常多长寿。”（《建国方略·孙文学说》）关于素食、荤食与人种的关系，他的看法也蛮有意思：“人类谋生的方法进步之后，才知道吃植物。中国是文化很老的国家，所以中国人多是吃植物，至于野蛮人多是吃动物”（《三民主义·民生主义》）。

现代新儒家的早期代表人物之一梁漱溟先生，有“中国最后一位儒家”之称，他也是终身吃素。1960 年我曾经一路陪同他到厦门开会，前后十几天，每天都吃素，可谓感受到了素食之丰富多彩、之美味。

谈到这里，大家可以想一下，假如素食对肉体和精神健康没有确实的益处，怎么可能获得如此之多的古今中外贤达的推崇呢？

那么，世界上有多少类素食呢？通常观点认为，素食大体可分为 4 类，有纯素食（不食用所有由动物制成的食品）、乳素（不戒乳制品、蜂蜜，认为乳制品没有生命，蜂蜜采自花粉认为不算荤）、乳 - 蛋素（不戒乳制品、鸡蛋，还有一种是鱼素）。这也说明，对于素食的概念，不同的人有不同的看法。

不同的食品，脂肪含量是不一样的，比如说黄油含 100% 纯脂肪，双层芝士汉堡每 100g 含脂肪 16.7g，即 16.7%，全脂牛奶含 64%，火腿含 61%，大豆含 42%，所以大豆脂肪含量也是很高的，比较少的是土豆，含 1%。而且完全吃荤是不好的，关于这一点，现在比较明确。2014 年 6 月，泰安市 25 岁小伙心肌梗死，他每周吃 5 次炸鸡连续 3 年，突然晕厥，泰安市中心医院医生开始未敢确诊心肌梗死，后来查血清肌钙蛋白大于正常人 10 倍，方确诊心梗。

前面说过，素食这个名词，在中国很早就有了，西方大概是 16 世纪、17 世纪之间出现，源于拉丁文“Vegetus”，原意是“完整、新鲜、生气蓬勃”。你看欧式面包，诸如法式面包棍、吐司面包、全麦面包，均块头大，以面粉为主，所谓“五谷原味，水谷为素”。从各种肉类所含脂肪量来看，猪肉 40%、鸭肉 30%、羊肉 16%、鸡肉 14%、牛肉 13%、鱼肉 7%、兔肉和虾 2%。从这组统计数据来看，猪肉吃多了显然不好。所以，全民吃肉较多的美国最近有个计划，包括推行美国全民成功戒烟、高血压监测评估干预计划实施（implementation of hypertension monitoring evaluation and intervention plan，JNC1-JNC8）和美国成人胆固醇教育计划（promote US adult cholesterol education plan ATP，Ⅰ-ATPⅢ）三项内容，取得了一些有益的经验，可以供大家参考。归纳来说，饮食的基本原则应该是：均衡一点、节制一点、清淡一点。具体来说就是每天摄入 2 000 毫升液质饮品，包含开水、茶、汤等，其中谷类摄入量应该最多，水果、蔬菜次之，蛋白质需要适量摄入，而脂肪和糖需少量摄入。简言之，我们应该关注素食的同时平衡膳食。

那么，还有什么原因促使我们关注素食？是不是单纯因为蛋白质的关系？是不是动物类饮食含蛋白质比较多呢？答案是：不完全这样。坚果里的蛋白质含量就较多，比如花生、核桃、开心果、腰果、葵花籽等等，这些坚果的含量都不少。我曾经给季羡林先生看病，他当时年届 90，谈到自己的养生方法时说："我每天 1 个西红柿、10 个花生米，花生米每天一定要吃一点。"所以，每天吃一点坚果很有益。同样，豆类和谷物的蛋白质含量也很高，也应该每天吃一点。

国外最新的一些报道也证实了素食对健康的正面作用。来自日本国家心脑血管病中心预防医学与流行病学研究室的 Yokoyama 博士及其团队最近进行了一项相关临床试验的 meta 分析，该研究结果发表在 2014 年 2 月《美国医学会杂志·内科学》(*JAMA Internal Medicine*)上。研究选取的临床试验来源于 Medline（1946—2013 年）和 Web of Science（1900—2013 年）的检索结果。研究者系统浏览了检索到的 258 篇相关文献，最终有 7 项临床对照试验研究和 32 项观察性研究符合该 meta 分析的纳入标准（研究人群年龄 >20 岁；素食饮食为暴露 / 干预方式；血压的平均差为结局指标；临床对照试验或观察性研究）。7 项临床对照试验共涉及 311 名参与者，平均年龄 44.5 岁，与杂食者比较，素食者的平均收缩压降低 4.8mmHg［95% CI（−6.6，−3.1），$P<0.01$］，平均舒张压降低 2.2mmHg［95% CI（−3.5，−1.0），$P<0.01$］；32 项观察性研究共涉及 21 604 名参与者，平均年龄 46.6 岁，与杂食者比较，素食者的平均收缩压降低 6.9mmHg［95% CI（−9.1，4.7），$P<0.01$］，平均舒张压降低 4.7mmHg［95% CI（−6.3，−3.1），$P<0.01$］。该 meta 分析结果显示素食者的血压较同等情况的杂食者明显降低，提示素食饮食方式或可作为降低血压的一种非药物治疗方式［JAMA Intern Med，2014，174（4）：577－587.］。

那么，改善心血管健康是否应该吃素？关于这个问题，2014 年我们在《中国中西医结合杂志》上发表了《素食与心血管健康：循证与思考》一文，希望能为大家提供一些参考。

事实上，研究素食对血压的影响，1997 年就开始了。1997 年《新英格兰医学杂志》上发表了一篇很好的研究论文 *A clinical trial of the effects of dietary patterns on blood pressure*，是探讨饮食模式对血压影响的一个临床研究，也是全球第一个研究饮食模式与血压水平的随机对照临床研究。这项研究为期 8 周，一共纳入了 400 多例受试者：第一个是荤食（完全是高脂饮食的），血压比较高；第二个是素食（主要是水果和蔬菜），血压降低了；第三个是杂食

（combination，主要是水果、蔬菜和低脂、不饱和脂肪等饮食），就是说除了水果蔬菜以外还注意了高镁、钾、钙等物质的补充。结果表明，蔬菜、水果及低盐、低胆固醇饮食模式可使收缩压降低 5.0mmHg，舒张压降低 3.0mmHg。所以研究者认为，混合饮食比较好，不要食用脂肪过高的食物，也不要太素。同样在 1997 年，美国国家卫生研究院国家心肺及血液研究中心提出一种控制高血压的“DASH 饮食”，即以低脂、低饱和脂肪、低胆固醇为主，并强调以含高镁、高钾及高钙、蛋白质和纤维的食物组合而成。

2012 年 6 月中国学者发表在《临床实践营养学》(*Nutr Clin Pract*)上的一项临床研究［Nutr Clin Pract，2012，27(3)：392－398］比较了中国 21~76 岁之间的 169 名乳素食者和 126 名杂食者的 BMI、血压水平、血脂水平、糖代谢水平及颈动脉内膜中层厚度，并计算了其中 24~55 岁人群 5~10 年心血管疾病的发生风险。结果表明，与杂食者比较，乳素者的血压、非高密度脂蛋白胆固醇水平、空腹血糖及颈动脉内膜中层厚复均显著降低，且其 5~10 年心血管疾病的发生风险亦明显降低。

2013 年，*JAMA Internal Medicine* 报告了另外一项研究（Vegetarian dietary patterns and mortality in Adventist health study 2），该研究共涉及 73 302 名参与者，在基线通过定量食物频率调查问卷评估饮食。该研究的饮食模式分为 5 种，即非素食、半素食、鱼素、乳蛋素食和素食；继而从国家死亡索引中确定 2009 年前的死亡人数，评估素食饮食模式与全因和特定病因死亡率之间的关系。在平均随访 5.79 年期间，素食与全因死亡率降低有关，且与心血管、肾脏病和内分泌疾病死亡率降低显著相关，这种关系在男性中比在女性中更显著。素食死亡率相对低，杂食的死亡率较高一些。这个研究的结果证实，相较于荤食，素食更好一些，因此不要吃得太荤。

2013 年，*The American Journal of Clinical Nutrition* 发表文章（Risk of hospitalization or death from ischemic heart disease among British vegetarians and nonvegetarians: results from the EPIC-Oxford cohort study），探讨了英国素食与非素食人群因缺血性心脏病住院及死亡风险，结果也是这样。

我的团队在该领域也做了一些工作。1963 年西苑医院心血管病研究室对长期素食的人做了分析，当时检查了很多人，北京所有的寺庙都基本上都涵盖了。其中男性 26 例，平均素食 44.4 年；女性 70 例，平均素食 34.5 年；男女性平均年龄 63.6 岁；以普通饮食人为对照，其中男性 42 例，女性 22 例，平均年龄 61.8 岁。两组研究对象年龄均在 60 岁以上，素食时间是比较长的。结果发现，两组研究对象血清总胆固醇水平均大于 200mg/L，超体重者素食占 20%，普食 36.36%，证候特点均以阴阳两虚居多（素食组 73.33%，普食组 72.73%）。研究还发现，素食者偏瘦。究其原因，认为与两组观察对象年纪大、均存在内源性脂质代谢异常有关。1964 年，我们在中华医学会召开的“高血压及心血管内科学术会议”上公布了这项研究结果。2001 年，有一些研究者观察了糖尿病合并高血压素食者的生存率，发现这类素食者的生存时间是比较长的；对于 1 型糖尿病来说，长期素食可以减少胰岛素的用量，2 型糖尿病同样也适用。

还有一个因素不可忽视，那就是中国人与美国人的饮食习惯不一样。美国人在中国有项研究发现，中国人日常饮食中热量比较高，馒头米饭吃得比较多，热量高，蛋白质不像美国人吃的那样多。我感觉人们对吃素有不同认识，有的人过分紧张，也有的人完全否定，存在一些认识上的误区：一是认为基因研究最终会带给我们包治百病的新药，而忽略了可以利用的更有效的解决办法；二是过分强调控制某种营养素的摄入，如碳水化合物、脂肪、胆固醇等，这便难以造就长期的健康饮食。所以，饮食还是要均衡，要吃得合理才能活得更长、看起来更年轻，才能减轻体重、腰围偏小、降低血脂，才能预防甚至逆转心脑血管病、降低前列腺癌或乳腺癌发病危险、预防糖尿病、减轻便秘。总之多吃点素、多吃点瓜果还是有好处的。在这里给尝试素食的人一些建议，素食要考虑几点：第一条，从长远来看，素食比肉食成本更低一些；第二条，要尝试找到符合自己口味的素食品种；第三条，应尽量吃饱；最后一条，素食要多样化一点，以保证身体获得充足的营养为前提。

2006 年，美中合作就膳食和疾病的关系在中国进行调查，出版了《中国健康调查报告》（*The China Study*）一书，2011 年中文版出版，主编之一是被誉为世界营养学界爱因斯坦的 T. Colin Campbell 博士。这项研究解答了一个问题：食素好还是食荤好？结论令人震惊：过多进食动物蛋白（尤其是牛奶蛋白）能显著增加癌症、心脏病、糖尿病、多发性硬化病、肾结石、骨质疏松症、高血压、白内障和老年痴呆症等的患病几率。而更令人震惊的是，所有这些疾病都可以通过调整膳食来进行控制和治疗！营养与食品安全专家陈君石院士评价说：“该书提供了强有力的证据，它无可辩驳地证明：我们完全可以通过调整膳食来防治心脏病、癌症等疾病。这本书不仅适用于经济发达国家，也是那些因经济快速发展而导致饮食习惯发生巨变的发展中国家的首选图书。”陈君石院士强调：“通过这样一次空前规模的调查，我们得出的结论只有一个，那就是用中美两国的膳食与疾病状况进行对比，我们一致同意中国人传统以植物性食物为主的膳食，也就是说粮食、蔬菜、水果、豆类为主的膳食，比起美国的典型膳食，以动物性食物为主的膳食——鸡、鸭、鱼、肉、蛋、奶为主的膳食，更有利于人们的健康，更有利于预防和控制慢性疾病，包括癌症、糖尿病、高血压、中风等等。”Campbell 博士建议中国读者：“在饮食问题上，中国人不应重蹈美国人的覆辙（When it comes to diet，China should not take the American path.）”。这与澳大利亚哲学家、《动物解放》作者彼得·辛格（Peter Albert David Singer）对中国读者的劝告完全一致：“肉食虐待动物、不利健康、浪费资源、毁坏环境。请尽力阻止中国重蹈西方的覆辙吧！西方国家正有越来越多的人开始醒悟到，那条路原是个悲惨的错误。”

总的来说，素食不仅有益于心血管健康，对强健身体、增强免疫力、抗癌、祛斑美肤等方面带来的益处尤为显著。很多研究显示，同荤食相比，素食有利于人们形成更健康的生活状态，素食者往往更加长寿。

当前很多人积极倡导、践行低碳生活方式，而低碳生活就是从吃素开始的。素食已不再是一种宗教教规或教义，而是一种被很多人认同的生活方式。选择素食，意味着选择了一种有益于自身健康、尊重其他生命、合乎自然规律的饮食习惯。或许有人担心素食可能导致营养摄取不足，这个确实没有必要，简单查阅一下各类荤素食品的营养成分含量就一清二楚了。

现在也有很多网站介绍素食的相关知识，建议大家看看。

谈到这里，大家是否有心尝试一下素食呢？给大家介绍几个吃素的地方：北京全素斋及功德林，杭州全素斋及厦门南普陀，还有香港的大屿山等多处。

四、茶文化与茶疗随谈

2018 年 9 月 17 日

中国饮茶文化和对茶学的研究历史很为悠久，俗有“开门七件事，柴米油盐酱醋茶”之谓。我国唐代被尊称为“茶神”的陆羽（733—804 年）在其关于种茶、制茶、饮茶、茶具等茶文化著作《茶经》中，称“茶之为饮，发乎神农氏”，说明我国饮茶及以茶叶用于食用及疗疾已有数千年历史。南宋林洪撰的《山家清供》中，也有“茶，即药也”的论断。世界上很多饮茶品茗作为宾朋集聚及防病医疗等之用，也多由中国传出海外。

我国不同种类的茶叶分别盛产于不同地区。福建武夷山出产的武夷岩茶、大红袍等等，历朝多作为贡品朝圣。我国“十大茶诗”中有《咏贡茶》者而负有盛名者，就是称羡武夷茶的诗，出自元代林锡翁，诗云：“百草逢春未敢花，御花葆蕾拾琼芽；武夷真是神仙境，已产灵芝又产茶”。同样出在元代的一位著名书法家赵孟頫，在其《御茶园记》中也称“武夷，仙山也”。可见茶之为“壶中天地”，在品味人生及食饮方面，深得民众喜爱。

我平生也喜爱茶道，诸如大红袍、碧螺春、普洱等，均所喜爱。红茶醒神、绿茶清心、普洱消食，各具特色；每日皆饮，择其一饮用，自觉有醒神、清胃、消食之功效，无日或缺。我到大理、楚雄，品所谓“三道茶”，曾作“白族迎宾三道茶，先苦后甜回味加。纵是品茗论茶道，人生哲理当不差”（南滇杂咏——品白族三道茶）以自娱。

曩昔与沪上名医裘沛然先生、鹭岛名医盛国荣先生共品大红袍于厦门宾馆，事后各成一诗，为一快事。20 世纪 70 年代我应“六·二六指示”下乡到西北甘肃农村巡回医疗，也曾饮藏族奶茶与酥油茶者，则是另一感受。饮茶也应适量，多饮也可有“醉茶”感受者，飘飘然焉，我曾有亲身体验。也有的对茶饮敏感者，饮茶而诱致心室纤颤，当注意。

药茶治病，见诸传统各类茶书，书肆都可见到。20 世纪 70—80 年代间，我和我的团队曾对儿茶素（catechin）的抗血小板作用进行了系列研究，结果发表在《中西医结合杂志》及《中华医学杂志》上。国家药品监督管理局批准的治疗缺血性脑血管病的棓丙酯注射液的成分也是儿茶精。最应引起我们注意的是 21 世纪初美国 FDA 批准的第一个植物药竟然是“茶多酚”，品名为 Veregan，局部应用以治疗尖锐湿疣，取得很好效果，风靡欧非世界。我国现已在不少农业大学也设有茶学专业，并培养茶学各类专业的研究生，后继有人云。

五、小谈饮茶

2019 年 12 月 21 日于武夷山

我平生爱茶、嗜茶，与茶结缘。平生日必有茶，虽不甚考究，但却从不远茶。曩昔在厦门应福建名医盛国荣教授之邀，主持其有关心血管病临床经验学术会议，与当年同在鹭岛参会的沪上名医裘沛然教授 3 人一同在新建厦门宾馆饮茶，谈天说地，兴趣盎然。裘老生前曾是《辞海》一书唯一的一位中医药界编委，以烟瘾著称于世，烟斗不离口，餐饮间曾云要编写一本论述吸烟好处的著作，与一般民众议论有大别云。盛老则又以嗜茶著称于世。席间议论，论古谈今，兴趣甚浓，笑声不停。盛老著有饮茶著作面世，纵论饮茶之健身，可以一览其饮茶对保健益处的种种高论。世人还有“人生如茶须慢品，岁月似歌要静听”之说，道出了本真的评价，讲究的是情调与气氛。席间有说有笑，我戏称裘老是“烟圣”，盛老是“茶仙”，二老大笑(图 8-5-1)。

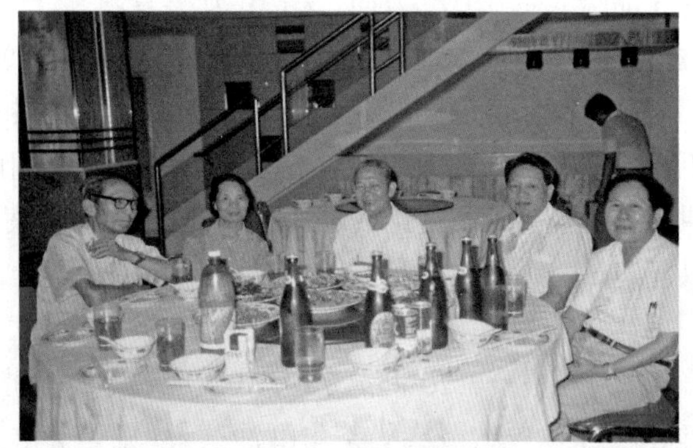

图 8-5-1　自左至右，名中医裘沛然、裘沛然夫人、俞长荣、陈可冀、盛国荣在厦门宾馆饮茶(1990 年)

我国是茶及茶文化之原产故乡。以茶会友与结缘，更是中国人民之习俗礼节与传统雅趣。所谓的诗、酒、茶与美食要俱备以成宴。“寒夜客来茶当酒”，则另有一番情趣。有关茶与医药及茶文化的记载，见诸《神农本草经》《尔雅》、陆羽《茶经》、白居易及苏东坡等相关的代表性诗词佳作。东晋王羲之名作有所谓之“曲水流觞”，其实杯子里实实在在是酒。世人还有所谓“茶痴”者，讲究饮茶要好茶、好水、好器皿、好杯、好火、好人、好时光，乃至好友对饮等等。古典小说中还提到“淑女贵妇”品茶，是特别要讲究气氛的。当然，所谓的好茶似乎更有很多讲究了。

当代十大好茶中，我非常喜爱铁观音的香气与口感，武夷岩茶更以号称中国十大名茶之一著称。我到台湾，发现高山茶与铁观音口感基本一样，很好。西湖龙井、碧螺春也很好，清香而爽口。前者偏温，后者偏凉，根据时令与胃气喜恶，自当合理择取充饮为宜。史载乾隆皇帝曾 4 次到杭州品龙井茶，此茶色绿光润、香高隽永，碧绿而味醇，乾隆曾将此地之十八株茶树卿定为“御茶”，其故址以及此类茶树今在杭州仍可得见，数年前我曾到访该处。

《红楼梦》里有不少关于饮茶的故事。贾母说：“我不吃六安茶。”其实六安茶消食导滞也很好。清代慈禧太后也曾饮用过六安茶贡品，西太后“起居注”中曾有有关的记录，我曾注意到。

1991 年冬天，中国科学院生物学部组织度假访问团到昆明，大家喝了普洱茶，此茶口感很好，有消食、帮助消化的功效，经济价值颇高，当年与云烟同为云南省增加不少经济效益。据称，普洱茶也是乾隆喜爱饮用之茶。当年访问大理，其地享有盛名的“三道茶”，不施农药，很有特色，应是大自然的恩惠吧。

茶叶的功能是我们所至为关注的事。通常茶叶所含的营养成分是大家所关心的。人体中所含近百种元素中，据称一般茶叶含达30种左右。茶叶主要含有多酚类化合物、儿茶类化合物等成分。其中氟的含量较高，锰及钾的含量也不低。绿茶中维生素C、B_2、P的含量一般也都较高。保健效果很好。茶多酚曾被研发为性病尖锐湿疣外用药已被应用多年。茶叶的保健功能尚有待进一步的研究开发。

苏东坡有“人生如逆旅，我亦是行人”，“何须魏帝一丸药，且尽卢仝七碗茶”，“且将新火试新茶，诗酒趁年华”，很加欣赏。也不免增添了一份我们对茶与茶叶保健功能看重的心境。

茶叶品类甚多，我其实也很外行。但我饮用和接触过或社会习用的茶叶大抵可以列出如下，每人感受自可不尽相同。

1. **绿茶**　是基本茶类，属不发酵茶。约占我国所产茶叶总量的70%，是我国历史上最早出现的茶类。销售至50多个国家和地区。我喜欢喝碧螺春，色香味兼备，此茶名称为康熙皇帝所赐，乾隆亦为此茶题词，今尚可见，可称历史名茶。西湖龙井色绿香郁、味醇形美。清明前后至谷雨采集，在杭州现在还可见到乾隆为此茶叶题字赞许匾。六安瓜片，产于安徽六安，清香持久。庐山云雾茶，多有历朝名家诗文称扬，每年5月初开采。崂山春茶，主产于崂山山脉，是青岛名优绿茶。信阳毛尖也是珍品。竹叶青，扁形炒青绿茶，因形如竹叶，久未定名，陈毅同志到访时称：“就叫竹叶青吧。”绿而明亮、清香馥郁。我30多年前受原成都军区领导邀请，访问峨眉山时曾获寺院主持馈赠饮用过，口感甚好。

2. **红茶**　为全发酵茶。约二三百年前福建崇安县最早开发生产。华南茶区海南、两广以及台湾及华东一些省亦产。故有闽红、越红、苏红、滇红及台湾的日月潭红等称号。正山小种则醇感回甘、红艳浓厚，主产武夷山区，海内外欢迎，我喜欢其色泽及回甘口感，甚好。日月潭红茶，粗壮浓醇、橘红色，台湾南投县一带主产，是历史名茶。据称出口量数千吨，超过乌龙。

3. **乌龙茶**　亦称青茶，为半发酵茶。有闽北乌龙茶、闽南乌龙茶、广东乌龙茶及台湾乌龙茶之分。茶多酚类氧化程度从轻到重为台湾的高山乌龙茶、冻顶乌龙茶、闽南乌龙茶、广东乌龙茶等。安溪铁观音（兼具红茶之甘醇及绿茶之清香）、大红袍（史称乌龙茶）、武夷肉桂、岭头单从茶（广东饶平）、木栅铁观音（台湾南投）等。

4. **黄茶**　属轻发酵茶。

5. **白茶**　不发酵茶。产于福建福鼎、政和、松溪、建阳。销往东南亚及美国。

6. **黑茶**　属后发酵茶。其中以云南普洱茶最著名(有紧茶与散茶之分)，号称宫廷普洱礼茶、普洱茶砖。主产西双版纳、顺德等。重庆沱茶(黑茶的紧压茶)。

7. **花茶**　又称熏花茶或香片茶。茶叶与香花拼和。产于闽、浙，一般绿茶或茶胚吸收花香再加工。因香花各异，有茉莉花茶、玫瑰花茶、白兰花茶、玳玳花茶、柚子花茶、金银花茶、菊花茶、薄荷茶、桂花茶等，华北居多。销往日本、西欧、东南亚。福州茉莉花茶是历史名茶。

8. **日常通用茶饮**　包括玫瑰花茶、金银花茶、菊花茶、玳玳花茶、薄荷茶等。清宫仙药茶用贡品单从茶。

关于茶具及操作与饮茶习惯：茶具有大茶壶、茶盘、茶船、茶壶、水盂、盖碗杯、茶巾、茶匙、茶则、茶漏、茶针、茶尖、水壶、茶筒、茶罐、谷道杯、湿壶、温杯瓷、罐壶、分杯、小茶杯、签具，温杯、烫杯、取茶、置茶样、置茶、理茶、湿润茶、闻茶香、冲泡、赏茶、分茶、奉茶、弃杯。

盖碗茶：泡茶、取盖、温具、烫杯、弃水、翻盖、置杯、赏茶、湿润泡、冲泡、加盖、焖茶。以盖撇沫、取盖闻香、斜盖成流、拿杯、小口细品、品饮。

闽(福建)式小茶壶泡茶法：备具、翻杯、赏茶、取壶盖、温壶、加盖、旋转茶壶、弃水、开盖、取茶漏、置茶漏、置茶、冲水、烫杯、冲泡、刮沫、淋壶、烫杯、行云流水、关公巡城、韩信点兵、奉茶。